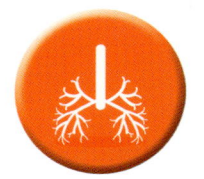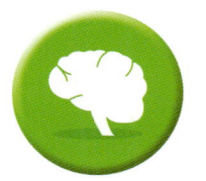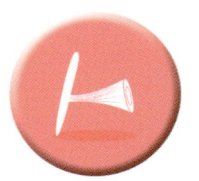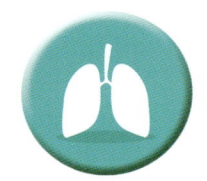
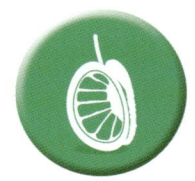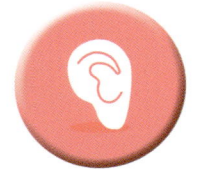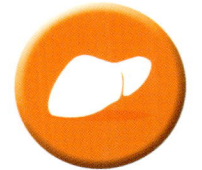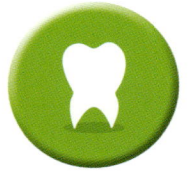
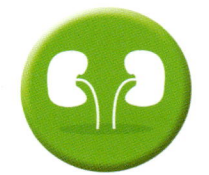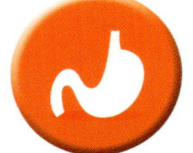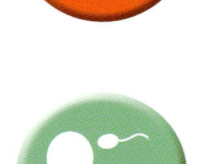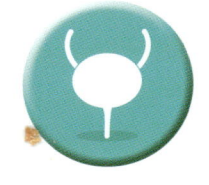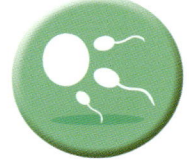

新訂版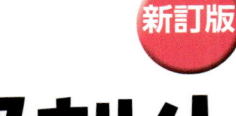

解剖生理を
おもしろく学ぶ

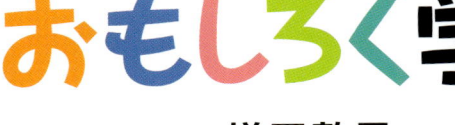

増田敦子

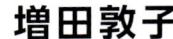

了徳寺大学 医学教育センター 教授

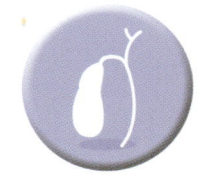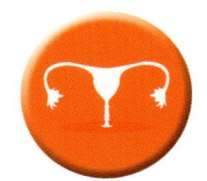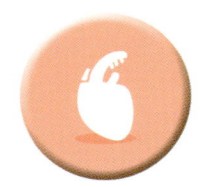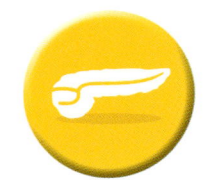
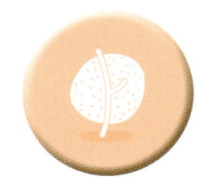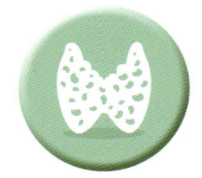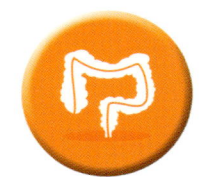
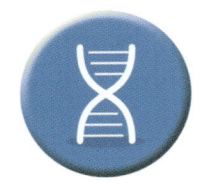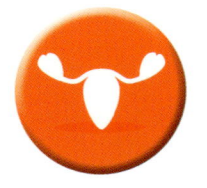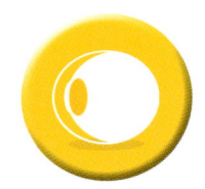

サイオ出版

　「解剖生理学は苦手」「難しい漢字が出てくるだけで、チンプンカンプン」「カタカナばかりで混乱してしまう」「授業についていけない」──。毎日、このような話を学生さんから聞きます。実はこの本、そんな学生さんたちにこそ、読んでほしいと思ってつくりました。

　看護をはじめ医療に携わる者にとって、身体の構造を知り、その機能を学ぶことはとても大事なことです。しかし、しかめっ面で人体標本と向き合い、一つひとつの名前を暗記するだけでは、そのおもしろさを感じることは難しいでしょう。

　身体の構造は必ず、その機能と結びついています。一つひとつの細胞や組織の形にはそれなりの理由があり、身体がうまく機能するよう、支え合っています。そういう意味で、身体はまるで1つの社会のようでもあり、壮大な宇宙のようでもあります。そのことを理解せずに、解剖生理学を好きになれるはずはありません。

　この本をとおして伝えたいのは、私たちは皆、膨大な歴史と進化の過程が創り上げた芸術品を抱えてこの世に存在している、という事実です。この地球に生命が誕生し、人類が進化したのはいくつもの偶然が重なって起きた奇跡なのです。いまだ人類のように高度な知的生命体は地球外では発見されていません。その驚きと発見をぜひ、みなさんにも実感してほしいのです。無理に覚えようとせず、感じてほしいのです。

　私と一緒に身体を探る旅をしてくれるのは、看護学生のナスカさんです。ナスカさんは皆さんに負けないくらい、「解剖生理学が大嫌い」な学生です。ですから、難しいことはできるだけわかりやすく、しかも、理解が深まるようにお話ししていきます。

　さて、この旅が終わる頃、ナスカさんはどれくらい、解剖生理学を好きになってくれるでしょうか？

2015年 1 月

了徳寺大学医学教育センター教授

増田　敦子

Contents

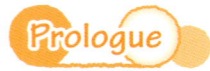

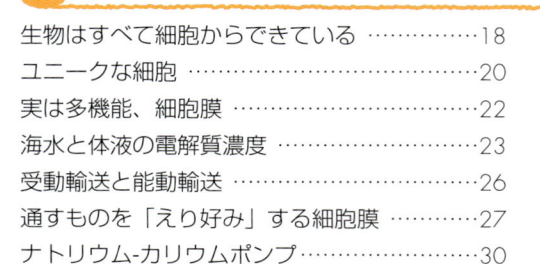
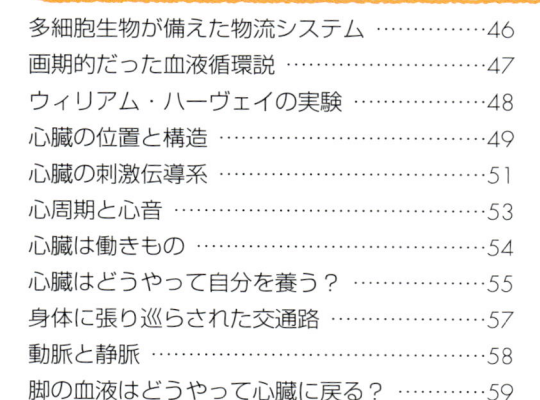
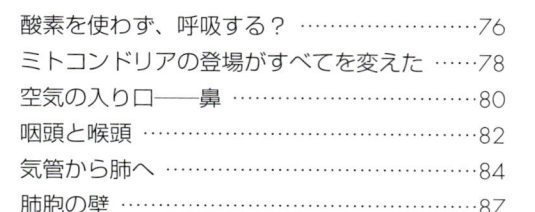

Chapter 5　食べる

Chapter 6　捨てる

Chapter 7　調節する

Contents

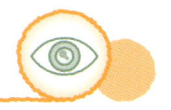

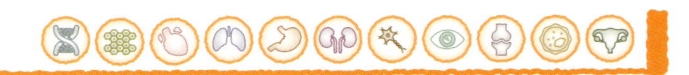

Chapter 11　子孫をつくる

コラム

さくいん

いざ、からだを探る旅へ

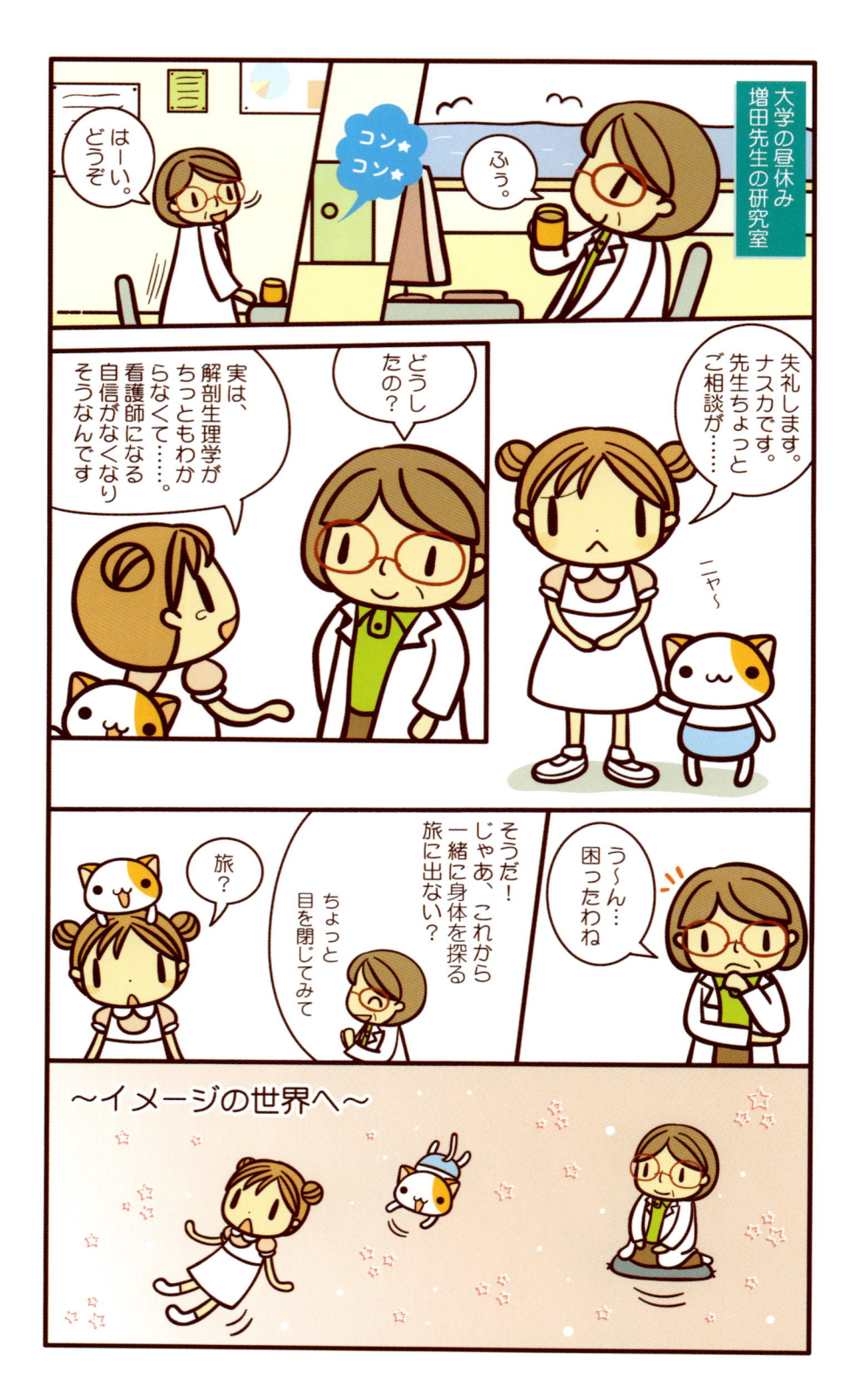

私の研究室は、とても眺めのよい場所にあります。窓の向こうには海岸線。お天気のよい日には、風に乗ってときおり運ばれてくる潮の香りが、心を躍らせます。

そんなある日、研究室に看護学生のナスカさんがやってきました。入学して間もないというのに、早くも解剖生理学が嫌いになりそうだ、というのです。

 先生、私もう、看護師になる自信がありません

 あら、どうして？

 解剖生理学がちっともわからなくて。暗記しなくちゃいけないことは多いし、難しい漢字ばっかりだし……

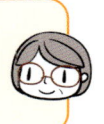 確かに簡単じゃないわよ。でも最初からスラスラわかる人なんていないのよ

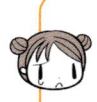 それはそうかもしれないんですけど……。何ていうか、ピンとこないんです

 ピンとこない？

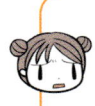 からだのなかなんて、実際に見たことも触ったこともないし。教科書を眺めていても、それが自分の中で起きている実感がわかないっていうか……

ナスカさんがいうものも、もっともです。皆さんも、自分たちの身体のことなのに、なんだか遠い世界のことを勉強しているような気持ちになったことはありませんか。

何を学習するにしても、なぜそれを学ぶのか、という目的や動機づけが重要で、それが学ぶ意欲にもつながります。ただ、看護師になるために解剖生理学を勉強するというのも大切な目的ですが、まだ実際の看護にどのように役立つのか、またなぜ必要なのか、ということがわからないまま勉強するから、なおさら難しくなるのではないでしょうか。

ですから、いまは無理に看護に結びつけようと思わなくてもいいのです。いずれ皆さんの多くは、看護に当たるわけですが、その対象となる患者さんも私たちと同じ人間ですから、まずは自分の身体について興味をもつことから始めてみませんか。

だって、健康な皆さんは、意識することなく息をして、おいしいものを食べ、何不自由なく歩いているので、生きていること自体になんの不便を感じること

はないでしょう。でも、それって不思議だと思いませんか。

　いすに座って勉強しているときは意識していない呼吸も、テニスでボールを追いかけると息が弾んで息苦しさを感じたり、心臓の鼓動を実感しますよね。ボールが飛んでいく方向を見定めて、走って打ち返すこともできます。たまに転んでけがをして、傷口から血が出ても、しばらくすると血は固まります。私たちのからだは、本当に巧妙にできています。

　看護学生として勉強していく自信を失いかけた彼女に、どうやって解剖生理学のおもしろさを知ってもらえればよいのだろう、と考えた末に私はナスカさんに1つの提案をしました。

これから一緒に、身体を探る旅に出てみない？

旅、ですか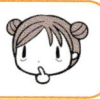

そうよ。でも、大げさな準備はいらないの。必要なのは、ほんのちょっとの想像力だけ

　そう、必要なのは想像力。想像力に欠ける知識は、臨床では役に立ちません。人間の身体は、実に多くのさまざまな臓器からできていますが、それぞれの臓器の働きだけを勉強しても、1人の生活体としての人間の全体がみえてきません。まさか、患者さんのからだにメスを入れて、いちいち解剖するわけにはいきませんよね。ですから、想像力をもってからだと向き合うことは、実はとても大切なことなのです。

　さあ、皆さん準備はできましたか。ほんの少しの間、ペンとノートは置いて、ナスカさんと一緒に想像の翼を広げてみてください。

― 皆さんと一緒に旅するスタッフは…… ―

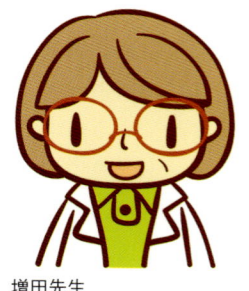

増田先生
解剖生理学の先生。とってもわかりやすい授業で、学生さんからの評判も上々。今日はナスカさんへの個人レッスンです。

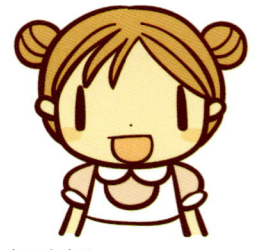

ナスカさん
看護師になるため、夢と希望を持って看護大学に入学してきた1年生。解剖生理学に挫折して、ちょっぴり不安な日を過ごしてます。

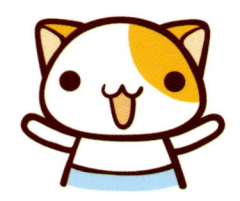

小太郎
ナスカさんの親友。おっちょこちょいで、いたずら大好き。でも、解剖生理学の知識も少しあって、ナスカさんをサポートするよ。

生命誕生の起源

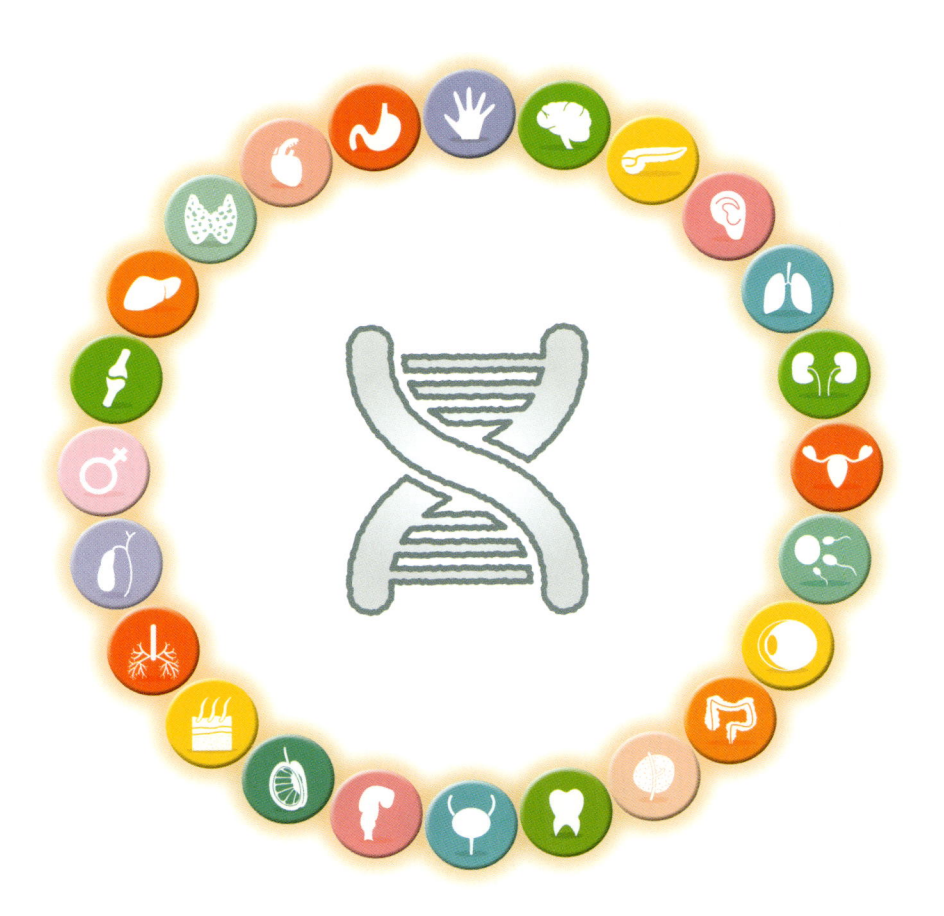

生命誕生の起源

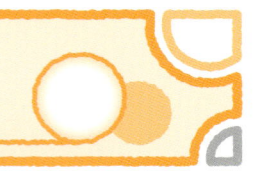

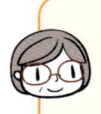
旅に出るにはまず、行き先のことをよく調べてから行くわよね。だから、身体を探る旅も、ちょっと準備をしてから出かけましょうね

準備って？

心配いらないわ。ほんのちょっと、頭をやわらかくするだけ。ところで、ナスカさんは地球上に生命が誕生したのはいつ頃か、知っているかしら？

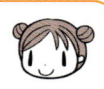
たしか、35〜45億年前くらいって聞いた気がします

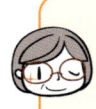
ずいぶん昔よね。その頃の地球って、どんな感じだったのかしら？

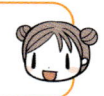
あちこちで火山が噴火したり、いろいろなガスが渦巻いたり、すごい世界だったって聞きました

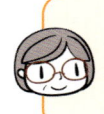
そんな地球のどこから、生命が生まれたと思う？

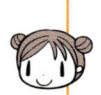
それなら知っています。たしか、海から生まれたんですよね

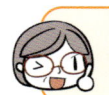
じゃあ、生命はどうして、海から生まれたんだろう？

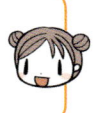
うーん、そういわれると、どうしてでしょうね

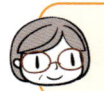

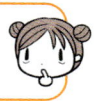

生命は海から生まれた

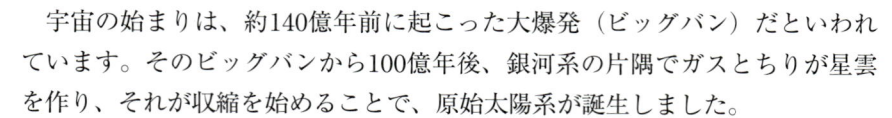

　宇宙の始まりは、約140億年前に起こった大爆発（ビッグバン）だといわれています。そのビッグバンから100億年後、銀河系の片隅でガスとちりが星雲を作り、それが収縮を始めることで、原始太陽系が誕生しました。

　収縮しながら自転運動を始めた星雲は、ちぎれ、飛び散って、惑星を形成し、惑星どうしが衝突を繰り返しながら太陽系が完成していきます。こうしてできた惑星の１つが、地球でした。

　生まれたばかりの地球は、現在とは比べ物にならないくらい、荒々しい場所だったと想像されています。地中からガスが盛んに噴き出し、火山活動も激

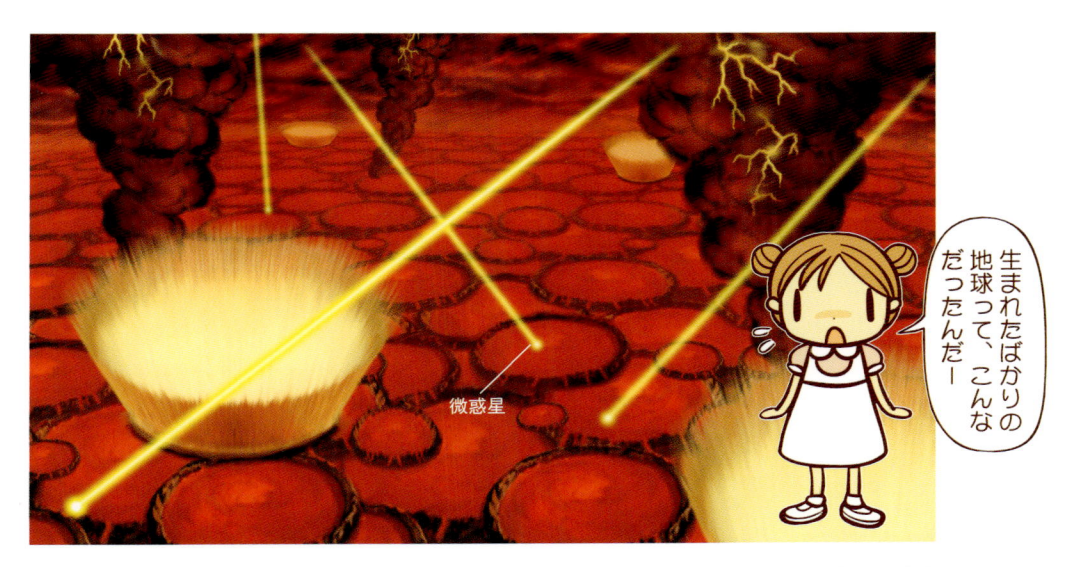

微惑星

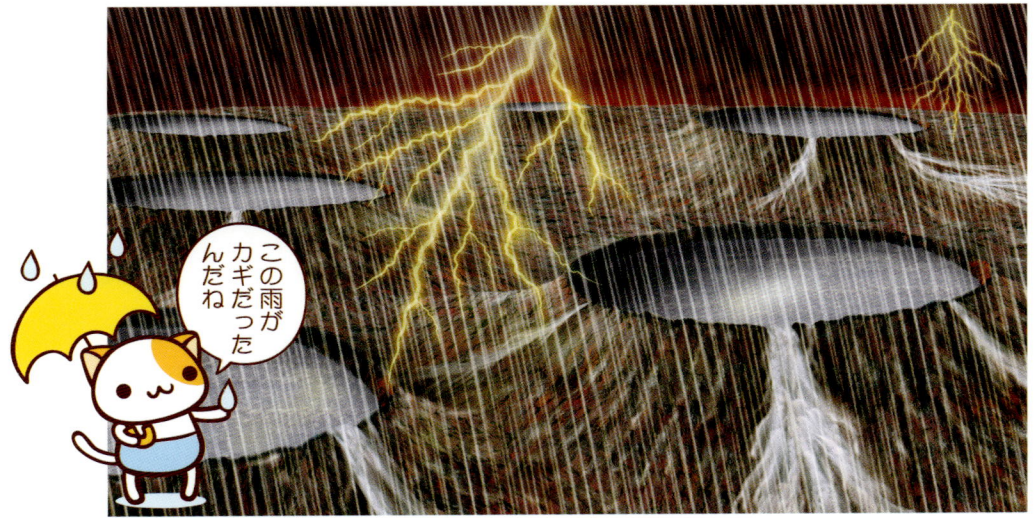

図1-1　生まれたばかりの地球

　しく、水素や窒素、アンモニア、メタンなどのガスが渦巻いていました。

　そんな荒々しい場所だった地球に豊富な生命が誕生したのは、そこに水があったからだ、といわれています。惑星どうしが衝突する際、惑星に含まれていた水と二酸化炭素は、蒸発して大気になりました。このままですと、大気は放出してしまうのですが、地球の場合は幸運にも惑星の衝突が減って地表の温度が下がったので、水蒸気が冷えて豪雨になって地表に降り注ぎました。雨はやがて海をつくり、そのなかから次々と、生命が誕生していったのです。

　原始大気に似た環境を人工的につくり、ガスの混合物に雷のような放電を起すと、簡単なアミノ酸といった有機物をつくることができるそうです。原始地球では、こうしてできた有機物が水中でさまざまに反応して、生物がつくられていったと考えられています。水は多くの物質を溶かす溶媒ですから、物質どうしがくっついたり、離れたりするのに都合がよかったのでしょうね。

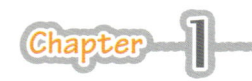

そうか、水は化学反応をし
やすくするんだ

大きな分子を小さく分解したかったら、加水分解とい
って水の分子を加えればいいし、小さな分子を固めて
大きな分子を作りたかったら、脱水縮合といって、水
の分子を抜いてあげればいいの（**図1-2**）。水が命の
源といわれる理由も、なんとなくわかるわね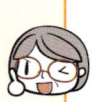

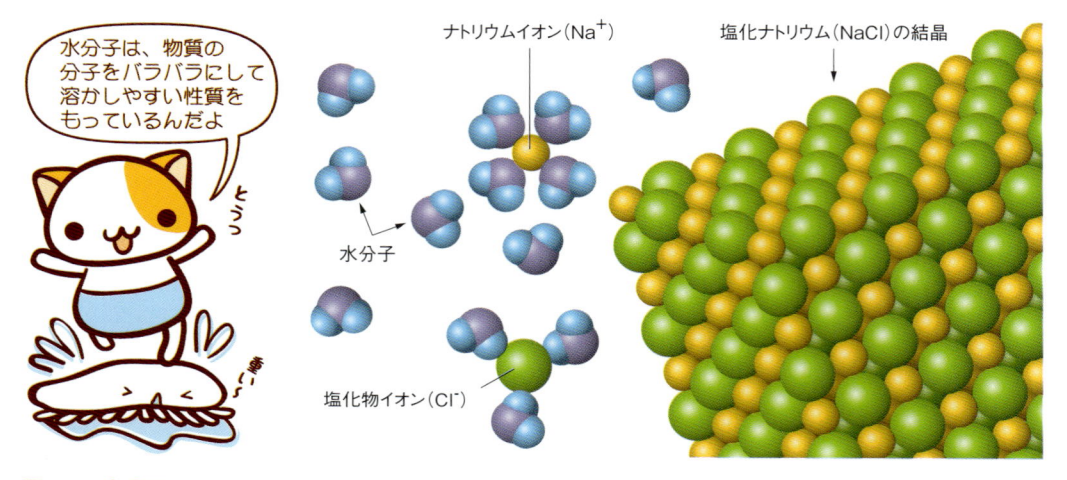

水分子は、物質の
分子をバラバラにして
溶かしやすい性質を
もっているんだよ

ナトリウムイオン(Na$^+$)

塩化ナトリウム(NaCl)の結晶

水分子

塩化物イオン(Cl$^-$)

図1-2　水分子

コラム

ユーリー - ミラーの実験

　生命誕生の起源を探る研究では、アメリカのシカゴ大学でノーベル化学賞を受賞したハロル
ド・ユーリー（Harold Urey）の研究室に在籍していた大学院生スタンリー・ミラー（Stanley
Miller）が1953年に行った実験が有名です（ユーリー - ミラーの実験）。ミラーは、原始地球の
大気の成分と考えられる水素、アンモニア、メタンを図1-3のような実験装置に入れ、放電す
ると、有機物が合成されることを発
見しました。

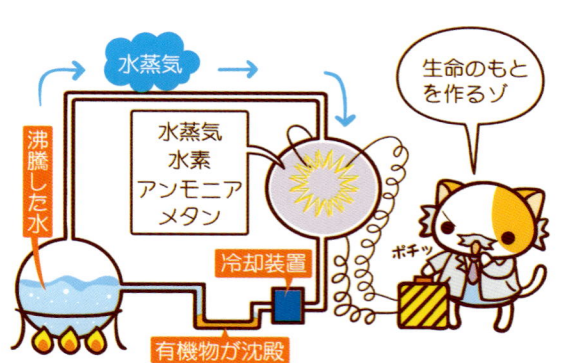

水蒸気

生命のもと
を作るゾ

沸騰した水

水蒸気
水素
アンモニア
メタン

冷却装置

ポチッ

有機物が沈殿

　有機物は生命の材料になる物質で
すが、生体の体内以外では作られま
せん。ですから、原始地球に存在す
るはずのない物質なのですが、この実
験により、落雷などでも合成される
可能性があることがわかったのです。

図1-3　ユーリー - ミラーの実験

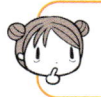私たちのからだも60％は水でできているっていうのも、何か関係があるんでしょうか

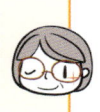そうね。水分が多いのは、なにも人間にかぎったことではないの。トマトの90％は水分だし、リンゴは85％、魚は75％、クラゲにいたっては、なんと96％までが水分なんですって

96％も！

　地球上に最初に誕生した生命は、おそらく、酸素が嫌いな嫌気性細菌だったと考えられます。その頃、大気中に酸素はなく、オゾン層もありません。有害な紫外線が直接降り注ぐ地上は、生物にとって、とても危険な場所でした。

　ところがある日、どういうわけか、太陽光のエネルギーを利用し、水と二酸化炭素を使って酸素と糖質などの有機物を作り出す（光合成）生物が登場しました。後にシアノバクテリアとよばれるようになる藻類です（図1-4）。

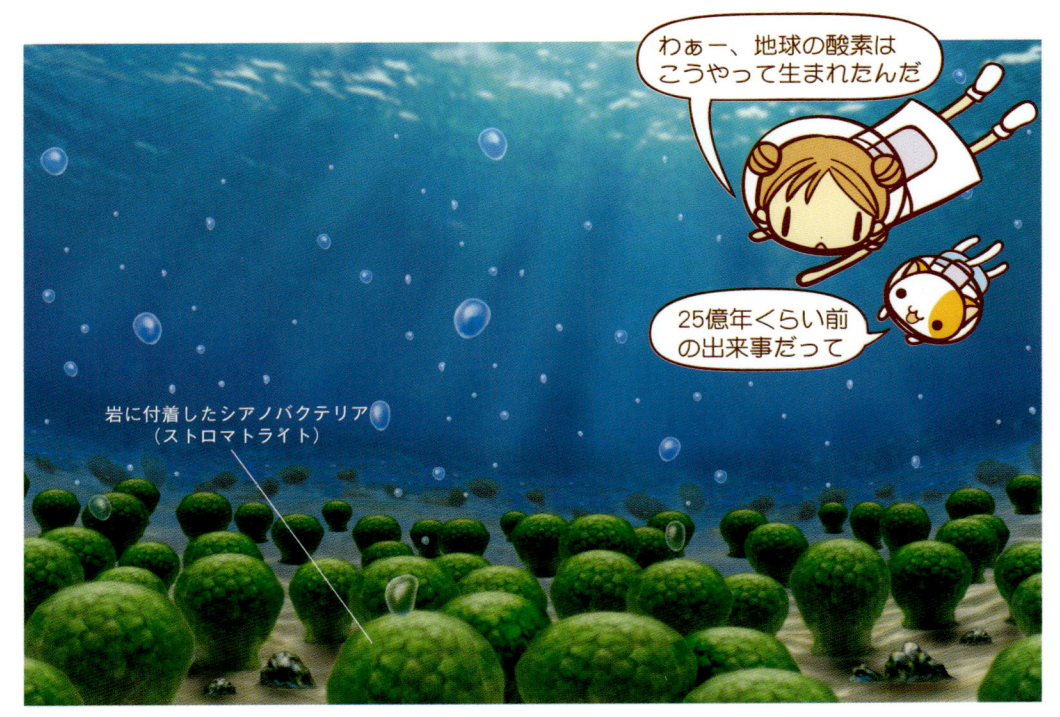

わぁー、地球の酸素はこうやって生まれたんだ

25億年くらい前の出来事だって

岩に付着したシアノバクテリア（ストロマトライト）

図1-4　シアノバクテリア
シアノバクテリアは藍藻ともよばれる。水中に広く分布し、夏場に発生するアオコのなかにはシアノバクテリアが大量に発生した結果、引き起こされるものもある。現在、見つかっている最古の化石がシアノバクテリアの形に似ていることから、最古の光合成生物と考えられている。20〜25億年前に大量発生し、大気に大量の酸素をもたらした

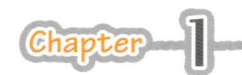

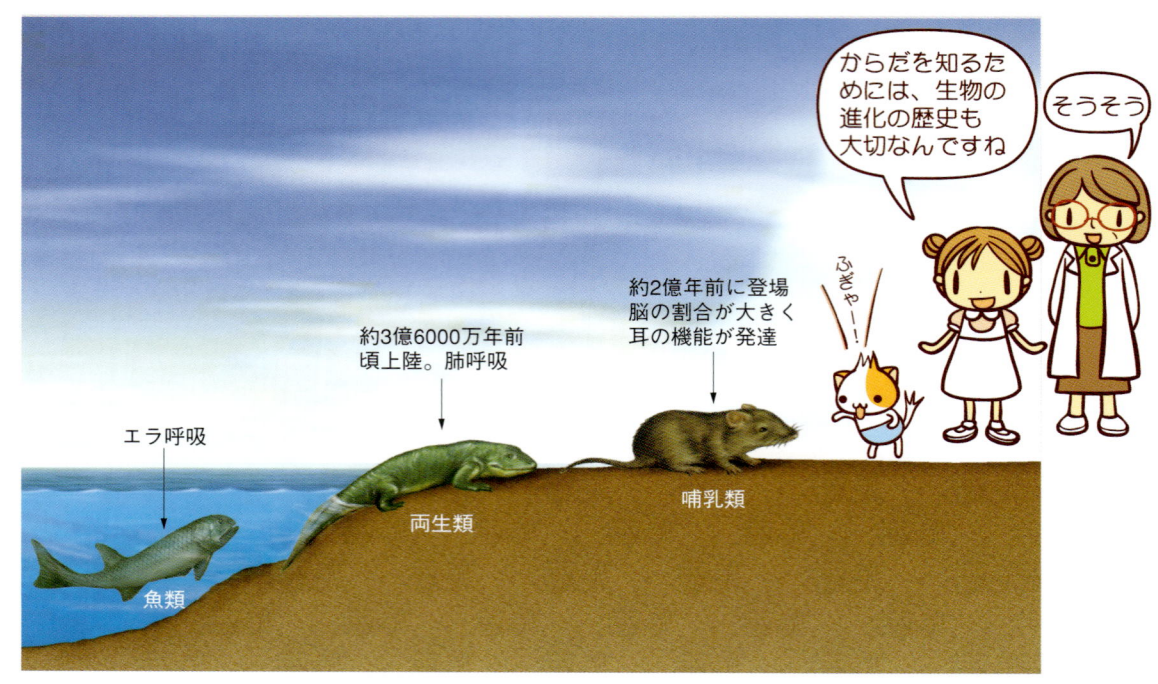

図1-5 生物の進化

シアノバクテリアが大量発生した先カンブリア時代を経て、カンブリア紀（5億4000万年前〜4億8800万年前）には、動物門のほとんどすべてが出現し、動物の多様化した（カンブリア爆発）。やがて、古生代デボン紀（4億1600万年前〜3億5900万年前）になると、多様な魚類が生まれる。そして、3億6000万年前に両生類が海から陸へ進出をはじめ、そして哺乳類へと進化してきた

　藻類が増えていくと、それに伴って地球環境は少しずつ、変化していきます。藻類が作り出した酸素が海水中にたまり、それが大気中にたまると、やがて紫外線をさえぎるオゾン層が形成されていきます。こうして生命を脅かす危険がなくなると、陸上でも少しずつ生命が誕生するようになりました（図1‐5）。

　陸に上がった生物たちは、乾燥から身を守るために、丈夫な皮膚をもつようになります。エラは不要になり、代わりに、肺を使って大気中から酸素を取り込み、二酸化炭素を吐き出すようになりました。そうして、たくさんのエネルギーを取り出すようになった生物たちは、エサを求めて自由に歩きまわり、いつしか丈夫な骨格と筋肉をもつようになりました。

　厳しい環境変化のなかで、あるものは死に絶え、環境に適応した一部の生物が生き残り、私たちの祖先となりました。

 本当に長い時間を経て、人間ができてきたんですね

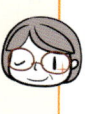 そうよ。この身体の中には宇宙もあれば、海もある。そう考えると、なんだかワクワクしてこない？

 します、します

2

細胞ってなんだ？

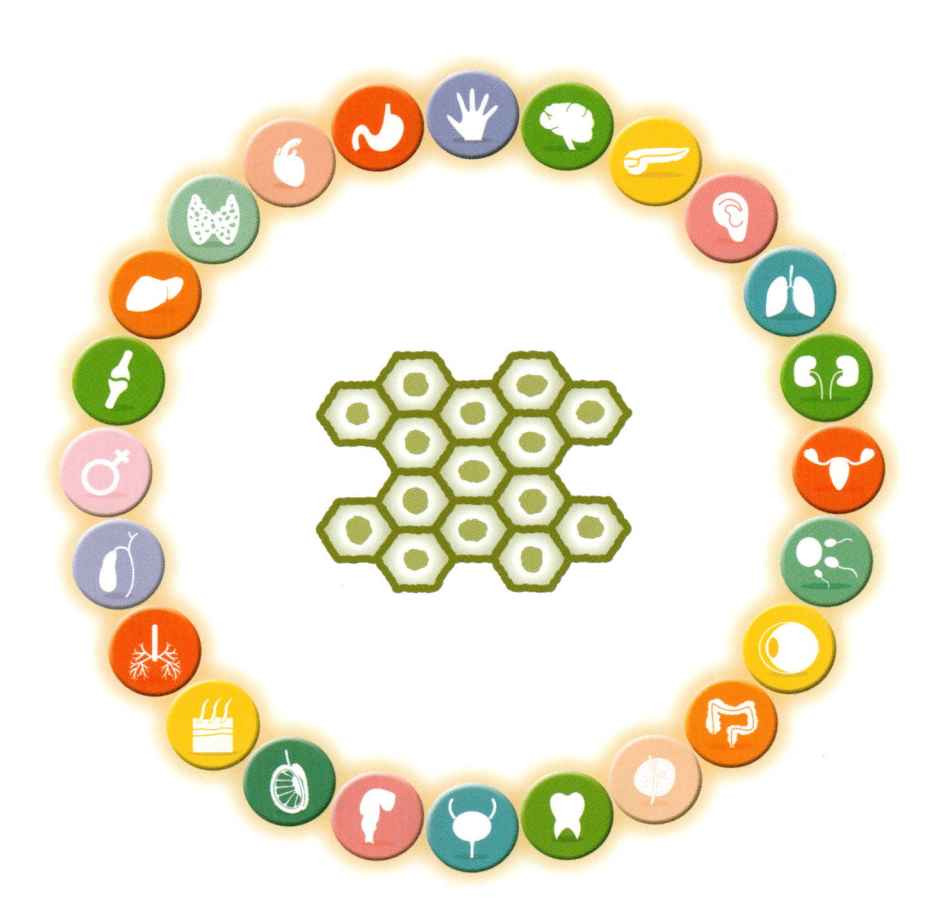

細胞ってなんだ

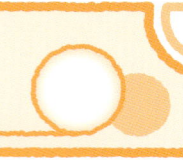

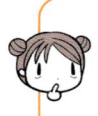 私たちの身体の60％が水分で、水分が命の源だということはわかりましたけど、そんなにたくさんの水分、身体のいったいどこにあるんだろう？

だいたい3分の2が細胞の中、残りは細胞の外にあるの

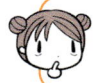 それもなんだか、イメージわかないんですよね

そうだ、今度はミクロの冒険をしてみましょうか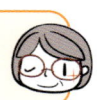

 ミクロの冒険？

細胞の中を泳いでみるの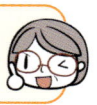

生物はすべて細胞からできている

　最初に細胞を発見したのは、イギリスの物理学者であり生物学者でもあったロバート・フック（Robert Hooke、1635〜1703）です。彼はある日、コルクがなぜ水に浮くのかを調べるため、顕微鏡を使ってコルクの断面を調べていました。すると、その中に無数の隙間を見つけます。1665年のことでした。

　このときフックが見たものは、死んだ植物細胞の細胞壁に囲まれてできた空間でした。しかし、それが単なる隙間ではなく生命の基本単位だとわかったのは、フックの発見からずっと後、19世紀に入ってからのことです。

　生物の構造と機能の基本単位は細胞である――。これを最初に唱えたのは、ドイツの生物学者マティアス・ヤコブ・シュライデン（Matthlas Jakob Schlelden、1804〜1881）とテオドール・シュワン（Theodor Schwann、1810〜1882）でした。1838年、植物の発生過程を研究していたシュライデンがまず、「植物の基本単位は細胞である」と発表。翌年、シュワンがシュライデンの説は動物にも当てはまることを確認しました。

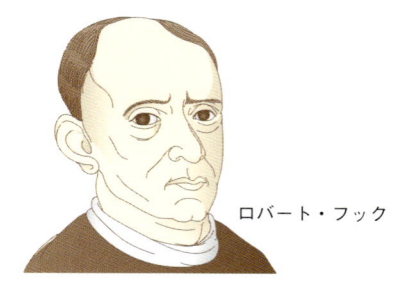

ロバート・フック

図2-1　細胞を発見したフック

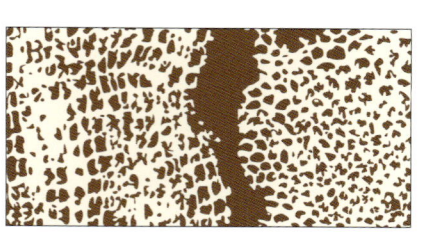

フックが自作の顕微鏡で観察して描いた
コルクの切片のスケッチ

1個の細胞が分裂を繰り返しながら増殖し、その集合体が個体を作り出しているという考え方は、現在では高校の教科書にも載っている基本中の基本です。シュライデンとシュワンが発見したこの考え方を世界に広めたのは、ドイツの医学者ルドルフ・ルートヴィヒ・カール・ウィルヒョウ（Rudolf Ludwig Karl Virchow、1821〜1902）でした。ウィルヒョウは「すべての細胞は細胞から生まれる」という有名な言葉を残しています。

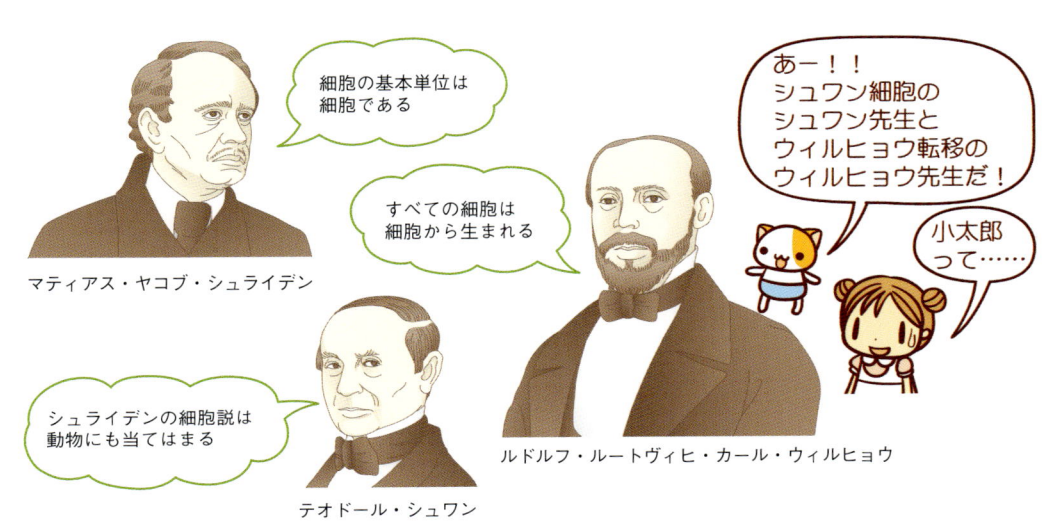

図2-2　生物の基本単位を唱えた偉人たち

 たった1個の細胞から身体がつくられるなんて、考えてみると不思議ですよね

現在では常識といわれていることも、発見した当時は「まさか」と思われたでしょうね。科学の世界はいつも、そんな発見の繰り返しなのよ。ところで、私たちの身体ももちろん細胞でできているけど、いったいどれくらいの数の細胞からできているか、わかる？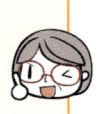

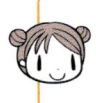 それなら答えられます。成人の場合は、だいたい60兆個でしたよね？

 えーっ、そこまでは覚えていませんよー

 そんなに！

よく覚えていました。じゃあ、ついでに聞くわね。私たちの身体の中にある細胞って、何種類くらいあると思う？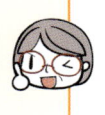

なんと、200種類あるの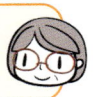

ユニークな細胞

　身体を構成する細胞はおよそ200種類。小さなものは直径数μm（マイクロメートル）から、大きくなると直径200μm（0.2mm）までと、大きさも形も、さまざまです（図2-3）。

　大きさや形はまちまちでも、基本構造は同じ。どれも、遺伝子をもった**核**と**細胞質**、**細胞膜**からできています（**図2-4**、**5**）。ただし、赤血球の細胞は例外で、核を持っていません。もともと核がないわけではなく、脱核といって、細胞が成熟していく過程で核を失ってしまうのです。

　先端に核を含み、後ろには運動するための鞭毛（べんもう）が付いているのは精子細胞。運動機能をもった珍しい細胞です。平滑筋細胞は、左右の端が尖って細く伸びた格好で、いかにも伸び縮みしやすそう。貯蔵庫のような働きをする脂肪細胞は、核が端のほうに追いやられ、なんだか窮屈そうです。

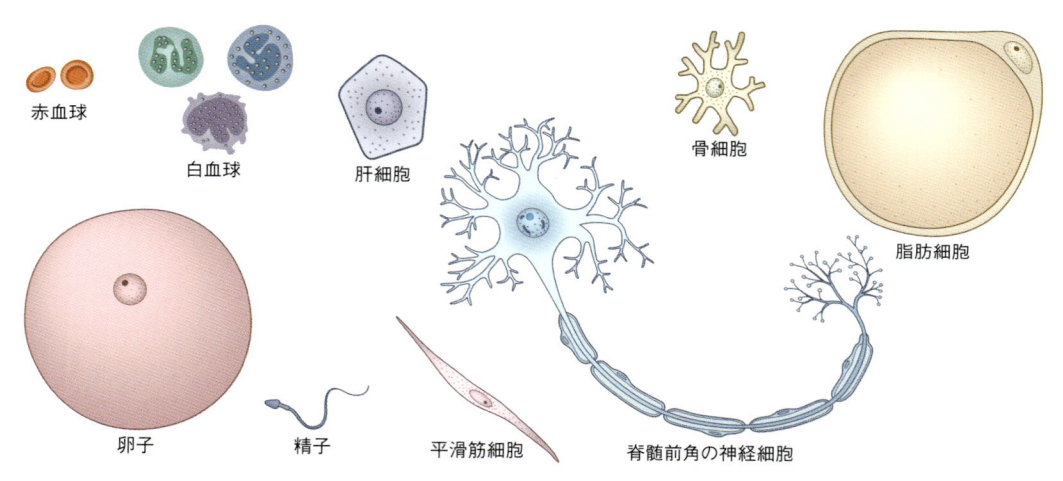

赤血球

白血球

肝細胞

骨細胞

脂肪細胞

卵子

精子

平滑筋細胞

脊髄前角の神経細胞

図2-3　細胞の種類

 赤血球はどうして、核を失ったんですか

小さくなるためよ。同じ体積でも小さくてたくさんあるほうが、大きい赤血球より表面積が増えて、たくさんの酸素を運べます。それに小さいと毛細血管の中も通れるわね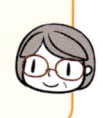

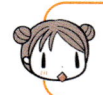 じゃあ、精子細胞が先端に核を抱えて運動するのも……

おそらく、遺伝という役割に特化するためでしょうね

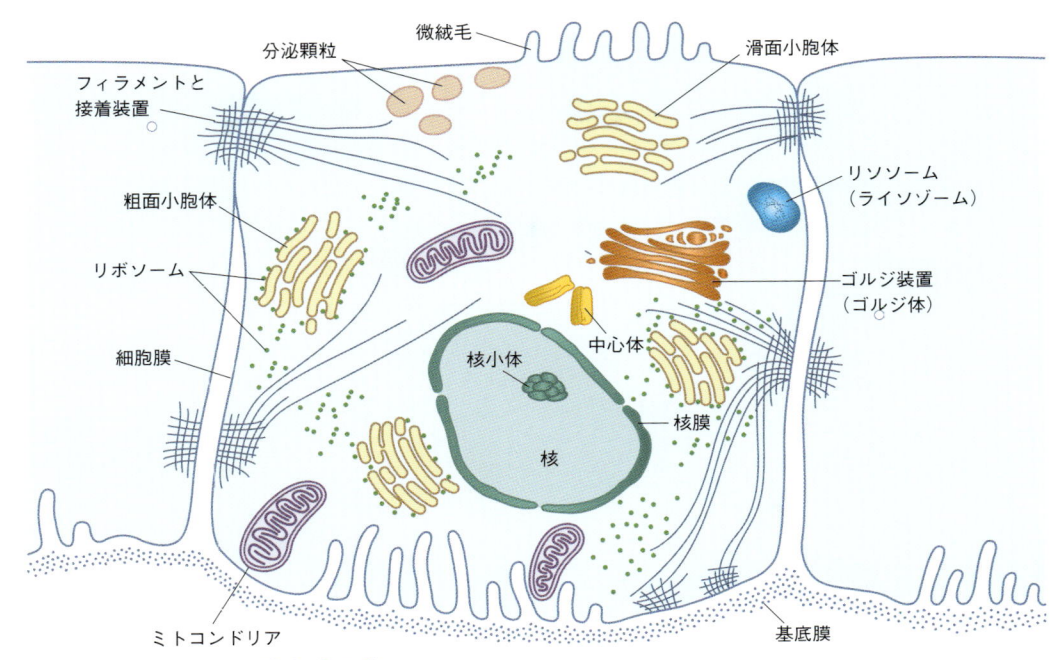

図2-4　細胞の基本的な構造（平面）

細胞の内部には核と細胞質があり、それらは細胞膜（形質膜）でおおわれている。核は核膜でおおわれ、細胞の遺伝情報の伝達、タンパク質の合成などを制御する。細胞質には、リボソーム、ゴルジ装置（ゴルジ体）、ミトコンドリア、リソソーム（ライソゾーム）、小胞体（リボソームが膜表面に付着する粗面小胞体と、リボソームが付着していない滑面小胞体がある）、中心体などの細胞小器官がある

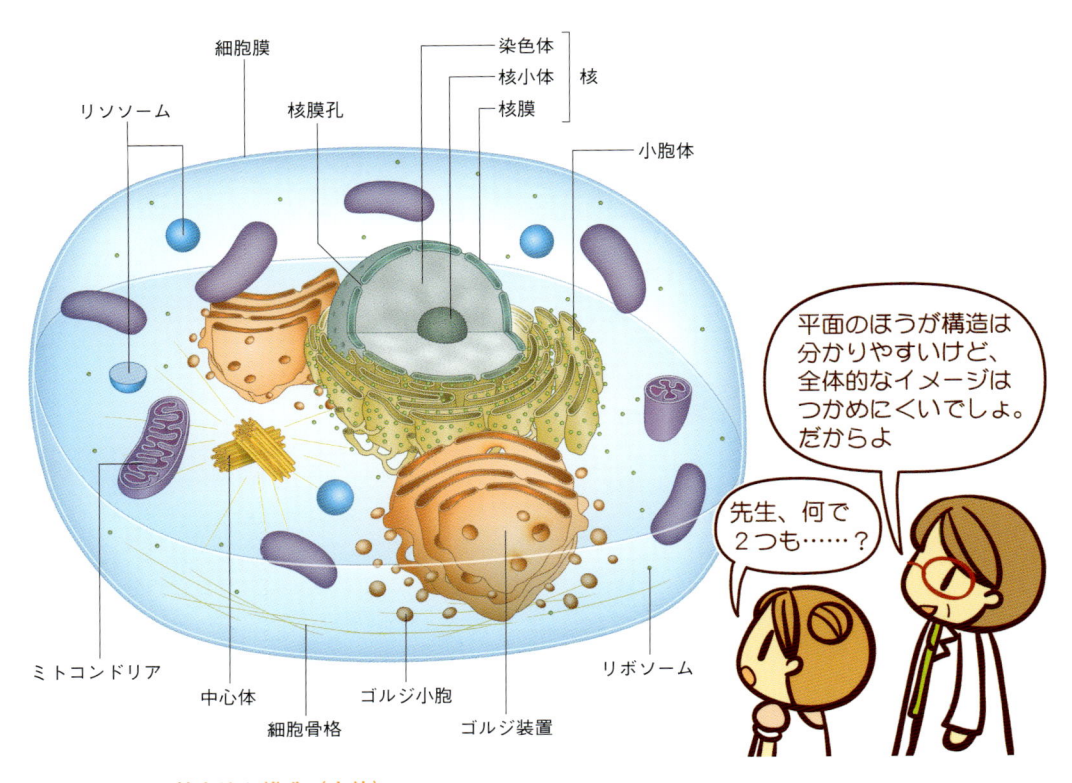

図2-5　細胞の基本的な構造（立体）

実は多機能、細胞膜

細胞の「中」と「外」を仕切っているのは、**細胞膜**とよばれる薄い膜です。その厚さは10nm（ナノメートル）以下、言い換えると1mmの100,000分の1。生命活動に必要な物質はすべて、この膜を通して細胞の中へと入り、不要な物質はこの膜を通して細胞の外へと出ていきます（**図2-6**）。

 それにしても、細胞膜ってすごく薄いんですね

でもね、こんなに薄くても、その機能はすごいのよ。ミクロの目でグッと近づくと、そのすごさがわかるんだけどなー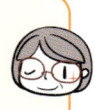

 ミクロの目？

・・・・・・・・・・ ミクロの世界へ ・・・・・・・・・・

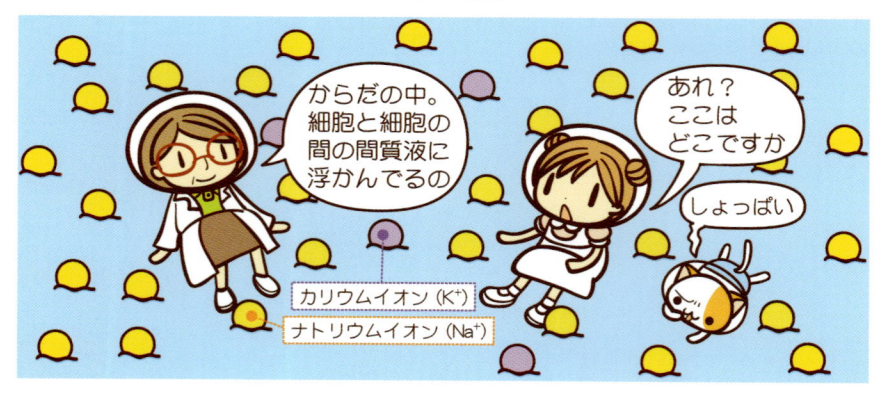

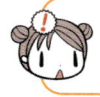 あれっ、私たちは、どこにいるんですか

身体の中。**間質液**に浮かんでいるの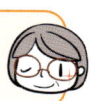

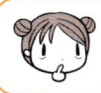 間質液？

細胞と細胞の間にあるクッションのような液体とでもいえばいいかな。別名、**組織液**ともいうわね。間質液と血液に含まれる液体成分を合わせて、生理学では細胞外液とよんでいます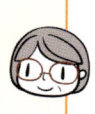

海水と体液の電解質濃度

細胞外液は、海水にきわめて近い性質をもっています。おもな成分は、ナトリウムイオン（Na$^+$）と塩化物イオン（Cl$^-$）です。後で詳しく説明しますが、身体が正常に機能するためには、この電解質のバランスを崩さないよう、注意しなくてはなりません。

細胞の外にある液体と、細胞の中にある液体との大きな違いは、ナトリウムとカリウムの比率にあります。細胞外液はナトリウムが多く、**細胞内液**にはカリウムが多く含まれています。これは、物質の輸送に深く関係しています。

 先生、なんだかいろいろ膜の外に飛び出していますよ

 ああ、あれは糖鎖ね

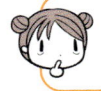 じゃあ……、あっちの大きいのは？

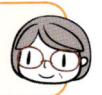 あれはタンパク質。物質を輸送したり、ホルモンをキャッチしたりするのに、重要な役割を果たすのよ

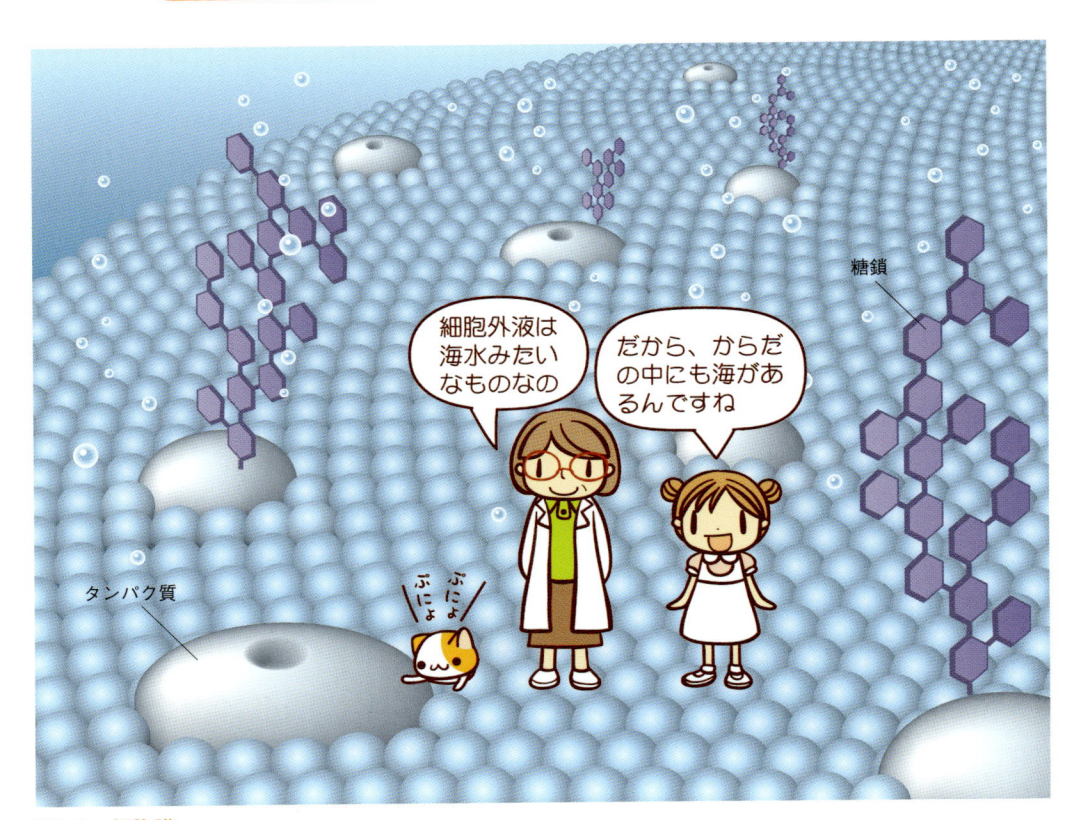

糖鎖

タンパク質

細胞外液は海水みたいなものなの

だから、からだの中にも海があるんですね

ぷにょ ぷにょ

図2-6　細胞膜

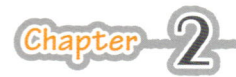

　ミクロの視点で細胞膜を眺めると、薄っぺらの膜だったものが、厚みのある絨毯（じゅうたん）のように見えて驚くかも知れません。それは、2重になったリン脂質の層でできていて、あちらこちらにモザイクのようにタンパク質の分子を含んでいます（**図2-7**）。枝状に見えるのは、タンパク質にくっついた**糖鎖**です。

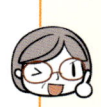 リン脂質は分子の中に、水になじみやすい部分と、水になじみにくい部分の両方をもっているの。だから、水の中に入れると、水になじみにくい部分は内側に入ろうとして2重になるのよね（**図2-8**）

ふーん。ただの薄っぺらな膜かと思ったら、けっこう複雑にできているんですね。それにしても、いったいどうやって、この膜を通り抜けたらいいんですか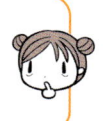

 その質問を待っていたの。ちょっとまわりくどくなるけど、説明するわね

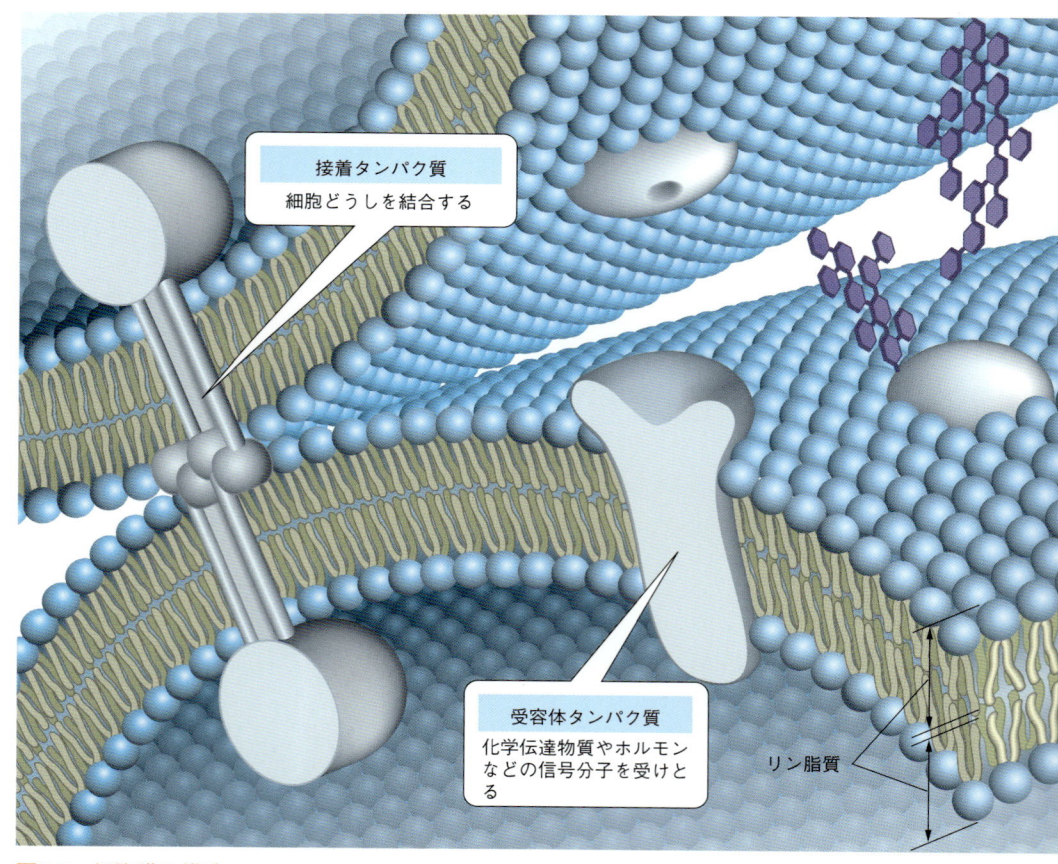

図2-7　細胞膜の構造
細胞の表面をおおう膜は、リン脂質の2つの層から構成されている。酸素や二酸化炭素などや、脂溶性の物質は細胞膜を自由に通過できる。しかし、水や電解質のような水溶性の物質はほとんど通過できな

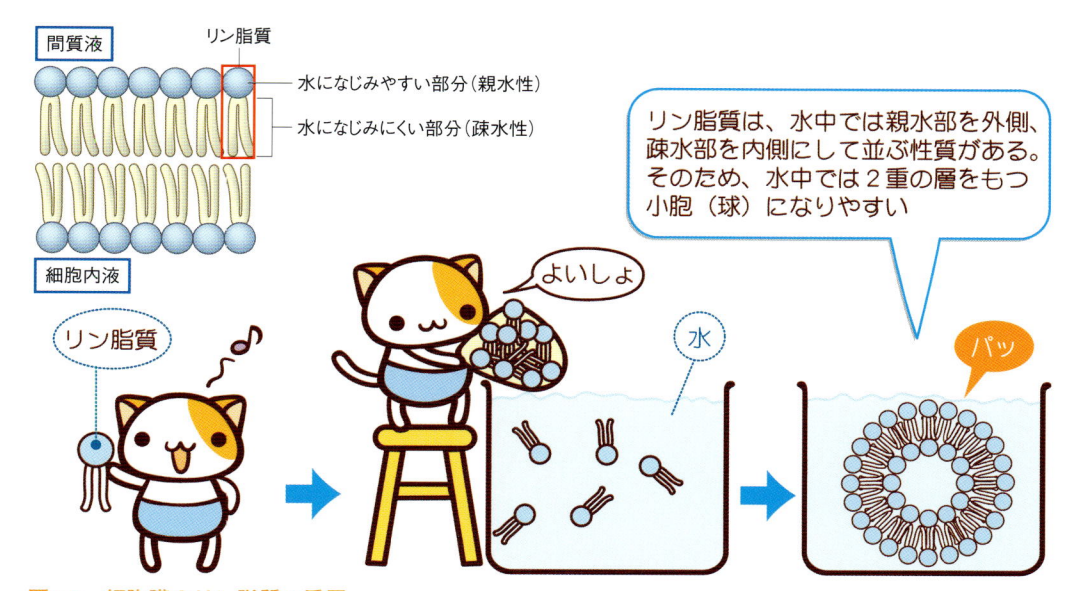

図2-8 細胞膜のリン脂質2重層

リン脂質は、水中では親水部を外側、疎水部を内側にして並ぶ性質がある。そのため、水中では2重の層をもつ小胞（球）になりやすい

間質液
リン脂質
水になじみやすい部分（親水性）
水になじみにくい部分（疎水性）
細胞内液

リン脂質

よいしょ

水

パッ

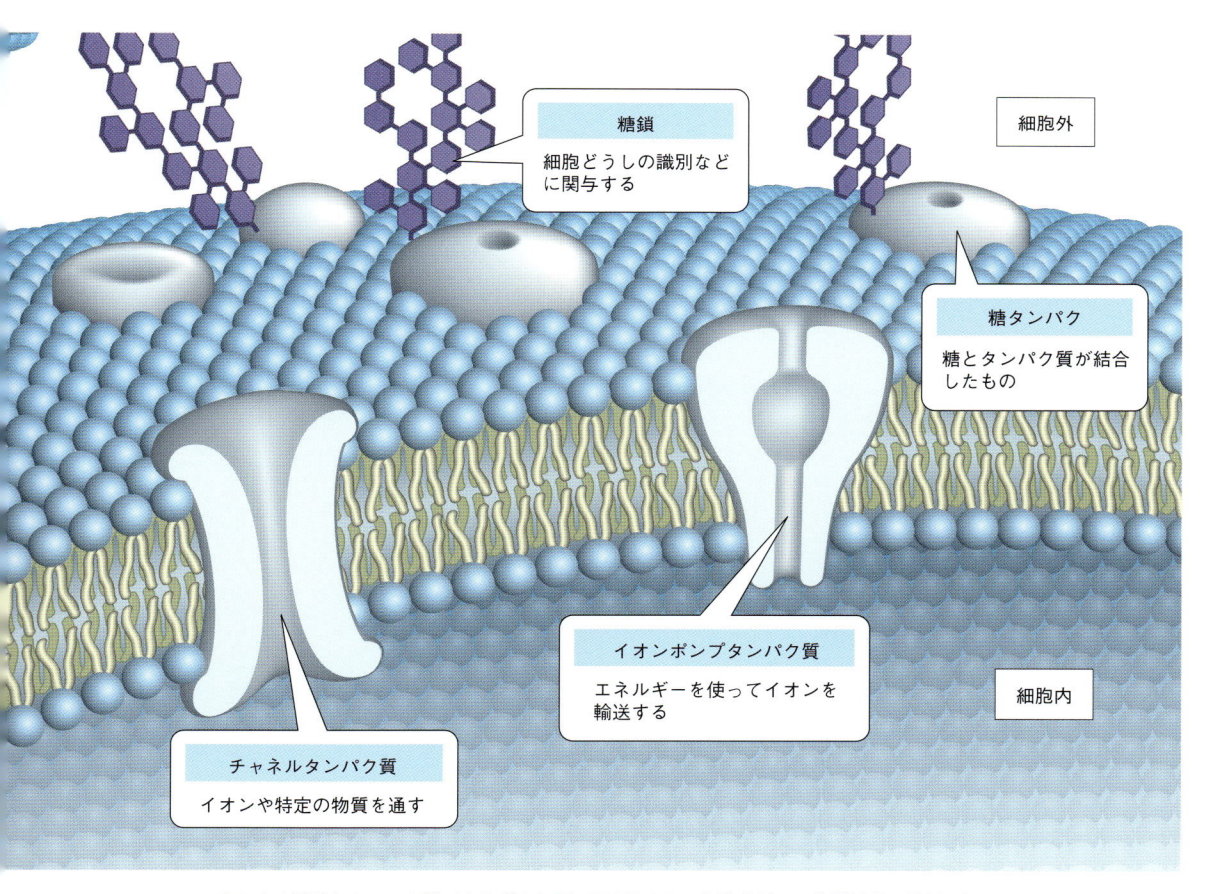

糖鎖
細胞どうしの識別などに関与する

細胞外

糖タンパク
糖とタンパク質が結合したもの

イオンポンプタンパク質
エネルギーを使ってイオンを輸送する

細胞内

チャネルタンパク質
イオンや特定の物質を通す

い。そのため特殊なタンパク質がさまざまな形で埋め込まれ、細胞内外への物質輸送の役割を担っている。水や電解質を通す小さな孔（チャネル）や化学伝達物質やホルモンなどを受け取り、細胞内へ情報を伝える受容体、糖鎖が付着する糖タンパクなどがある

受動輸送と能動輸送

　細胞の外と内との間で分子が移動する際には、大きく分けて2つの方法があります。1つは**受動輸送**、もう1つは**能動輸送**です。

　受動輸送は、川の水が上流から下流に流れるように、無理なく自然な力によるものです。これに対して、能動輸送は井戸の水をポンプでくみ上げるように、エネルギーを必要とします。「えいやっ」と力を込める感じでしょうか。

 受動とか能動とか、難しくてよくわかりません

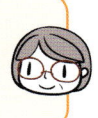 そんなことないのよ。たとえば、フィルターにコーヒーの粉を入れて、お湯を注ぐとコーヒーができるわよね。あれも受動輸送の一種なの

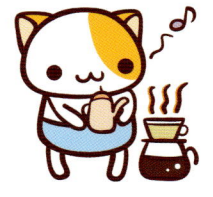 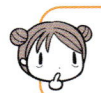 いわゆる、ろ過ですよね

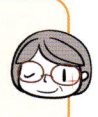 そうそう。ついでにもう1つ。コーヒーの中に砂糖を入れるでしょう、放っておくと砂糖が溶けて、コーヒー全体が甘くなるわよね

 えーと、それは拡散だ

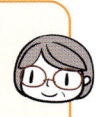 よくわかっているじゃない。拡散も、受動輸送の一種なのよ（**図2-9**）

 じゃあいったい、能動輸送って何ですか

 あせらない、あせらない

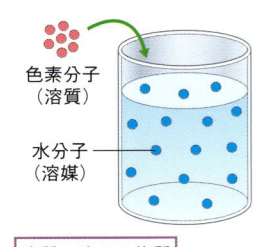

色素分子（溶質）
水分子（溶媒）

溶質：溶ける物質
溶媒：溶かす物質

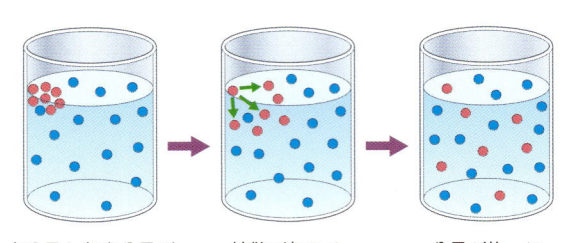

水分子と色素分子が接する　　拡散が起こる　　分子が均一にまざる

図2-9　拡散
物質粒子（あるいは分子やイオン）が空間を広がり散る現象。2つの物質の間に溶質の濃度差がある場合は、それぞれ濃度の高いほうから低いほうへと移動すること

通すものを「えり好み」する細胞膜

　溶液中の成分のなかで、特定の成分だけを通す性質を**半透性**といい、半透性をもつ膜のことを**半透膜**とよびます。細胞膜は半透膜の一種ですが、物質の種類によって透過性が異なります（**図2 -10**）。これを選択的透過性といいます。

　細胞膜のように、選択的透過性を示す膜を通して起こる拡散は**単純拡散**、あるいは**透析**とよばれます。このような方法で分子が細胞膜を通り抜けられるのは、分子がごくごく小さな場合、もしくは、膜の脂質部分に分子が溶け込むことのできる場合にかぎります。

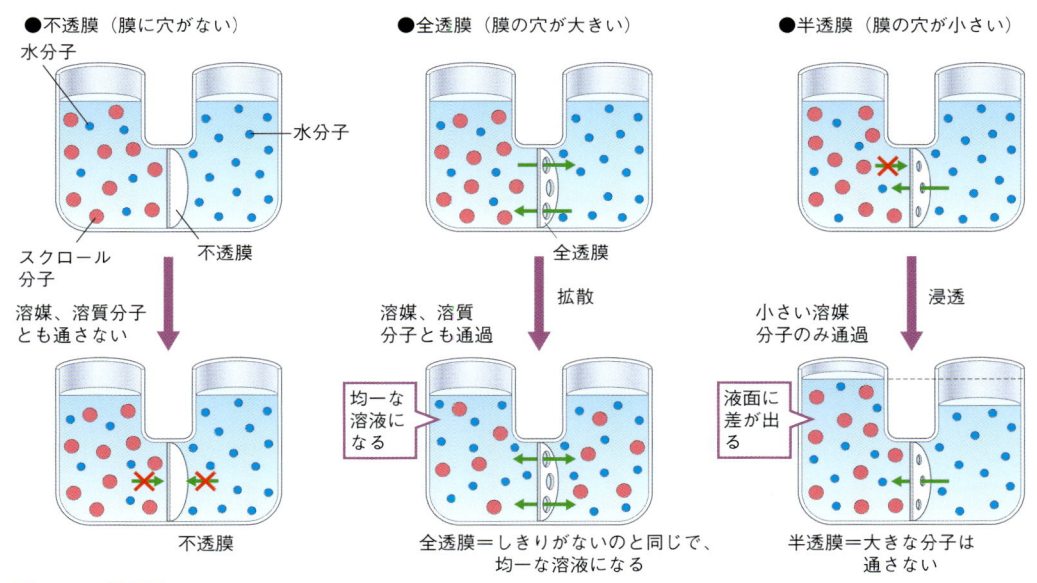

●不透膜（膜に穴がない）
水分子
スクロール分子
不透膜
溶媒、溶質分子とも通さない
水分子
不透膜

●全透膜（膜の穴が大きい）
全透膜
拡散
溶媒、溶質分子とも通過
均一な溶液になる
全透膜＝しきりがないのと同じで、均一な溶液になる

●半透膜（膜の穴が小さい）
浸透
小さい溶媒分子のみ通過
液面に差が出る
半透膜＝大きな分子は通さない

図2-10　透過性

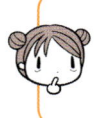
ふーん。細胞膜を通り抜けられるのはごくごく小さな分子か、脂質に溶け込める分子だけなんだ。でも先生、よく見ると水もずいぶん、移動しているみたいですけど

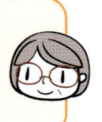
水の拡散は専門用語で浸透というの。**浸透圧**って聞いたことない？

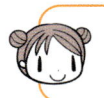
あります、水を引き込む力って習いました

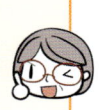
細胞膜のような膜を挟んで両側に濃度の違う液体があると、濃度を均一にしようとして、濃度の薄いほうから濃いほうへ水が移動するの。これが浸透（**図2 -11**）。浸透圧は濃度が高いほど大きく、それだけたくさんの水を引きつける力があることを意味しています

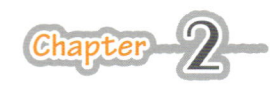

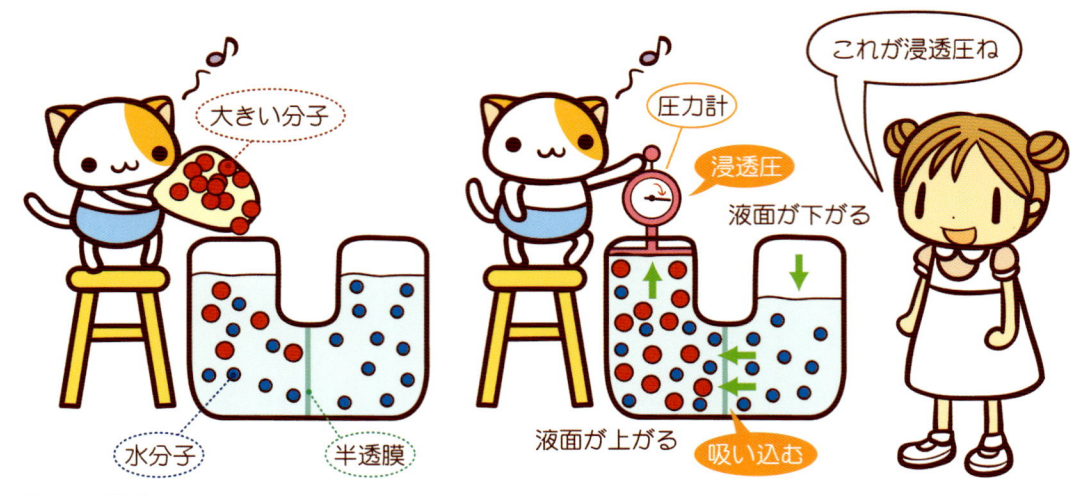

図2-11　浸透圧

なるほど、そういうことだったんだ

ここまでは、エネルギーもいらず、自然な力で物質は移動していきます。じゃあ、今度は細胞の中に入ってみましょう。能動輸送を説明するわね

コラム

等張液、高張液、低張液とは

　半透膜によって隔てられた2つの溶液の間に浸透圧が等しい溶液を等張液といいます。とくに細胞内液や血漿、涙液などの体液と浸透圧が等しい溶液のことです。輸液や注射剤、点眼薬は等張液です。ちなみに生理食塩液は0.9％、グルコース液は5％が等張液です。一方、体液より浸透圧の高い液を高張液、低い液を低張液とよびます。

　生体内で浸透圧が生じるとどうなるかを、赤血球の例に説明しましょう。高張液の中では、赤血球から水分が出てしまい、しぼみます。そして、その機能を失ってしまいます。低張液の中では、赤血球内に水分がどんどん入り膨らみ、最後には破裂してしまいます。

　塩で漬物ができるのも、野菜の周囲の濃い塩水によって野菜の中の水が引っ張られるからです。

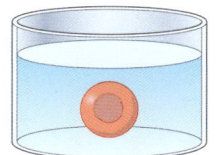

等張液：溶液と赤血球との浸透圧が同じであるため、赤血球の形は変わらない

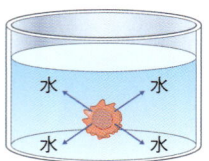

高張液：赤血球内の水が溶液のほうへ浸透していくため、赤血球は縮んでしまう

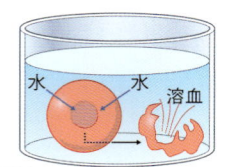

低張液：赤血球は水を吸収して膨張し、限度を超えると細胞膜が破れて、原形質が流出する（溶血）

図2-12　赤血球と浸透圧

うわっ、こっちはカリウム
イオンがいっぱい

 細胞外液とは、ずいぶん
様子が違うわね

 あっ、膜の中に付着していたタンパク質がナトリウム
イオンをつかんで、膜の外へと吐き出しています

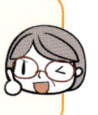 見ていて、今度は外からカ
リウムイオンが入り込んで
くるわよ

 ほんとだ

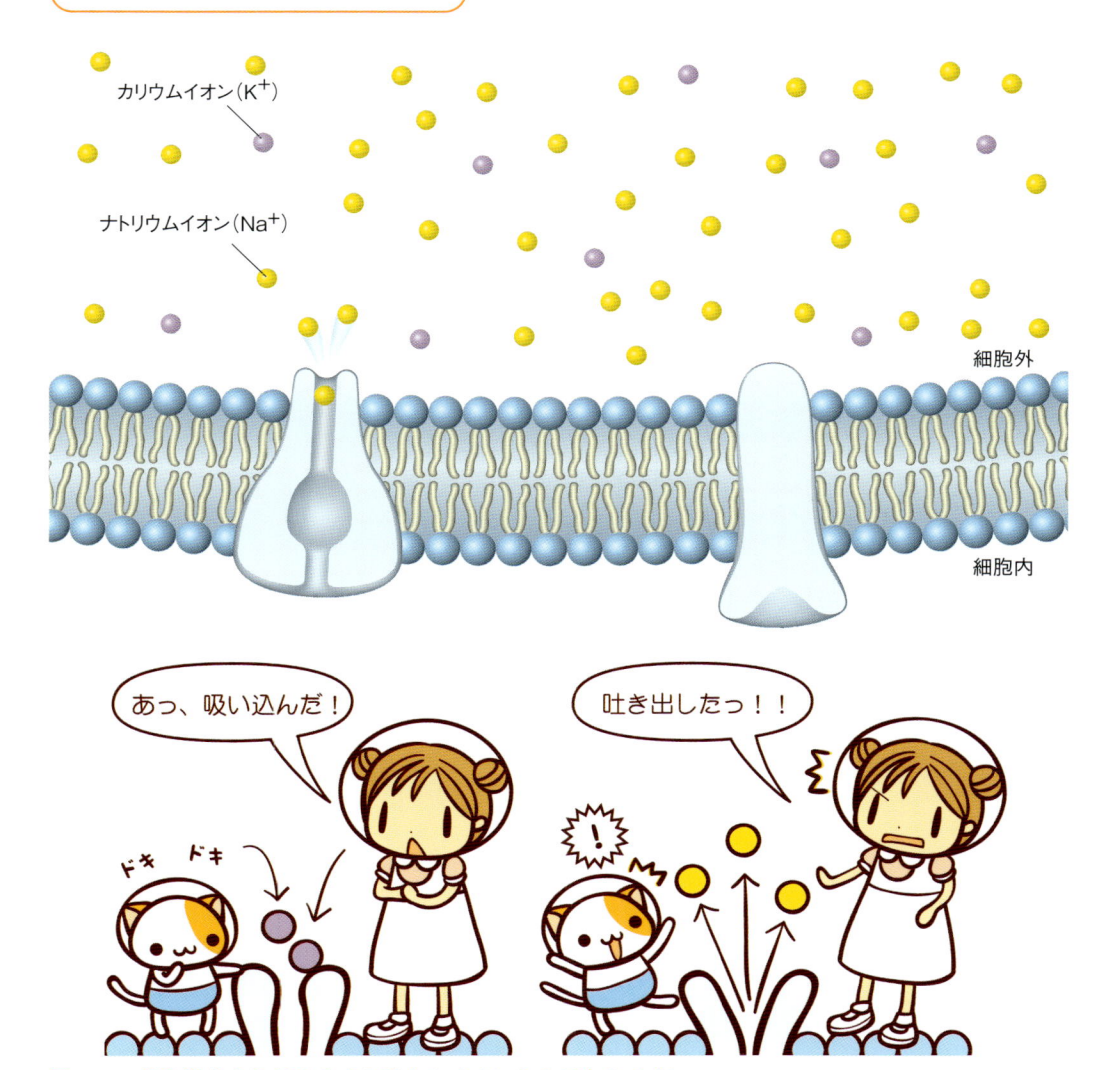

図2-13　細胞膜を出入りするナトリウムイオンとカリウムイオン

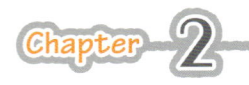

ナトリウム - カリウムポンプ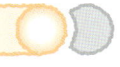

　先ほど、細胞の中にはカリウムイオンが多く、細胞の外にはナトリウムイオンが多いと説明しました。濃度勾配に従えば、ナトリウムイオンは細胞の中へと入ろうとしますし、カリウムイオンは細胞の外へ出ようとします。

　ところが、正常な細胞ではこうした自然の流れに逆らって物質が動きます。というのも、自然な流れに任せていたら、細胞の中と外の電解質バランスがたちまち崩れてしまうからです。

　エネルギー（ATP）を使い膜の中から外、外から中へと物質を運ぶのが能動輸送です。能動輸送に関係しているのは、細胞膜に付着している一部のタンパク質です。この種のタンパク質は**溶質ポンプ**、または、**ナトリウム－カリウムポンプ**とよばれます（**図2-14**）。井戸から水をくみ上げるがごとく、ナトリウムイオンやカリウムイオンを「えいやっ」と運ぶわけですね。

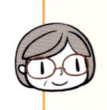 細胞膜にくっついているタンパク質には、栄養物質を運ぶ通路のような役割をするものや、物質を分解する酵素として働くものもあります。また、ホルモンなどさまざまな**化学物質の受容体**にもなるのよ

受容体？

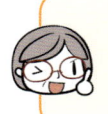 受容体というのは、特定の化学物質だけを受け止めて、その情報を細胞の中へと伝える役割を果たすの。レセプターともいうわね

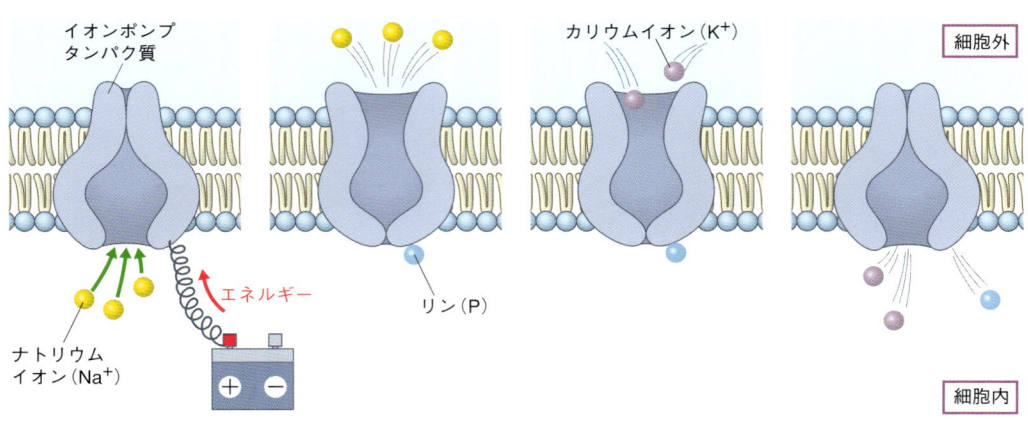

イオンポンプ
タンパク質

カリウムイオン（K⁺）

細胞外

エネルギー

リン（P）

ナトリウム
イオン（Na⁺）

細胞内

①エネルギーを使って3個のナトリウムイオンを吸い込む

②ナトリウムイオンを細胞外へ吐き出す（その過程でリンが1つできる）

③細胞外から2個のカリウムイオンを吸い込む

④カリウムイオンとリンを細胞内に放出する（後は繰り返し）

図2-14　ナトリウム-カリウムポンプ

細胞はタンパク質の工場

 それにしても、細胞の中ってずいぶんといろんなものが詰まっていますね

細胞は、巨大な工業地帯みたいにさまざまな作業所をもっているの。たとえばね、エネルギーを作り出す発電所、それを使って身体の材料を作り出す工場、それに、出てきたゴミを処分する焼却炉といった感じ……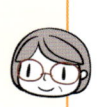

 ゴミ焼却炉まであるんですか

そうよ

 それにしても、細胞の役割って、いったいなんだろう？

ひと言でいえば、タンパク質の工場ね

 タンパク質の工場？

これからその作業場を、一つひとつ案内するわね

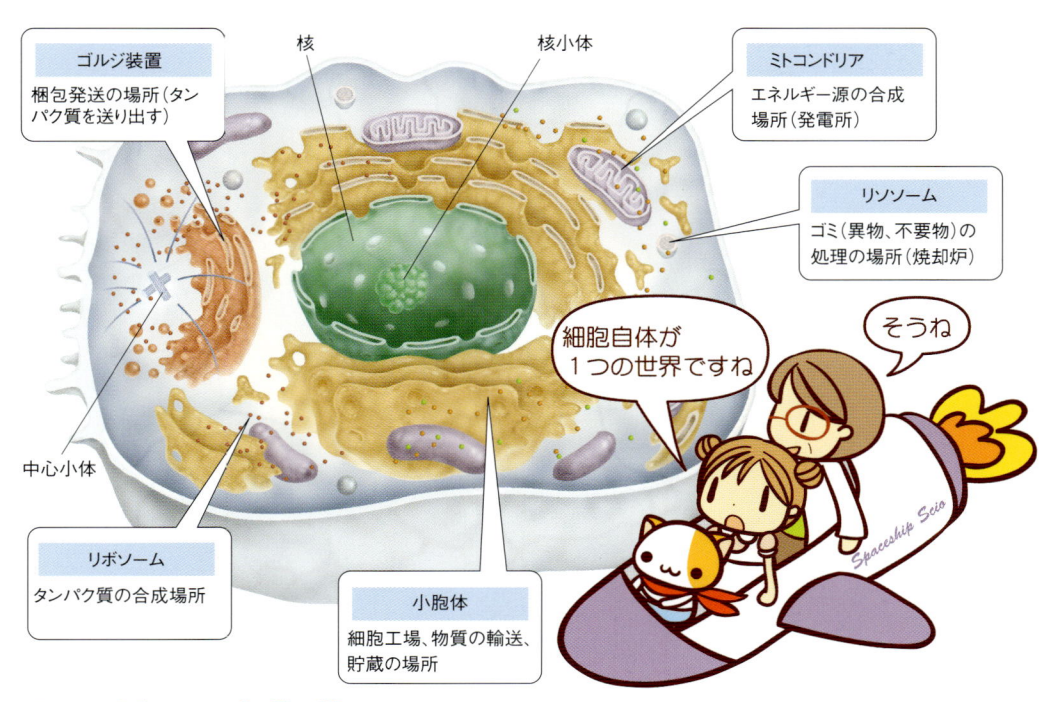

ゴルジ装置
梱包発送の場所（タンパク質を送り出す）

核

核小体

ミトコンドリア
エネルギー源の合成場所（発電所）

リソソーム
ゴミ（異物、不要物）の処理の場所（焼却炉）

中心小体

リボソーム
タンパク質の合成場所

小胞体
細胞工場、物質の輸送、貯蔵の場所

細胞自体が1つの世界ですね

そうね

図2-15　細胞はタンパク質工場

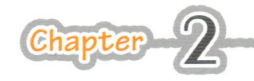

設計図を保管するコントロールタワー——核

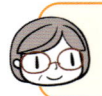
真ん中に丸くなっているの
があるでしょ。あれが核ね

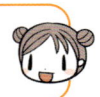
核の中には、DNAがある
んですよね

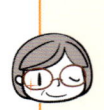
DNAはよく、身体の設計図にたとえられます。でも、
見た目は全然、設計図じゃないの。実際は**ヌクレオチ
ド**とよばれる物質が鎖状につながった1本のヒモ。1
個の細胞にあるDNAを伸ばすと、なんと2mにもなる
のよ

　核内にある**DNA**の正式名称は、**デオキシリボ核酸**とよばれます。4つの「ヌ
クレオチド」が鎖状につながった、ヒモ状の形をしています。ヌクレオチドの
糖とリン酸が交互に結合してできる鎖が2本、塩基を向かい合わせにしてより
合わさり、ねじれたらせん構造をしています（**図2-17、18**）。

　細くて長いDNAは、からまったり切れたりしないように、ヒストンという
タンパク質に巻きついています。いくつものヒストンに巻きついたDNAが連
なって、真珠のネックレスのような構造をつくり、それが幾重にも規則的に折
りたたまれ、**染色体**とよばれる太い構造をつくります。ヒストンとういうアル
カリ性のタンパク質によって酸性の核酸が中和されます。

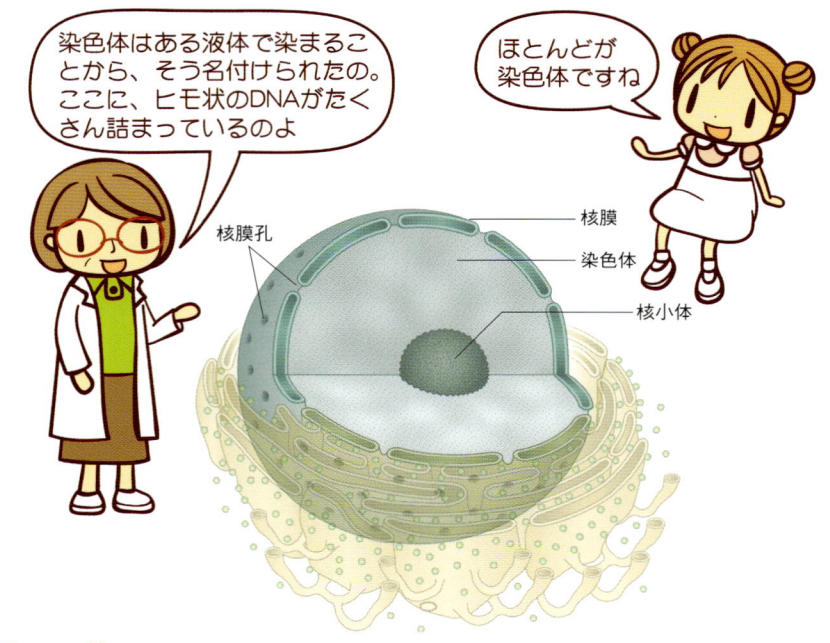

図2-16　核

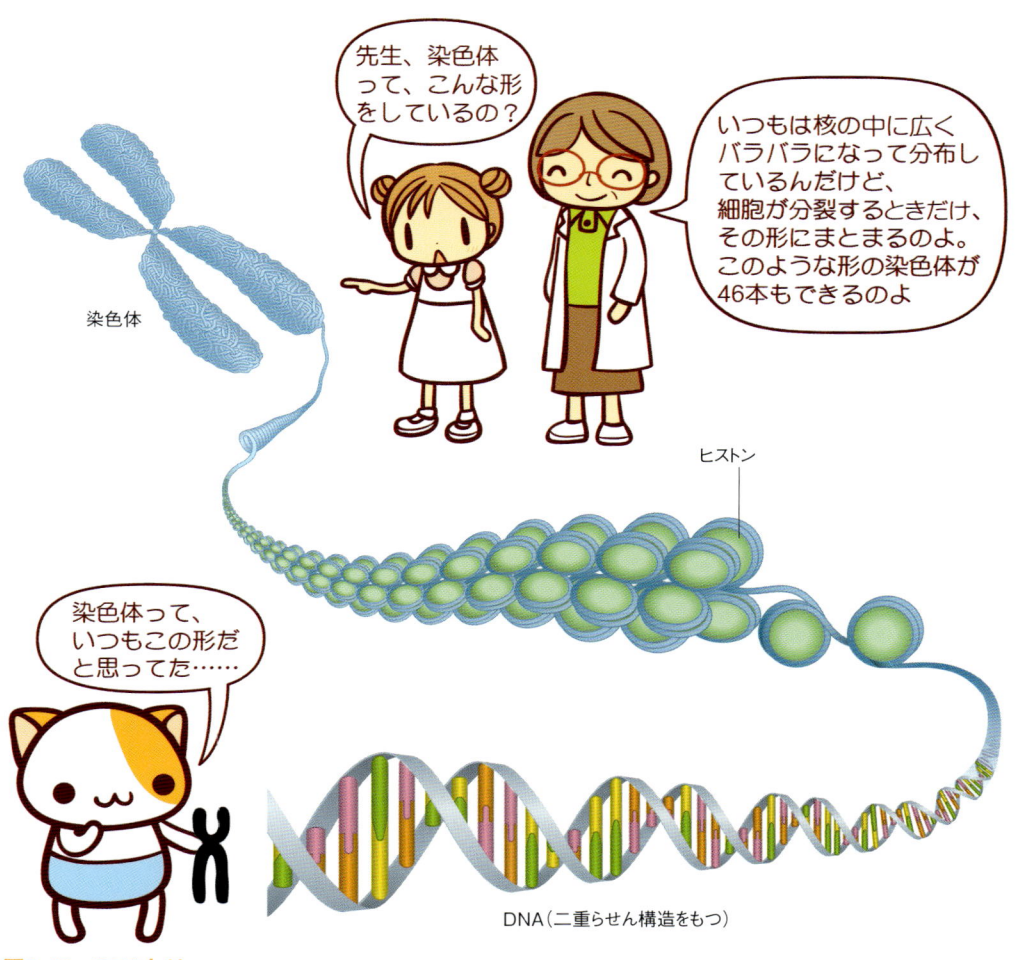

染色体

先生、染色体って、こんな形をしているの？

いつもは核の中に広くバラバラになって分布しているんだけど、細胞が分裂するときだけ、その形にまとまるのよ。このような形の染色体が46本もできるのよ

ヒストン

染色体って、いつもこの形だと思ってた……

DNA（二重らせん構造をもつ）

図2-17　DNAとは

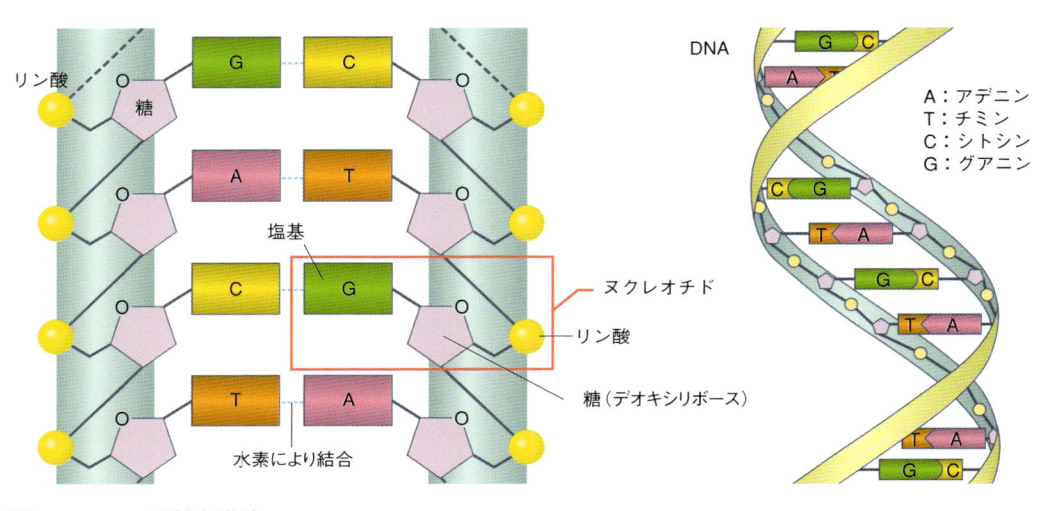

リン酸
糖
G　C
A　T
塩基
C　G
ヌクレオチド
リン酸
糖（デオキシリボース）
T　A
水素により結合

DNA
A：アデニン
T：チミン
C：シトシン
G：グアニン

図2-18　DNAの基本構造
DNAは、塩基（A：アデニン、T：チミン、C：シトシン、G：グアニン）と糖、リン酸から構成される。ヌクレオチドとはDNAの基本単位である。AとT、CとGは必ず対となり、水素によって結合している。

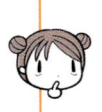
うーん、DNAは1本の長いヒモか。で、その長いヒモがどうして身体の設計図になるんですか

その秘密はね……実はDNAに刻み込まれた**アミノ酸の配列情報**にあるの

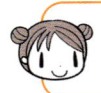
アミノ酸の配列？

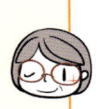
さっき、細胞はタンパク質の工場だっていったでしょう。タンパク質は、たくさんのアミノ酸がくっついてできるの。だから、アミノ酸の種類や並ぶ順番によって、できあがるタンパク質の性質も違ってくるのよ

遺伝子に記録されたアミノ酸の配列

　DNAが身体の設計図といっても、そこには手足のサイズや、心臓や肝臓の場所といった、構造上の特徴が描かれているわけではありません。DNAに記録されているのは、身体に必要なタンパク質をつくるためのアミノ酸の配列方法。つまり、どのアミノ酸（全部で20種類ある）をどのように並べて、どんなタンパク質をつくるのかということだけです（**図2-19**）。

　DNAのうち、このアミノ酸の配列情報が記録された部分を**遺伝子**といいます。人間の場合、全体で5万〜10万ほどの遺伝子があり、1つの遺伝子がもつのは1つのタンパク質をつくる情報だけです。したがって、身体全体でつくれるタンパク質の数も、遺伝子の数に等しい、ということになります。

　長いヒモ状になったDNAの上で、遺伝子は飛び飛びに存在しています。DNA全体に占める遺伝子の割合はそれほど多くなく、人間など哺乳類の場合、その比率は10%以下だといわれています。

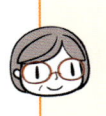
私たちの身体をつくる60兆個の細胞にはすべて同じDNA、つまり遺伝子が収納されているの

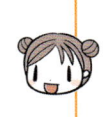
ということはつまり、どの細胞でも、同じタンパク質が同じ量だけつくられるってことですか

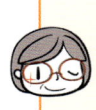
ところが違うの。心臓の細胞は、心臓に必要なタンパク質、脳は脳に必要なタンパク質しかつくらないの

どうしてそんなことができるんだろう？

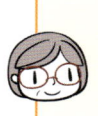 タンパク質をつくる際に、細胞は遺伝子にある情報の
すべてを使うのではなく、必要な部分だけを抜き出し
て使っているわけ。つまり、データベースは巨大だけ
れども、それぞれの細胞が使う部分はほんの少しずつ、
しかないの

だったら、使う分のデータ
だけもてばいいのに……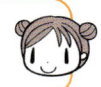

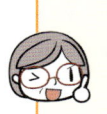 細胞ごとに別々のデータベースをつくったら、それこ
そ大変でしょ。それに、大量のデータベースをもって
いれば、環境が変化した際にも、必要な材料で細胞を
作り替えることもできるのよ。長い目で見れば、これ
がいちばん、効率的だったということ

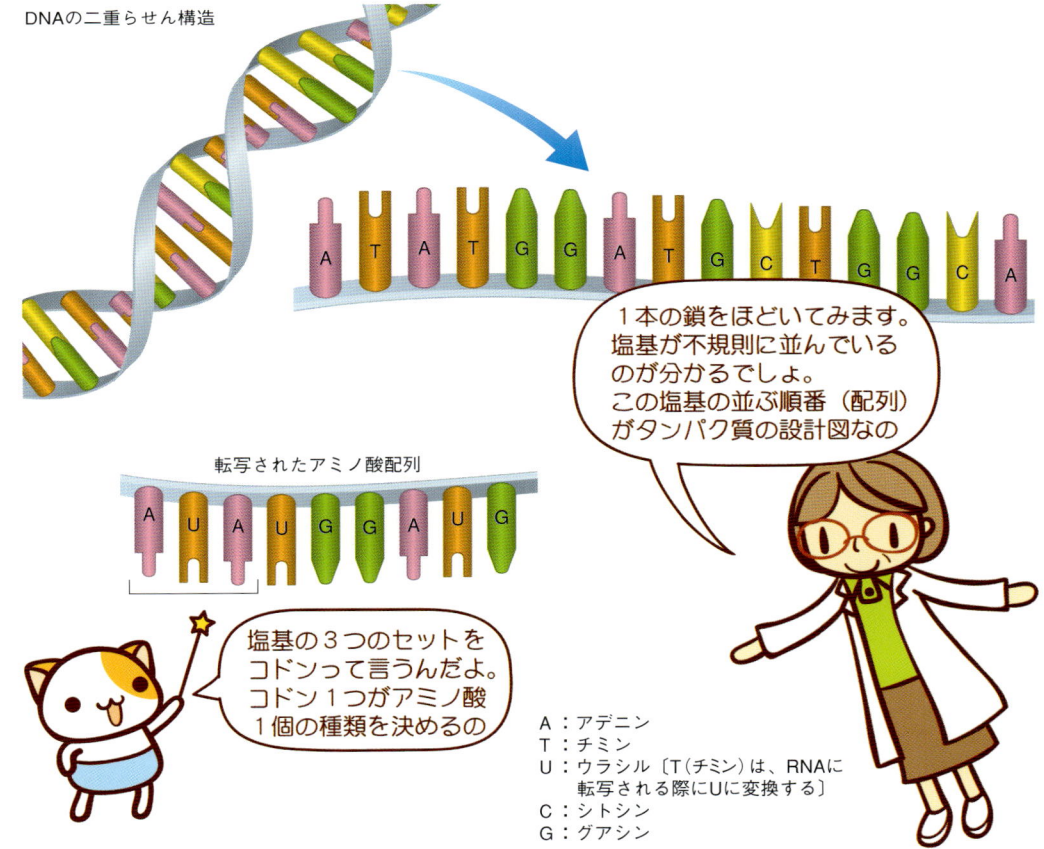

DNAの二重らせん構造

転写されたアミノ酸配列

１本の鎖をほどいてみます。
塩基が不規則に並んでいる
のが分かるでしょ。
この塩基の並ぶ順番（配列）
がタンパク質の設計図なの

塩基の３つのセットを
コドンって言うんだよ。
コドン１つがアミノ酸
１個の種類を決めるの

A ：アデニン
T ：チミン
U ：ウラシル〔T（チミン）は、RNAに
　　　転写される際にUに変換する〕
C ：シトシン
G ：グアシン

図2-19　アミノ酸の配列
タンパク質の合成には、核内において核酸の塩基配列がmRNAに転写される。その後、mRNAは核外に出て、リボソームと結合。その
際、転写された塩基配列は３文字ずつ翻訳され、これをもとにtRNAがアミノ酸を運んでくる。この３文字をコドンとよび、組み合わせに
より運ばれてくるアミノ酸が決まっている。１文字目がU、２文字目がC、３文字目がGの場合のアミノ酸はセリンである

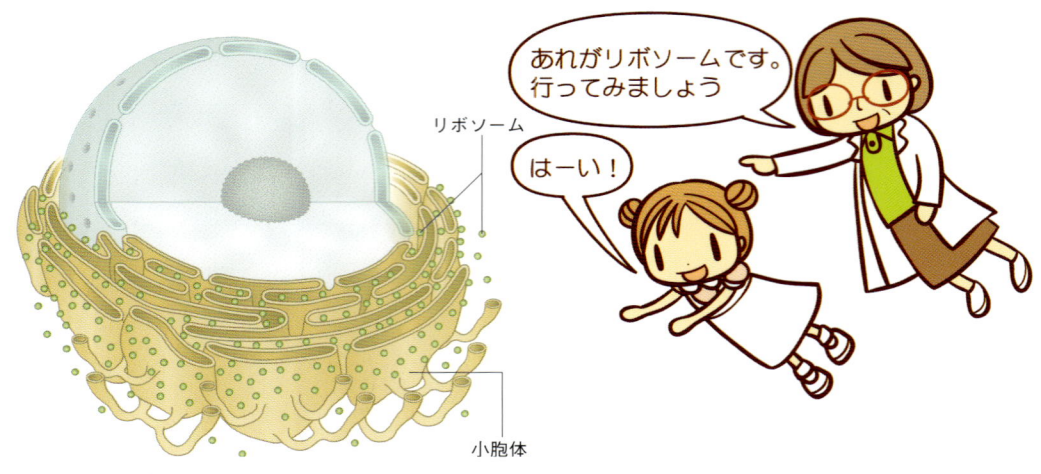

リボソーム

小胞体

図2-20　リボソーム

タンパク質の組み立て場──リボゾーム

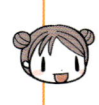
アミノ酸を並べてタンパク質を作るっていってましたが、それは細胞のどこで作業するんですか

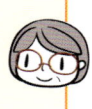
タンパク質を合成するのは**リボソーム**。丸くて、小さなツブツブがリボソームよ。あそこがタンパク質を組み立てる作業場なの

あんなツブツブが？

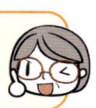
さあ、行ってみましょう

転写から翻訳、そして合成へ

　遺伝子に記録されたアミノ酸の配列情報は、とても貴重で大切なもの。ですから、核外への持ち出しは禁止です。そこで活躍するのがコピー機能です。細胞の中にコピー機なんてあるのかって？　それが、ちゃんとあるんです。

　遺伝子の情報はまず、DNAにとてもよく似た構造の**RNA（リボ核酸）**に写されます。これをコピーならぬ、**転写**といいます（**図2-21**）。DNAが原本だとしたら、RNAはそのコピーになるわけです。

　RNAはリボソームに結合して、写し取った遺伝子情報を伝えます。こうした「伝える役割」をするRNAをとくに、**メッセンジャーRNA（mRNA）**とよんでいます。

mRNAからの情報がリボソームに届くと、材料となるアミノ酸を集める作業がスタートします。このとき、必要なアミノ酸をリボソームまで運んでくるのもRNAです。こうした運搬役のRNAは、**トランスファーRNA（tRNA）**とよばれています。

　1つのtRNAは、1種類のアミノ酸しか運べません。ということで、たくさんの種類のアミノ酸を運ぶためには、たくさんの種類のtRNAが必要です。タンパク質をつくるのに必要なアミノ酸は20種類ありますから、それを運ぶtRNAも20種類です。tRNAは、mRNAに写し取った情報を読み取り、20種類のアミノ酸のなかから、指示どおりのアミノ酸を運んできます。この作業を生理学では**翻訳**といいます（**図2-22**）。

　こうして、転写から翻訳へと作業が進み、必要なアミノ酸がすべて揃ったところで合成。つまり、アミノ酸を順番につなげてタンパク質をつくる作業へと進んでいきます。

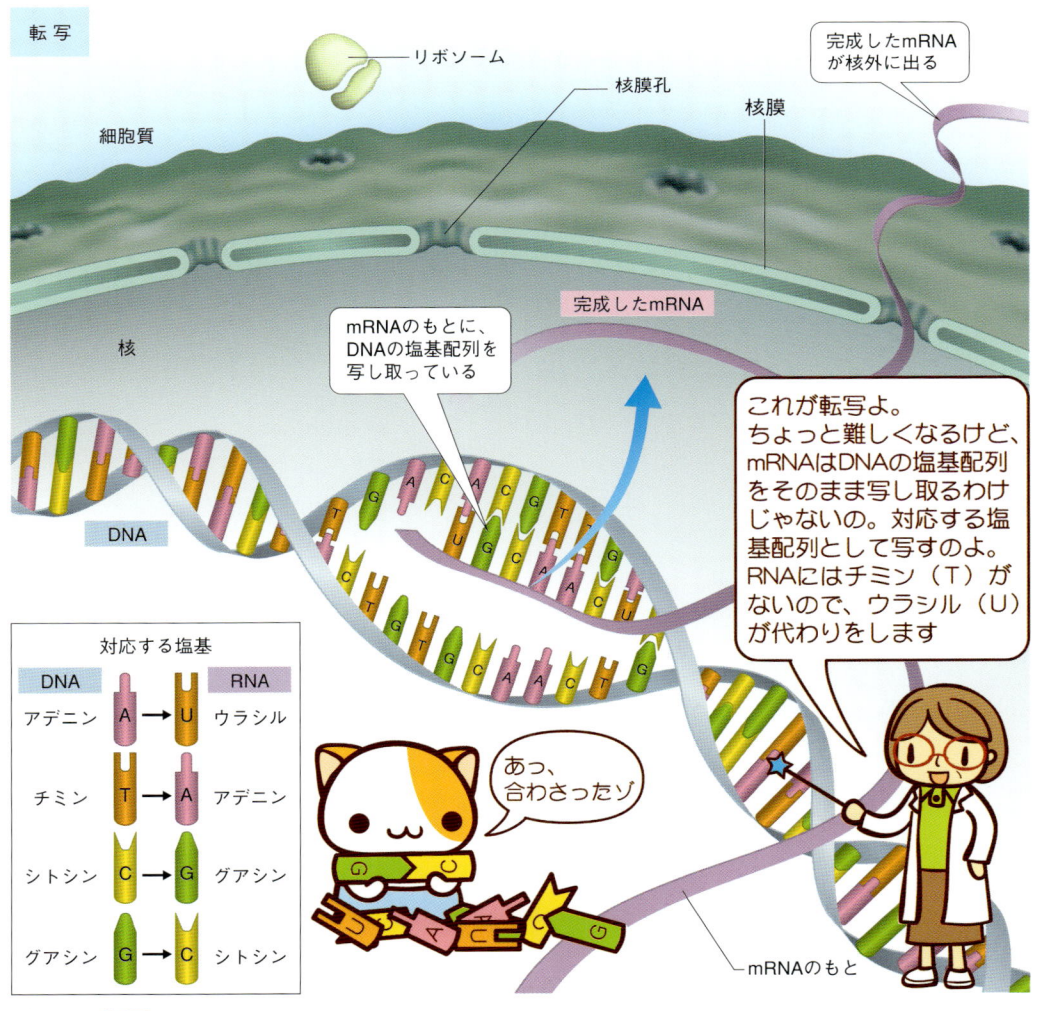

図2-21　転写

翻訳

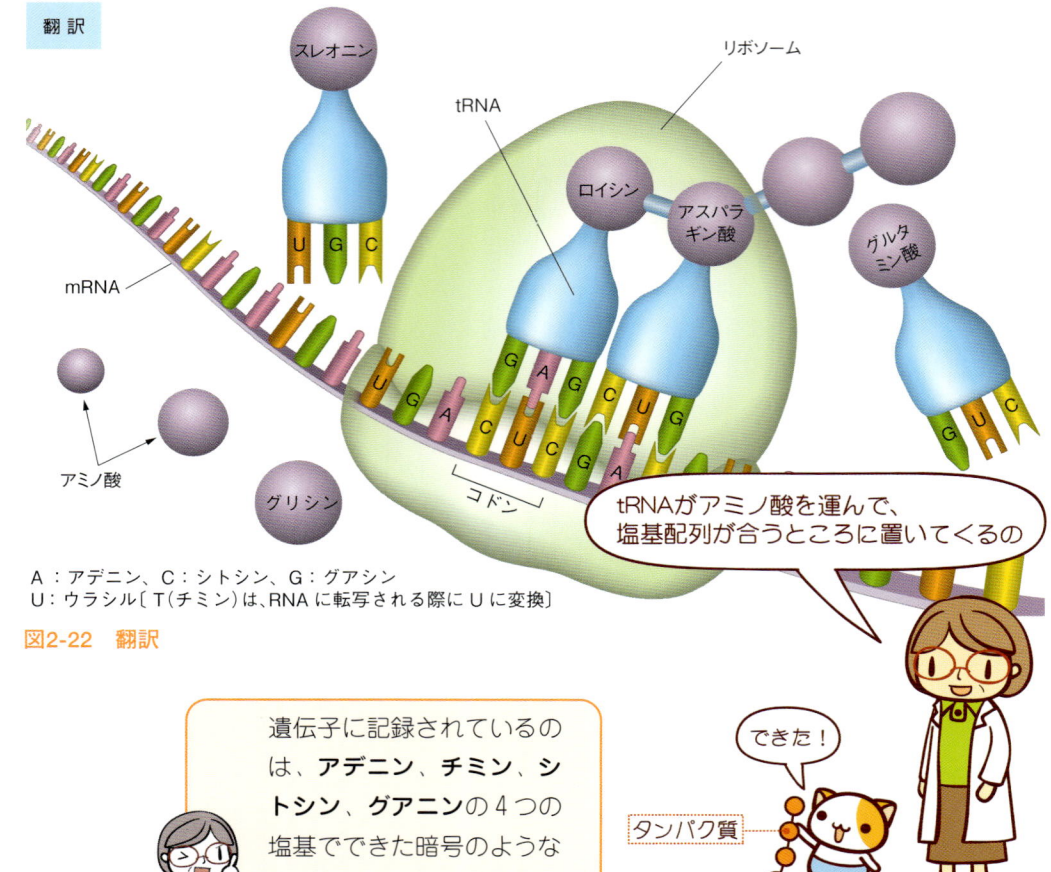

リボソーム

スレオニン

tRNA

ロイシン

アスパラギン酸

グルタミン酸

mRNA

アミノ酸

グリシン

コドン

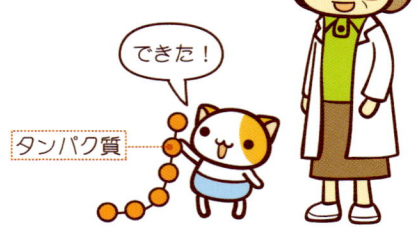
tRNAがアミノ酸を運んで、塩基配列が合うところに置いてくるの

A：アデニン、C：シトシン、G：グアシン
U：ウラシル〔T（チミン）は、RNA に転写される際に U に変換〕

図2-22　翻訳

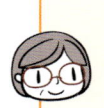
遺伝子に記録されているのは、**アデニン**、**チミン**、**シトシン**、**グアニン**の４つの塩基でできた暗号のようなものなの。それで20種類ものアミノ酸をつくるんだから、すごいと思わない？

できた！

タンパク質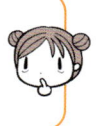

暗号はたった４つですよね？　どうやって、20種類もの指示を出せるんだろう

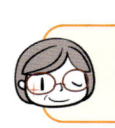
その点、細胞は本当に頭がいいの。DNAからmRNAに情報を転写する場合にまず、３つの塩基をひとまとめにしてコード化します。これを専門用語ではコドンというの。すると、理論上は４×４×４＝64とおりの組み合わせが可能で、20種類のアミノ酸も、余裕で区別できちゃうわけ。どう？　すごいでしょ

なんだかよくわからないけど、細胞はつまり、数学が得意ってことで……

そういうこと

タンパク質の配送センター──ゴルジ装置

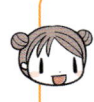 リボソームで合成されたタンパク質は、今度はどこへ行くんですか

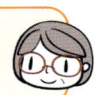 ゴルジ装置（ゴルジ体ともよばれます）よ（図2-23）

 ゴルジ装置？

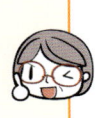 たとえれば、配送センターのような場所ね。リボソームでつくられたタンパク質は、小胞体という梱包材で梱包され、ここで荷札を付けられて、目的地へと送り出されるの

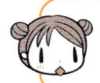 タンパク質に、荷札をつけるんですか

 もちろん、紙の荷札じゃないわよ。実際には糖が荷札の役割を果たします

 糖がどうして、荷札になるんですか

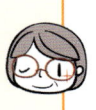 つまり、運ばれて行く場所に応じてタンパク質にそれぞれ違う糖をくっ付けるの。そうすると、別々の糖タンパクができて、細胞は、その糖タンパクの種類で、ほしいタンパク質かどうかを見分けるわけなの

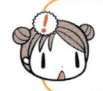 なるほど、すごいシステムですね

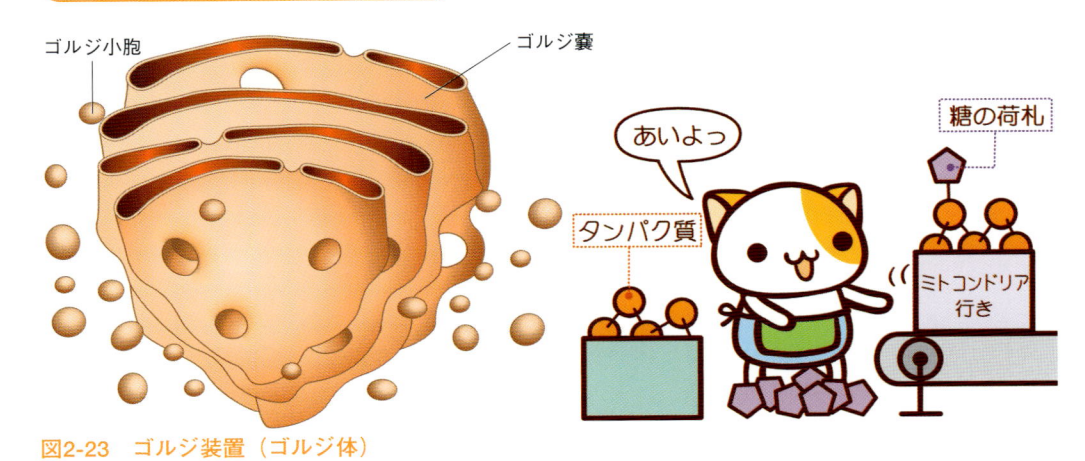

図2-23　ゴルジ装置（ゴルジ体）

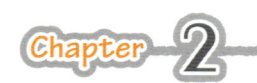

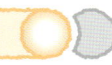

細胞の発電所──ミトコンドリア

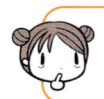
先生、あのソーセージみたいなのは何ですか

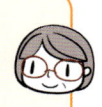
あれは**ミトコンドリア**よ。ミトコンドリアはもともと、単独の生命体だったといわれているの。その証拠にDNAだってもっています

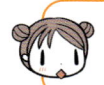
それがどうして、私たちの細胞の中にあるんでしょう?

それには、ちょっと長い物語があるの。聞いてくれる?

聞きます、聞きます

地球上で最初に光合成を始めたのは、藻類の一種でシアノバクテリアとよばれる生物(**図1-4、p.15参照**)。そのシアノバクテリアが酸素を作り出すようになると、今度はそれを利用してもっと多くのエネルギーを生み出そうとする生物が現れます。どうやら、それがミトコンドリアだったらしいの

それで?

酸素を使ってエネルギーを生み出すのは、酸素を使わないよりずっと効率がよかったのね。ミトコンドリアはそれによって大きなエネルギーを取り出すことができるようになったんだけど、上には上がいるもので、今度は別の生物が、そのミトコンドリアを内部に取り込んじゃった

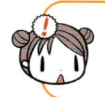
つまり、それが後の人間ってことですか

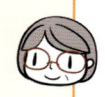
そういうこと。もちろん、人間だけじゃなく、核を持った真核生物はみんな、ミトコンドリアを内部に抱えているんだけれど……

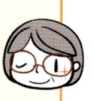

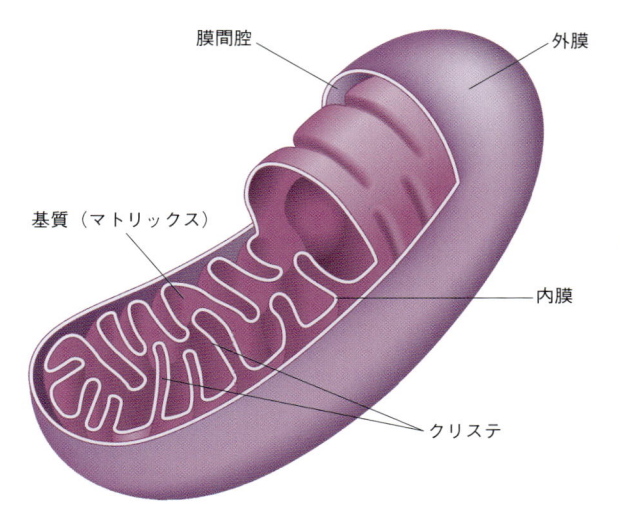

膜間腔

外膜

基質（マトリックス）

内膜

クリステ

図2-24　ミトコンドリア
真核生物の細胞に含まれる細胞小器官でATPを合成する。1つの細胞に数百〜数千個が存在してる。長さ10μm、幅0.2μmの球形から円筒形の形をしている。肝臓や筋肉、神経のようなエネルギー代謝の盛んな細胞ほど、発達している

　ミトコンドリアは細長い楕円形で、ソーセージか芋虫のような形をしています。二重の膜に囲まれ、内側の膜にはクリステとよばれるヒダが付いています。
　ミトコンドリアの内部には酵素が溶け込んでいて、細胞の中に入った栄養素を分解します。このときに、酸素を使ってエネルギーを生み出すため、細胞内の発電所にたとえられています。

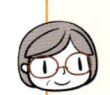

　ミトコンドリアは、生物にとってとても重要なの。酸素はもともと生物にとって恐ろしい毒だったと話したでしょう？　その毒を、エネルギーを取り出す材料に変えたのがミトコンドリア。生物はミトコンドリアを取り込むことで、たくさんの運動エネルギーを獲得できるようになったのよ

　エネルギーを取り出すっていいますけど、エネルギーの正体ってなんだろう。よくわかりません

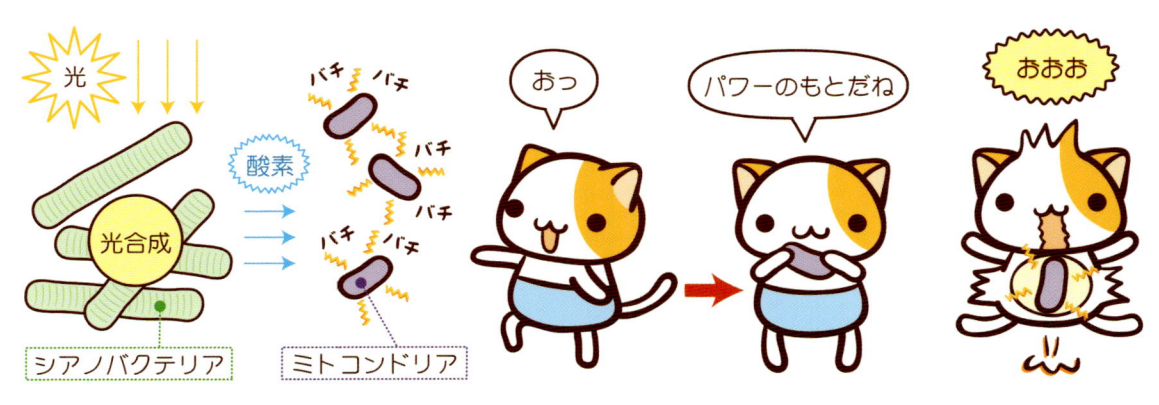

光

酸素

光合成

シアノバクテリア

バチ　バチ　バチ　バチ　バチ　バチ

ミトコンドリア

おっ

パワーのもとだね

おおお

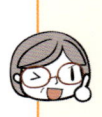

酸素を使って物質を燃焼させると、熱が生産されますね。これも一種のエネルギー。でもね、ここではもっと大事なエネルギーが生み出されているの。**ATP**って知っているかな？

ATP？

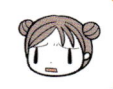

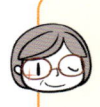

物を食べる、呼吸をする、運動する、そんなすべての生体活動で使うエネルギーのモトになるもの。だから、エネルギーの源なんていわれています

ATP

ATPは、アデノシンというヌクレオシドにリン酸が3つくっ付いた構造をしています。正式名称は**アデノシン三リン酸**です。

私たちの身体では毎日、たくさんのATPがつくられ、消費されています。物質を燃焼させると、水と二酸化炭素ができるのはわかりますね。実はこのとき、同時にATPもつくられていました。

食物＋酸素→水＋二酸化炭素＋ATP

ATPはたっぷりと充電された電池のようなもので、3つあるリン酸分子の1つが結合から離れると、エネルギーを生じます。ヒトにかぎらず、真核生物はすべて、このATPが分解される際に生じるエネルギーを使って活動しています（**図2-25、26**）。細胞膜を介した能動輸送に使われるエネルギーの源も、このATPです。

栄養素と酸素を使ってATPを作り出す過程については、『**Chapter 4　呼吸する**』でさらに詳しく説明しますので、覚えておいてください。

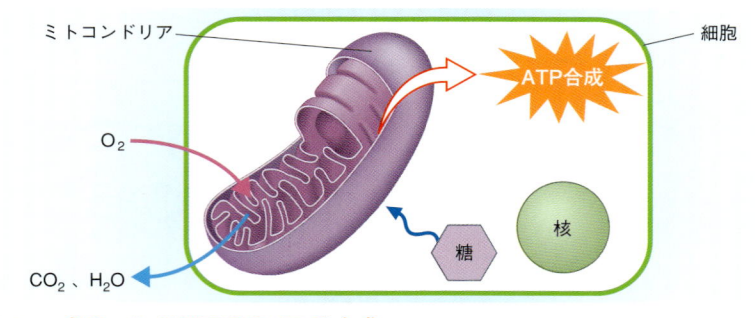

図2-25　ミトコンドリアでのATPの合成

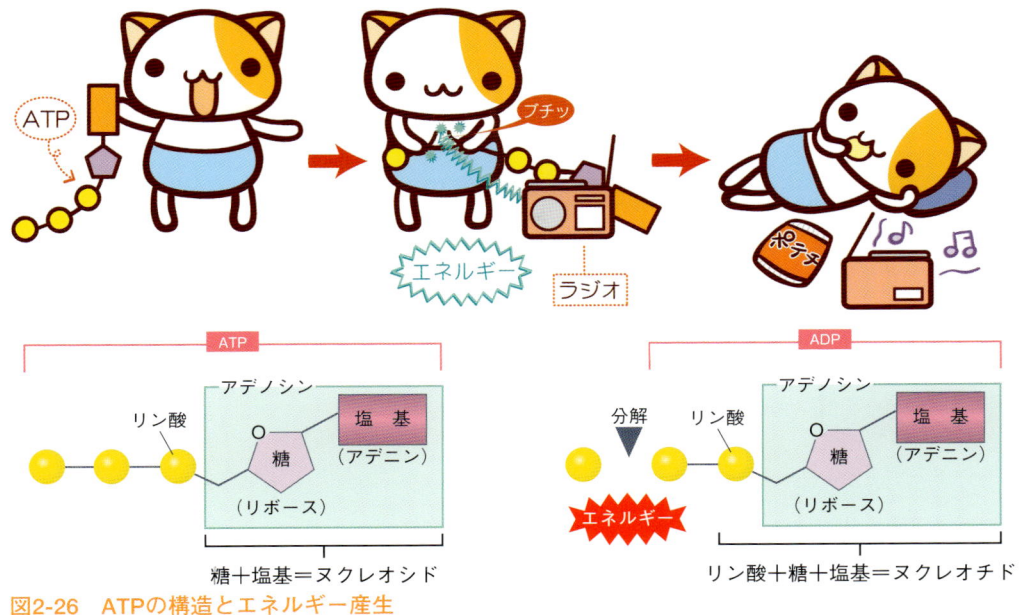

図2-26　ATPの構造とエネルギー産生

ATP（アデノシン三リン酸）が分解して、ADP（アデノシン二リン酸）となる際に、エネルギーが放出される

ゴミ処分場——リソソーム

　最後に、細胞の中にあるゴミ処分場を案内します。人間社会と同じように、細胞の世界でもゴミは出ます。定期的に捨てなければ、細胞の中がゴミだらけ、なんてことになります。そう、細胞は「きれい好き」でもあるんです。

　細胞の中のゴミを処分するのは**リソソーム**です（**ライソゾーム**ともよばれます）。リソソームは、厚さ6〜8nm（ナノメートル）の膜に囲まれた、直径0.4〜数 μm（マクロメートル）の小さな袋です。この袋の中には、たくさんの強力な酵素が詰まっています（**図2-27**）。酸性フォスファターゼやリボヌクレアーゼ、デオキシリボヌクレアーゼ、カテプシン、アリールスルファターゼ、β-グルクロンダーゼ、エステラーゼなどなど。これらの酵素は細胞内で不要になった物質を分解し、処分します。白血球が取り込んだ細菌やその他の異物、毒物も、リソソームの酵素によって分解されます。

　内部に強力な消化酵素をもつということは、諸刃の剣です。袋が破けた場合、せっかくつくったタンパク質や核酸まで分解されてしまうこともあるからです。そのため、この袋はしばしば「自殺袋」ともよばれます。

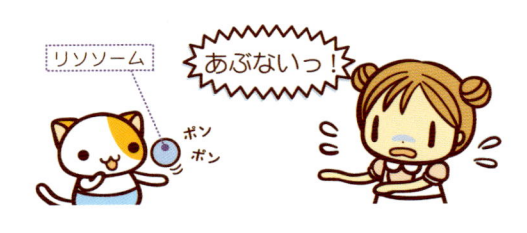

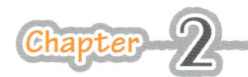
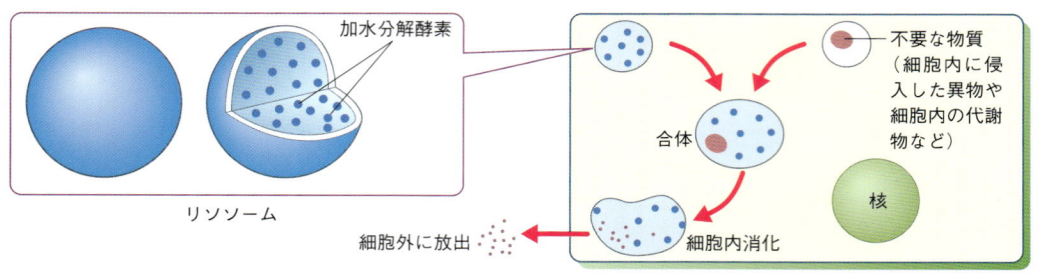

図2-27　リソソーム

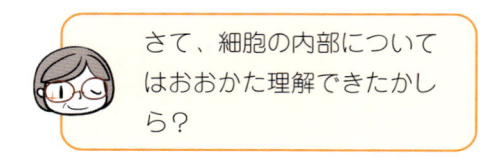

さて、細胞の内部については
おおかた理解できたかしら？

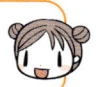

なんとなく、イメージできるようになりました

まとめると、細胞の中で日々、繰り返されているのは以下の3つです。

1．遺伝子の指示に従い、タンパク質を作る
2．酸素と栄養素を使ってエネルギーを取り出す
3．結果生じたゴミを、分解して捨てる

結構シンプルだと思いませんか。

　一つひとつの細胞の営みは、身体全体が毎日繰り返している営みと、とてもよく似ています。生理学ではその営み全体を総称して「代謝」とよびます。

　代謝のプロセス一つひとつのは、単なる化学反応にすぎません。しかし、それが身体の中で起こると、「生きている」という現象になります。

　今度はそれをより深く理解するために、細胞を離れ、血液の流れを追ってみましょう。「生きている」ことの意味をきっと実感できるはずです。

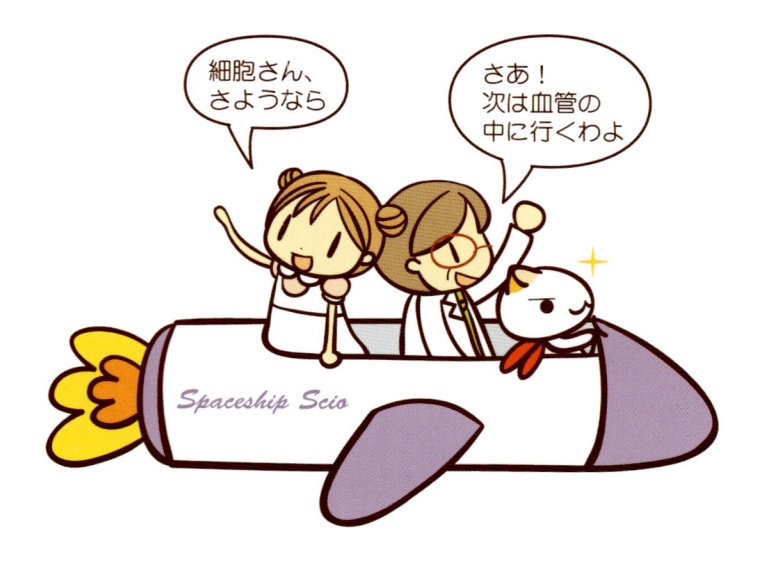

Chapter

3

流れる・運ぶ

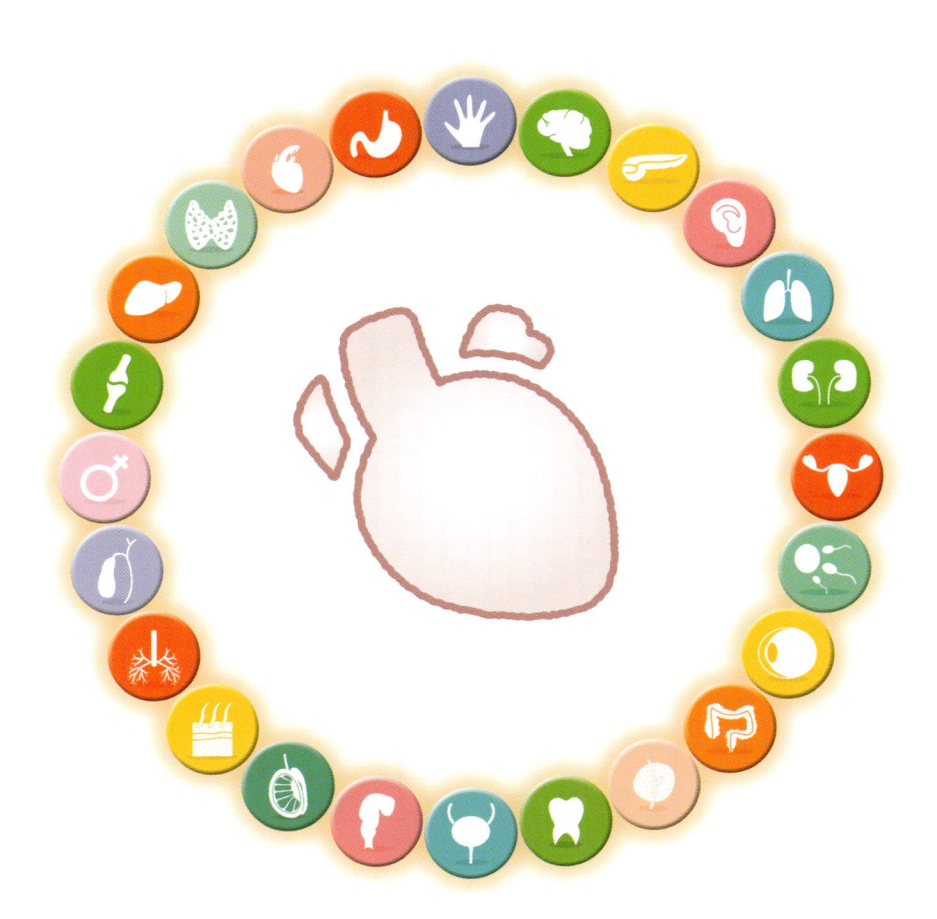

流れる・運ぶ

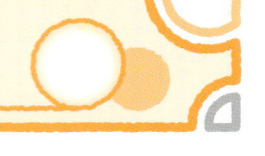

多細胞生物が備えた物流システム

生物のなかには、アメーバやゾウリムシのように、たった1つの細胞だけで生きているものがあります。いわゆる単細胞生物たちです。

彼らの身体には、小型ながら独立して生きていくための、必要十分な装置が備わっています。すでに『Chapter 2　細胞って何だ？』を読み終えた皆さんには、それがよくわかったかと思います。

では、彼らのような単細胞生物と、60兆個もの細胞が寄り集まった多細胞生物（ヒト）との違いはどこにあるのでしょうか。単細胞生物にはなくて、多細胞生物にはあるもの。それは、細胞が寄り集まってできた組織であり、器官です（**図3-1**）。私たちの身体は、似たものどうしの細胞が寄り集まることで、たった1つの細胞ではなし得ない、高度な働きを実現しています。

一つひとつの細胞を人間にたとえるなら、組織や器官はその人間が集まってできた「社会」のようなものです。そして、その社会を支えるためにはどうしても、心臓と血管、血液を使った高度な物流システムが必要でした。

このすばらしく発達した物流システムは、脳から手足の末端に至るまで、すべての細胞を養うに十分な栄養素と酸素を24時間365日、一時も休むことなく供給し続けています。

ここでは、このすばらしい物流システムについてお話します。

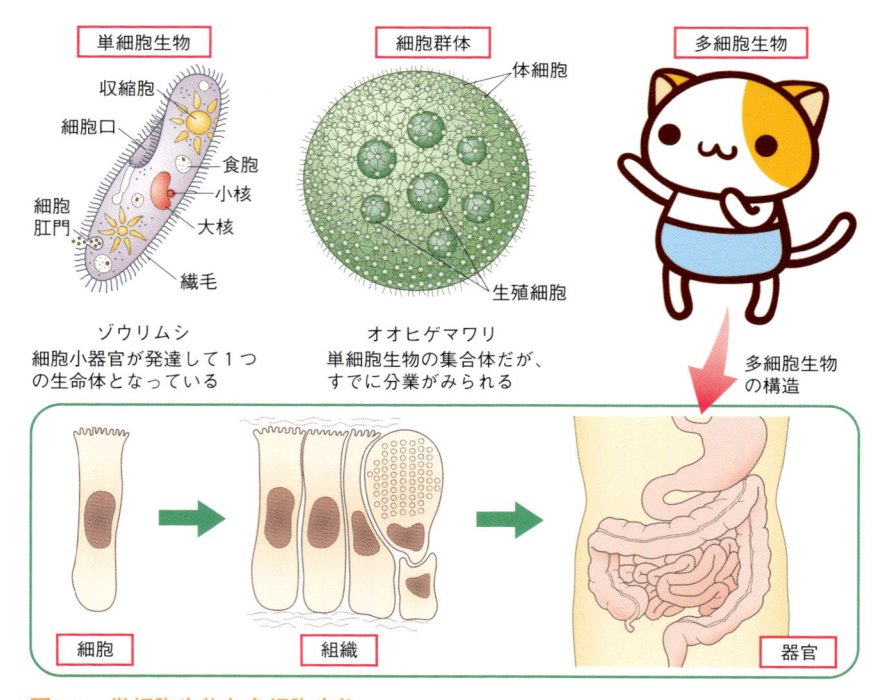

図3-1　単細胞生物と多細胞生物

画期的だった血液循環説

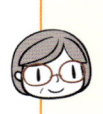 血液が全身を循環していること、そしてそのポンプの役割を心臓が担っていることは、知っているわよね？

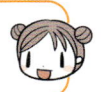 やだなー、先生。私だって、それくらいはわかりますよ

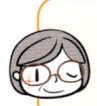 ごめん、ごめん。でもね、それさえ常識ではなかった時代もあるのよ

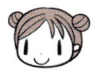 ほんとですか

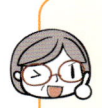 ほんとよ。古代ローマでは、血液は循環しないと考えられていました

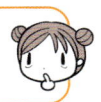 エッ、循環しない……、どうなるんですか？

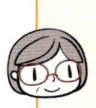 血液は肝臓で生まれ、全身に運ばれて消費される。つまり、消えてなくなってしまうと考えられていたの

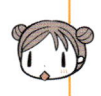 消えてなくなる……。じゃあ、血液がいまのように全身を巡っていることがわかったのは、いつですか？

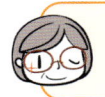 1628年にイギリスの医学者であるウィリアム・ハーヴェイが血液循環説を発表してからよ

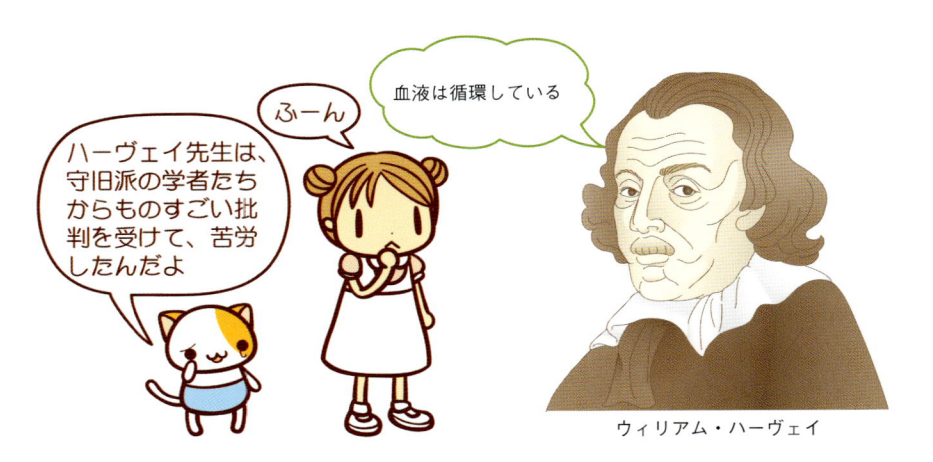

ふーん

血液は循環している

ハーヴェイ先生は、守旧派の学者たちからものすごい批判を受けて、苦労したんだよ

ウィリアム・ハーヴェイ

図3-2　血液循環説を唱えたハーヴェイ
『動物における血液と心臓の運動について』において血液循環説を発表した。1拍動あたりの排出血液量を推計したり、腕を固く結紮して静脈血の流れや弁の存在を確認する実験などを行い、命題を一つひとつずつ証明した

ウィリアム・ハーヴェイの実験

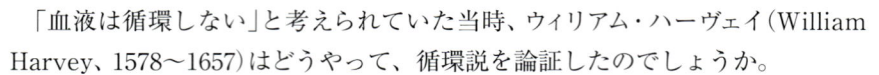

「血液は循環しない」と考えられていた当時、ウィリアム・ハーヴェイ（William Harvey、1578〜1657）はどうやって、循環説を論証したのでしょうか。

やや古い本ですが、中村禎里著の『血液循環の発見——ウィリアム・ハーヴェイの生涯』（岩波新書、1977年）に、その詳細が載っています。

それによると、ハーヴェイはまず、心臓の拡張期に左心室に含まれる血液の量を想定しました。その量に、一定の時間内に心臓が拍動する回数をかけて、その間、どれくらいの血液が送り出されるかを推計しようとしたのです。

すると、驚くようなことがわかりました。計算の結果、30分間に心臓から送り出される血液量は12〜25kg程度で、全身中にある血液量より、ずっと多かったのです。

ハーヴェイは、さらに実験と解剖を繰り返します。その結果、1拍動あたり心臓と肺を通過する血液の量を最小に見積もったとしても、食物から供給される量（血液は食べ物から直接つくられると考えられていた）とは比較にならない莫大な量の血液が、動脈や全身に排出されることを確認しました。

ハーヴェイは血液循環説を発表した論文のなかで、静脈にある弁は常に心臓の方向を向いていること、そしてそれは、大きな静脈から小さな静脈には流れない、つまり逆流しないためであることも、指摘しています。

血液は循環している。こんな当たり前のことを確かめるのも、当時は大変だったんですね

そうよ。偉大な発見とはいつも、常識を疑うことから始まるの。ところでナスカさん、心臓って、右と左では役割がまったく違うって知ってた？

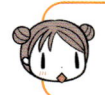
えっ、心臓って1つの臓器じゃないんですか

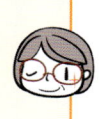
もちろん、外から見たら1つの臓器。でも、右側と左側では、働きが全く違うともいえるわね

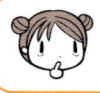
どういうことですか

右側は、全身を巡って心臓に戻った血液を受け取り、肺へと送り出す。左側は、肺から心臓に戻った血液を受け取って、全身に送り出す。正常な心臓では、両者の流れが交わることは絶対にないの

心臓の位置と構造

　心臓は、胸腔内で左右の肺にはさまれ、横隔膜の上にあり、胸骨中央線より2／3は左に片寄って位置しています。心軸は右上後部（**心基部**）から左下前部（**心尖部**）に向かって走っています。心臓は線維性心膜（外層）と漿液性心膜（内層）に包まれています（**図3-3**）。

　心臓は心筋とよばれる特殊な筋肉でできています。その大きさはちょうど「握りこぶし」くらい。重さは、成人でおよそ300gです。

　心房中隔と心室中隔により左右に仕切られた内部はさらに、弁膜によって心房と心室に分かれます。つまり、心臓の中には、**右心房**と**右心室**、**左心房**と**左心室**という、合計4つの空間があるわけです（**図3-4**）。

　空間を仕切っているのは、弁とよばれる扉です。右心房と右心室の間にある**房室弁**は、3つの弁尖からできているため**三尖弁**ともよばれます。

　左心房と左心室の間の房室弁は**僧帽弁**といい、2つの弁尖からできています。また、右心室と肺動脈の間には**肺動脈弁**が、左心室と大動脈の間には**大動脈弁**があります。肺動脈弁と大動脈弁は、**半月弁**ともよばれます（**図3-5**）。

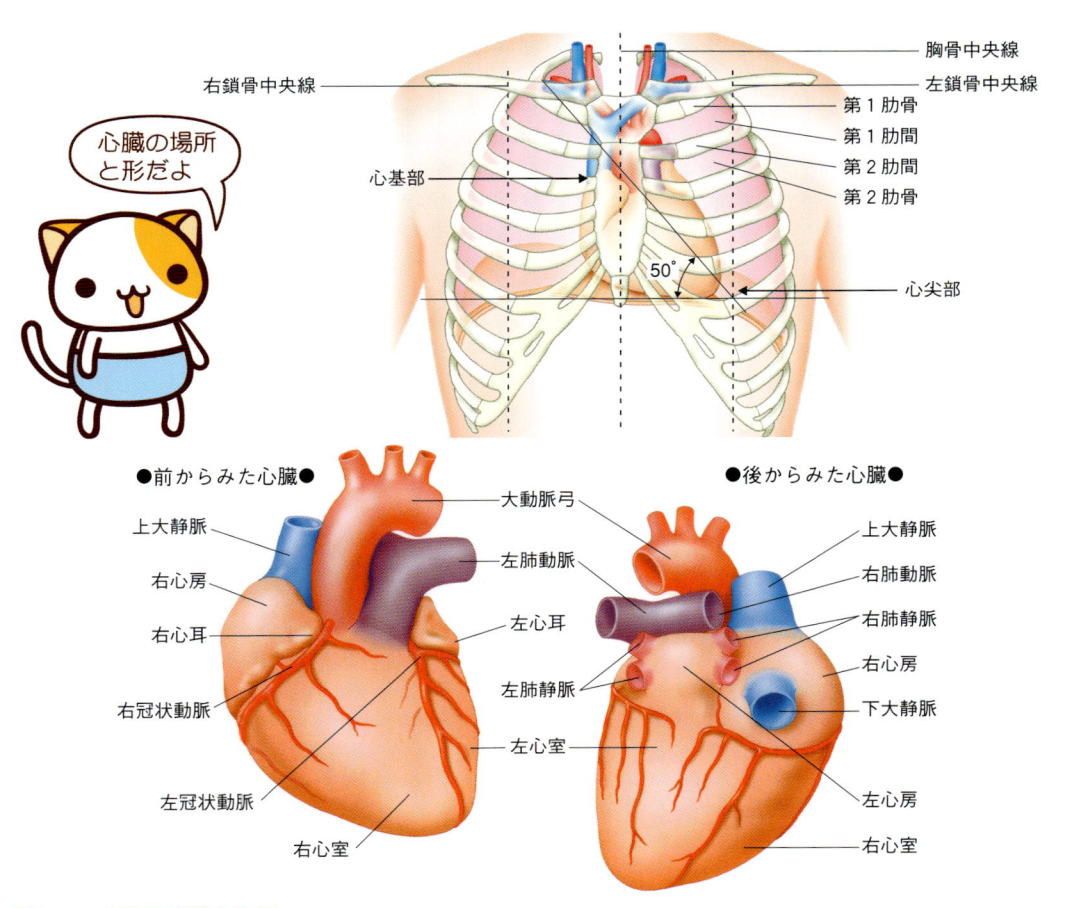

図3-3　心臓の位置と概観

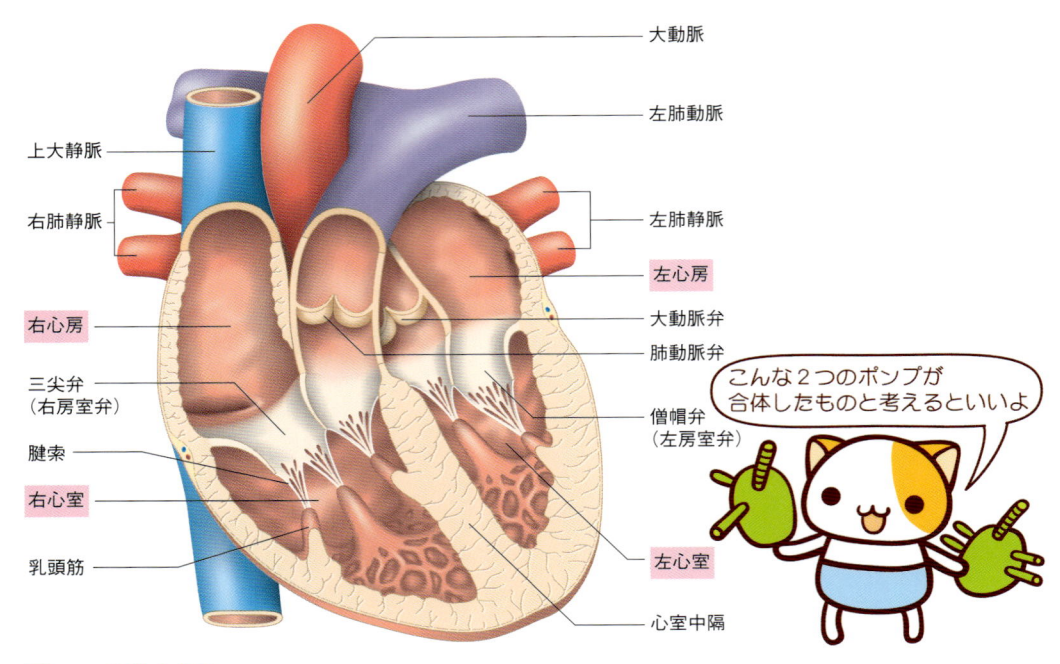

図3-4　心臓の内腔

上部の心房と下部の心室に分けられ、それぞれは心房中隔、心室中隔により左右に分かれており、2心房2心室からなる。右心房：上大静脈、下大静脈、冠状静脈洞が入る。右心室：肺動脈（幹）が出る（肺動脈口）。左心房：左右各2本、計4本の肺静脈が入る。左心室：（上行）大動脈が出る（大動脈口）

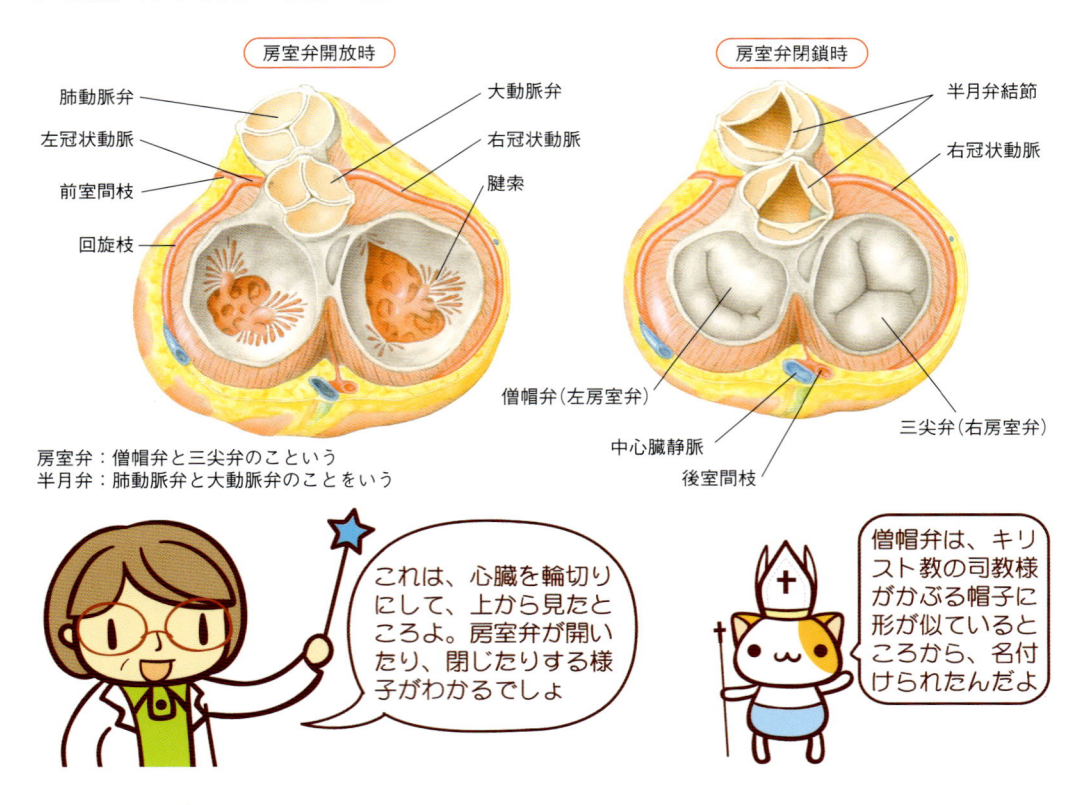

房室弁：僧帽弁と三尖弁のこという
半月弁：肺動脈弁と大動脈弁のことをいう

図3-5　心臓の弁

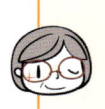 心臓はよくポンプにたとえられますね。でも、このポンプ作用にかかわっているのは、心室と弁の動きだけ。心房は戻ってくる血液を受け取るだけで、ポンプ作用には直接関係ないの

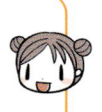 血液を送り出すのはあくまで、心室の動きということですね

 そう！

それにしても先生、心臓の右側と左側で、動きがバラバラになったりしないんですか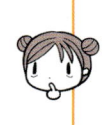

 それなら心配いらないわ。**刺激伝導系**って、聞いたことないかな

心臓の刺激伝導系

　心臓の拍動は、心臓内の特殊な筋肉である刺激伝導系によってコントロールされています。リズムはまず、**洞房結節**でつくられます。それはやがて周辺の筋肉へと伝わり、やがて心臓全体を同じリズムで拍動させます。**洞房結節**が作り出すリズムが刺激伝導系を伝っていく順番は、**図3-6**のとおりです。

1 洞房結節：右心房の上大静脈近くにある収縮、弛緩のリズムを作り出すペースメーカ。ここからの興奮発生の頻度が心拍数を決める

2 房室結節：房室間の中隔にある。洞房結節からの興奮は心房の壁を伝わって房室結節へと伝わり、ヒス束へ

3 ヒス束：房室結節からの刺激は、ヒス束を介して心室へと広がる

4 右脚・左脚：ヒス束を通った刺激は、右左の脚に分かれ心尖部へと進む

5 プルキンエ線維：左右の脚の刺激はさらにプルキンエ線維の網に伝わり、左右の心室を収縮させる

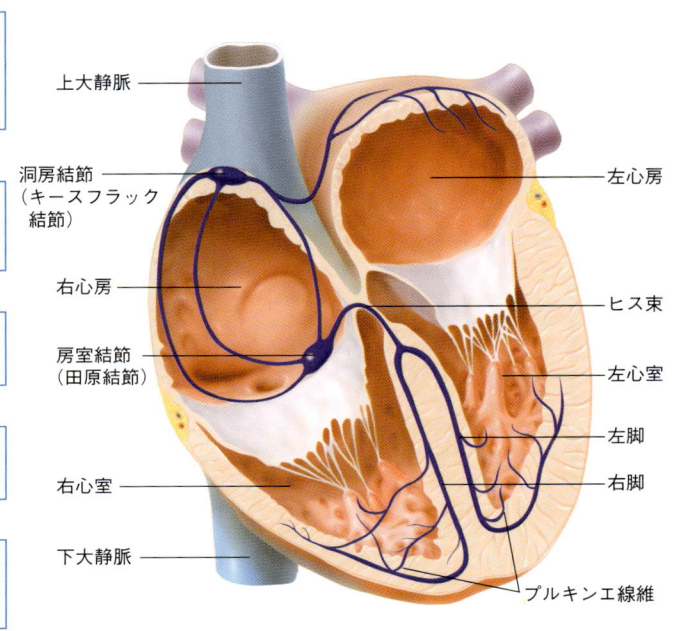

図3-6　刺激伝導系

なるほど、これなら乱れる心配はないですね

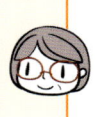 ただし、心筋に異常があったり、刺激がうまく伝わらなかったりすると、心臓の拍動が乱れることはあります

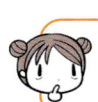 それってつまり、不整脈？

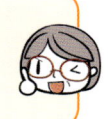 そうよ。不整脈にもいろいろあって、心拍数が1分間に100回を超えると**頻脈**、反対に心拍数が減って1分間に60回以下の場合を**徐脈**とよんでいます

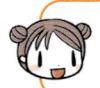 速すぎてもダメ、遅すぎてもダメってことですね

 そういうことね

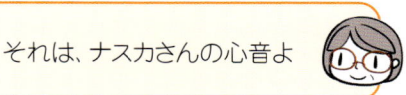 ドックン、ドックン、ドックン

 先生、何か音が聞こえてきましたよ

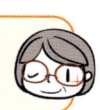 それは、ナスカさんの心音よ

 えっ、私の？

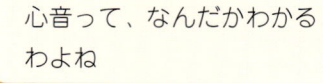 心音って、なんだかわかるわよね

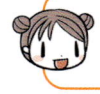 心臓が拍動している音のことですよね

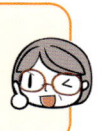 そう。ちなみに、あのドックン、ドックンって、どういう音だと思う？

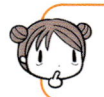 そりゃ、心筋が動いている音に決まってますよ

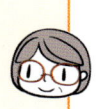 違うのよ。あれは、弁が閉じる音。診察時、聴診器をあてて心音を聴くでしょう？　あれは、そのリズムを聴きながら、心臓に異常がないかどうかを探っているのよ

心周期と心音

　心臓では、左右の心房はほぼ同時に収縮し、心房が拡張を始めると、今度は心室が収縮します。1回の拍動で心房と心室が収縮し拡張するまでの過程を、**心周期**とよんでいます。心周期は、等容性収縮期、駆出期、等容性弛緩期、流入期、心房収縮期の5つに分けられます。それぞれ、心臓がどんな状態を指すのか、**図3-7**と合わせて確認してみてください。

　ちなみに、聴診器を使って心音を聴くと2つのはっきりした音を確認することができます。先に聞こえるのは房室弁の閉じる音（Ⅰ音）、2つめに聞こえるのは、半月弁の閉じる音（Ⅱ音）です。Ⅰ音はより強くて長く、Ⅱ音は短く鋭い特徴があります。

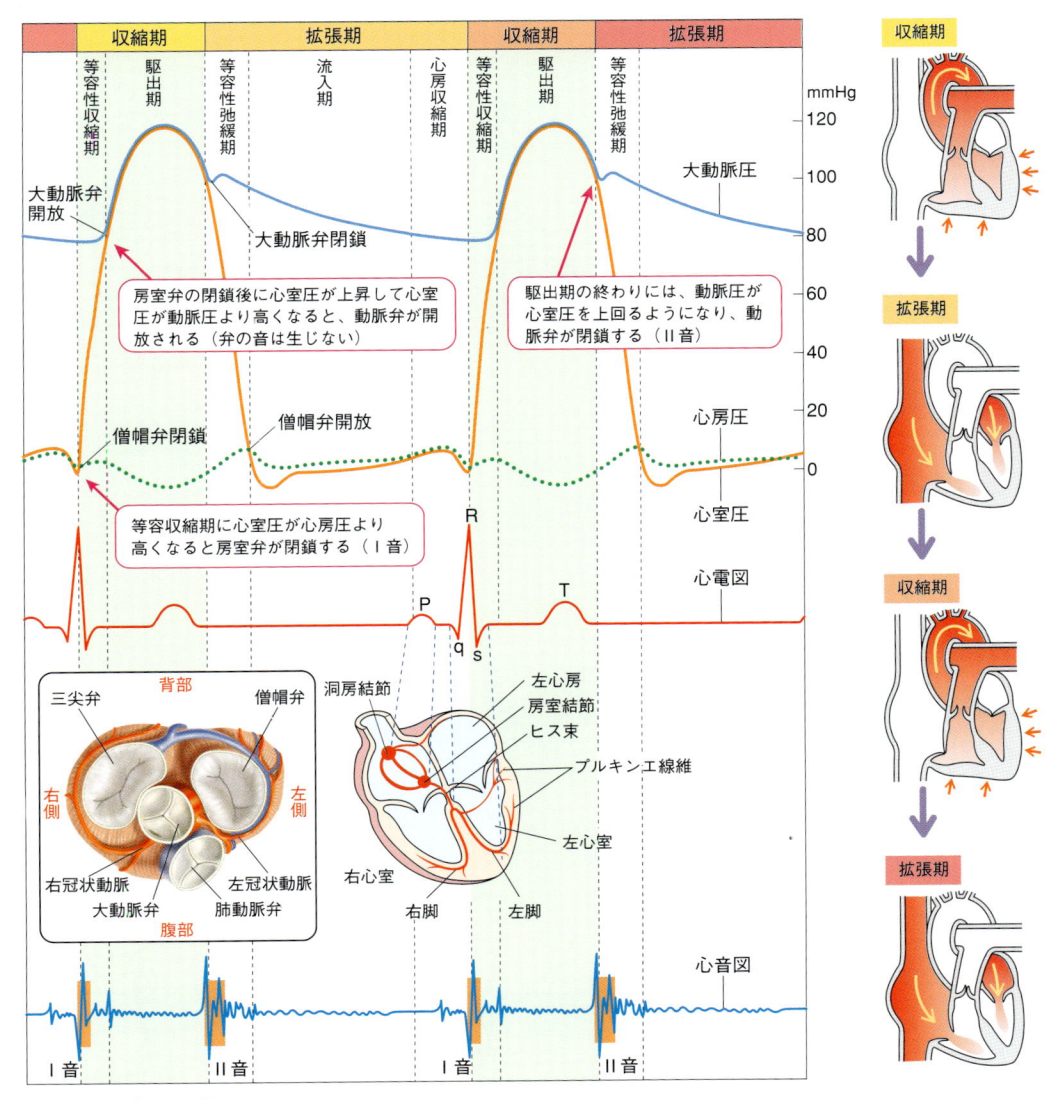

図3-7　心音の発生

心臓は働きもの

　大きさにすると「握りこぶし」ほどしかない心臓ですが、その仕事量は相当なものです。

　成人男性（体重60kg）の場合、全身に流れる血液の量はおよそ5L。この血液が流れる血管の長さは、10万kmにも及ぶといわれています。10万kmといえば、地球を2周半もする長さです。そんな気が遠くなるような長さの管に、毎日大量の血液を送り、循環させているのですから、心臓のポンプ作用がいかに強いかがわかるでしょう。

　安静時に心拍数を測定すると、1分間におよそ60〜80回くらいになります。これが1日続くと、合計で9〜12万回。80年間生きたとすると、25〜35億回も収縮を繰り返す計算です。

　1回の収縮あたり送り出す血液の量は70〜100mLですから、1日あたりではなんと、6〜10t（トン）という量。たまには、「ごくろうさま」とねぎらいたいですね。

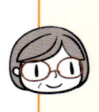

動物学者の本川達夫さんが書かれた『ゾウの時間ネズミの時間』（中公新書）によれば、寿命を心臓の鼓動時間で割ると、哺乳類はみんな20億回くらいになるんですって

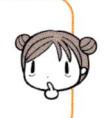

寿命はそれぞれ違うのに、心臓を打つ回数は同じって、どういうことなんだろう？

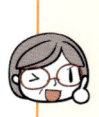

要するに、心臓が拍動するスピードが、生物の生きるスピードになっているってことじゃないかしら

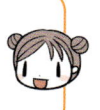

じゃあ、長生きしたければ、ゆっくり心臓を動かせばいいってことですか

いえいえ。残念ながら、心臓の筋肉は自分の意思では動かせません

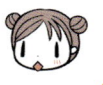

なんだー、そうなのか

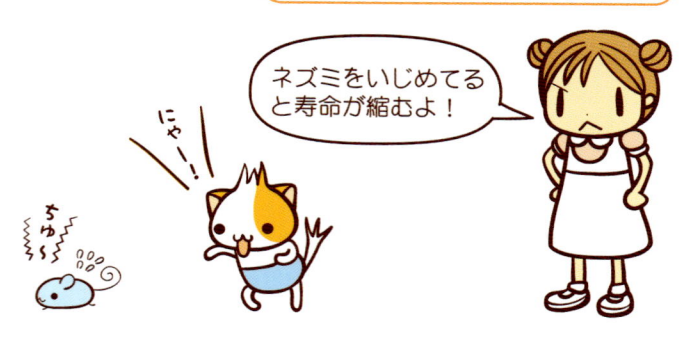

ネズミをいじめてると寿命が縮むよ！

心臓はどうやって自分を養う?

　1日あたり約10万回も収縮を繰り返している心臓は、それだけたくさんの酸素と栄養素を必要としています。それを供給するのは、大動脈から最初に分岐する**冠状動脈**（**冠動脈**ともいいます）です。

　右冠状動脈と左冠状動脈は大動脈の付け根のところから、左右向かい合わせで起こり、心臓全体を囲むようにして分布しています（**図3-8**）。

　冠状動脈が閉塞すると、そこから先の末梢部分の心筋に血液が流れなくなり、その部分の細胞は壊死してしまいます。これがいわゆる心筋梗塞です。

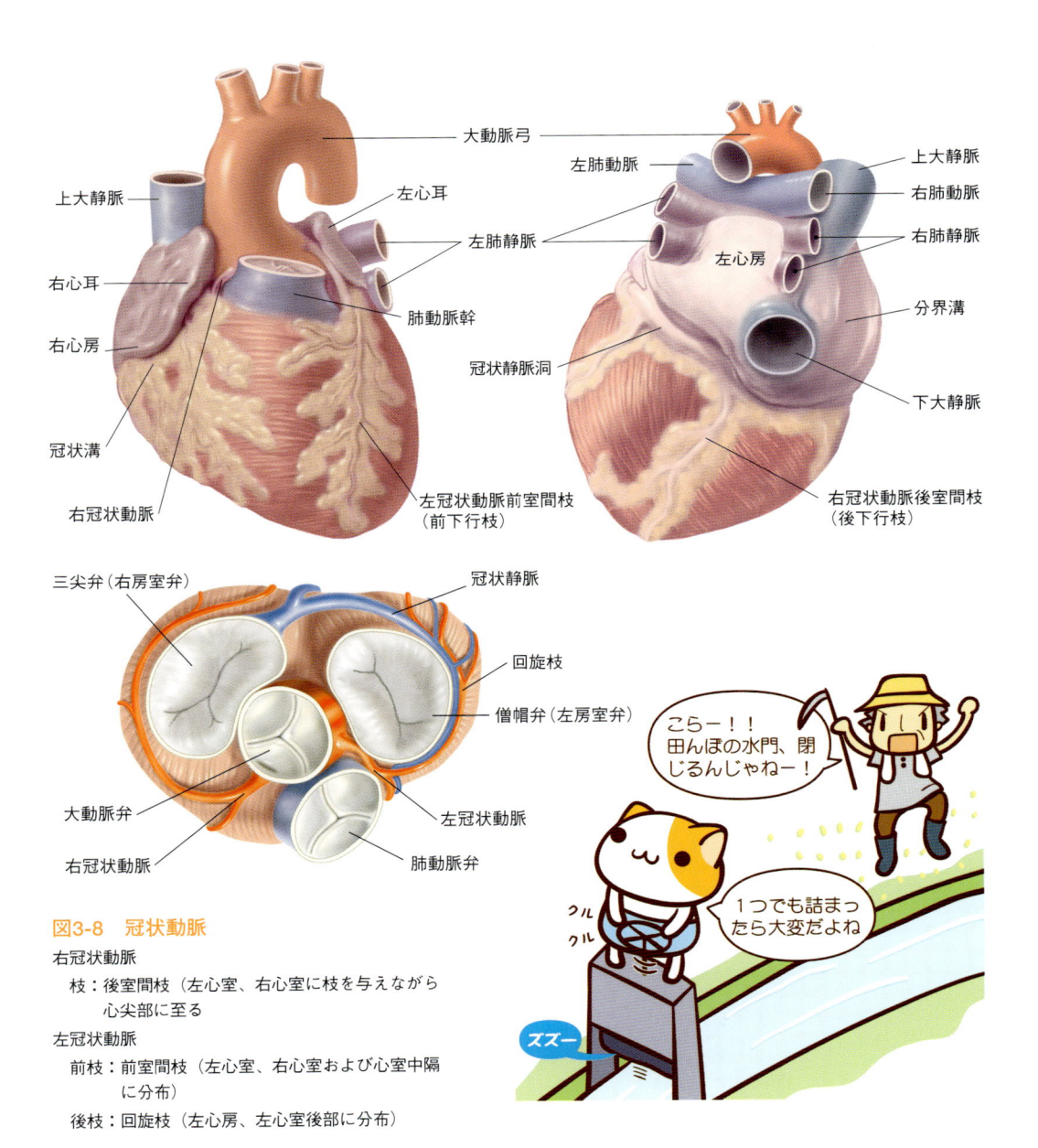

図3-8　冠状動脈
右冠状動脈
　　枝：後室間枝（左心室、右心室に枝を与えながら
　　　　心尖部に至る
左冠状動脈
　　前枝：前室間枝（左心室、右心室および心室中隔
　　　　　に分布）
　　後枝：回旋枝（左心房、左心室後部に分布）

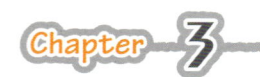

 心臓を出た血液は、どこへ向かうんでしたっけ？

それは、心臓の右側から出るのか、左側から出るのかで変わってくるわね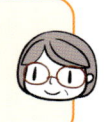

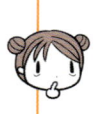 えーとたしか、左心室から出るのが全身へ向かって、右心室から出るのが肺へと向かう

そう。ちなみに、左心室から全身に向かって右心房へ戻るルートを**体循環**、右心室から肺を経て左心房へと戻ってくるルートを**肺循環**とよんでいます（**図3 - 9**）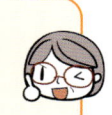

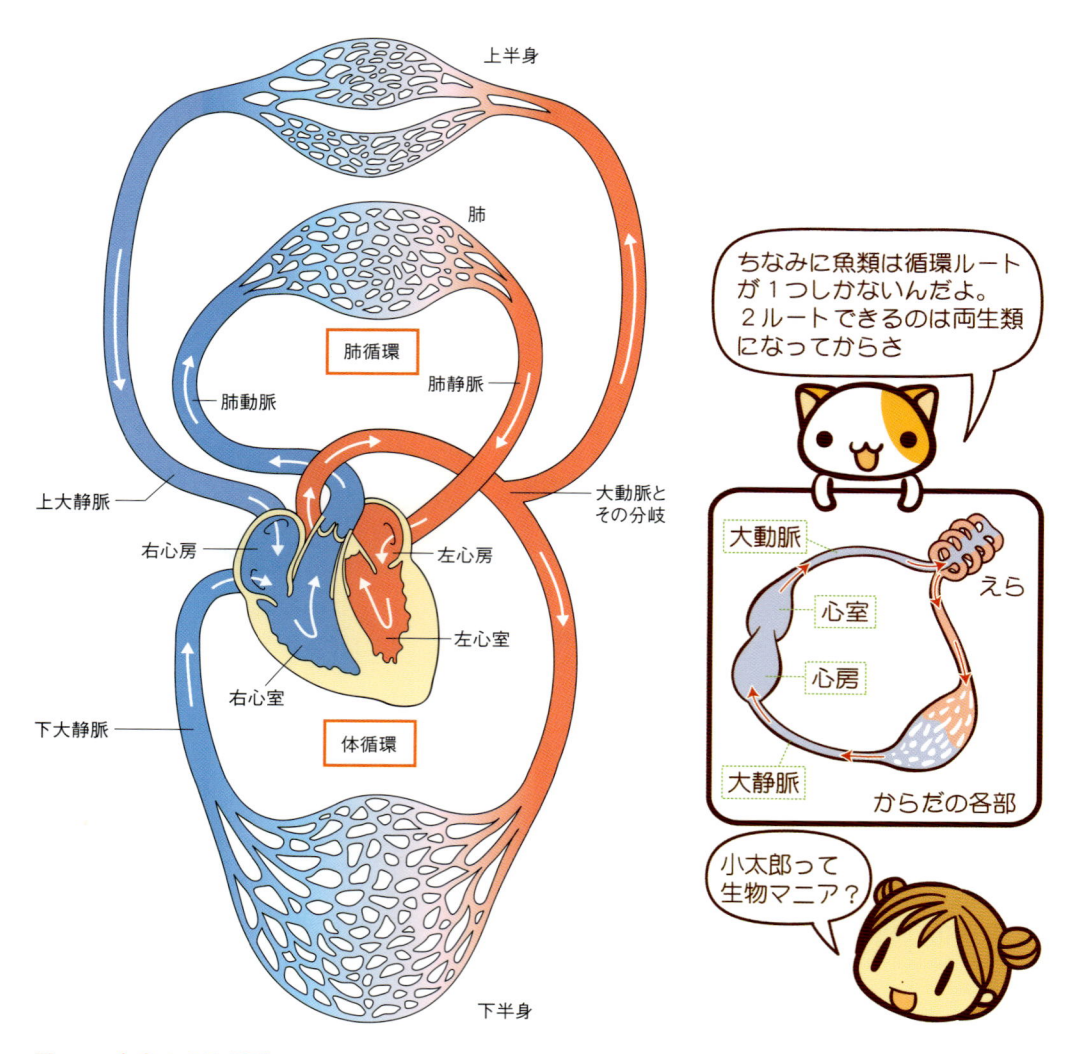

図3-9　全身の血液循環

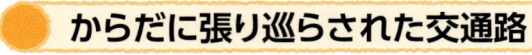

からだに張り巡らされた交通路
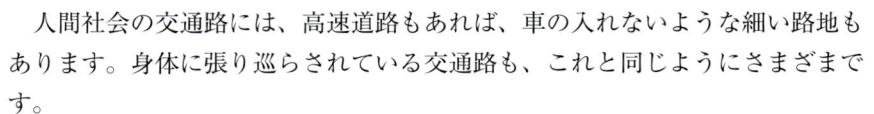

　人間社会の交通路には、高速道路もあれば、車の入れないような細い路地もあります。身体に張り巡らされている交通路も、これと同じようにさまざまです。

　高速道路に相当するのは、大動脈や大静脈などの太い血管です。急いでモノを運ぶにはこの高速道路を利用するのがいちばんですが、高速道路は個々の家々までは走っていませんね。細胞という目的地へ向かうには、国道や県道などの幹線道路を抜け、最後はどうしても、細い路地を進まなければなりません。

　身体の中で国道や県道に相当するのは、動脈と静脈、もしくは細動脈や細静脈です。細い路地にあたるのは毛細血管。血液と細胞の間の物質のやりとりはすべて、この毛細血管を介して行われます。

　道路ついでにたとえると、動脈は「下り路線」、静脈は「上り路線」ということもできます。この場合、起点となるのは心臓です。

　下りの毛細血管では、運んで来た酸素と栄養素を荷下ろしし、個々の細胞へと届けています。反対側、上りの毛細血管では、細胞が出したゴミ（二酸化炭素や老廃物）を受け取り、心臓へ戻ろうとしています。トラックは同じでも、下りは運送業者、上りはゴミ収集車に変身するようなイメージでしょうか。

 うーん、困ったな

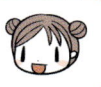 何が困ったんですか

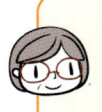 解剖学では心臓を起点にして、そこから出る血管を動脈、そこに戻る血管を静脈と名づけています。でもね、これって必ずしも流れている血液とは一致しないのよ

 どういうことですか

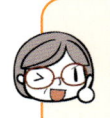 解剖学的には、心臓から肺へ向かう血管は動脈。でも、そこに流れているのは？

 全身を流れて心臓に戻ってきた血液だから……静脈血だ

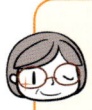 そう。動脈なのに、中身は静脈血という矛盾が出てくるの。同じように、肺から心臓へ戻る大静脈も、流れている血液は動脈血なの

 これはあくまで例外よ。覚えてもらうしかないわね

 たしかに、ややこしいですね

動脈と静脈

動脈と静脈は、単に呼び方が違うだけじゃなく、構造上の違いもあるのよ

静脈には、逆流しないように弁があるんでしたね

そうなの。それに対して動脈はまるで、弾力性のあるゴムのよう。勢いよく血液が流れてきても、その弾力で受け止められるようにできているの

　動脈のなかでもっとも太いのは大動脈です。成人だと水まき用のホースと同じくらいの太さです。動脈壁は弾性線維をたくさん含み、この線維は、孔のあいたシートを何層にもつくります（**図3-10**）。内臓を動かす平滑筋細胞がこのシートの間に挟まって、ゴムのように伸び縮みすることを可能にしています。

　静脈の壁は、動脈に比べて薄くできています。静脈の中の血液は、身体を動かしたときにできる小さな圧力の差を利用して、静かに流れていきます。

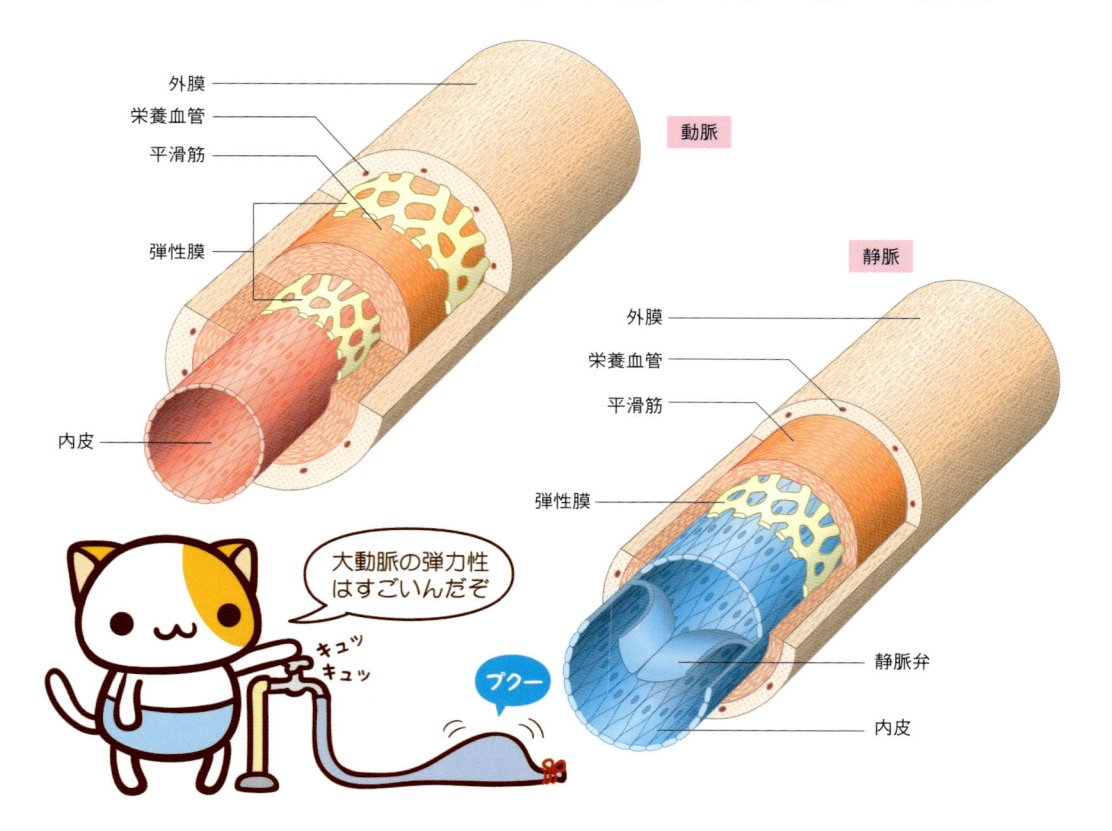

図3-10　動脈と静脈

脚の血液はどうやって心臓に戻る？

　心臓よりずっと低い位置を流れる血液がどうやって心臓に戻るのか、不思議に思ったことはありませんか。

　静脈には、血液を常に心臓の方向に流すための弁があります。しかし、積極的に血液を押し出す力はありません。心臓より下にある血液、とくに脚の血液を心臓に戻すのは、おもに筋肉の動きです。身体を動かすと筋肉の収縮が血管を圧迫し、血液を心臓のほうへと押しやります。静脈には弁があるため、逆流する心配はありません。筋肉が弛緩すると血管も弛緩し、今度はその中に血液が充満します。そして再び、筋肉が収縮すると、今度はその血液が押し出されるのです。これを**筋肉ポンプ**といいます（図3-11）。

　よく歩くと、筋肉の収縮と弛緩が繰り返されるため、静脈内の血液の流れがよくなり、下肢から心臓への血液の戻りが促進されます。そのため、ふくらはぎの筋肉は「第2の心臓」ともよばれています。長時間立ったまま、もしくは座ったままの状態を続けていると、こうした筋肉ポンプが作用せず、下肢にある静脈の流れが滞ります。ひどい場合は、うっ血や静脈瘤を起こします。

 血液を押し出す力は、血圧よね？

 知ってますよー。血管にかかる圧力のことですよね

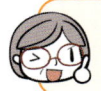 そう。ただし、血管は血管でも動脈にかかる圧力のほうね。静脈の場合は静脈圧とよんで区別しています

静脈圧か、知らなかった

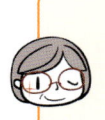 手足の静脈は温度が低くなりがち。だから、動脈にからみつくように走りながら、動脈から熱をもらってるの

へえ、なかなか賢いですね。静脈ってやつは

 血液の温度を維持して、体温を下げない工夫なの

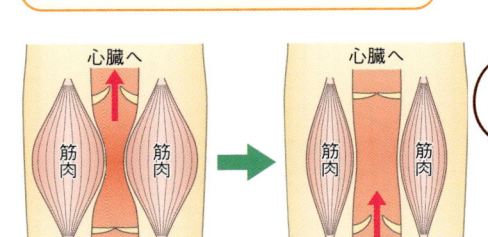

そういうことだったのね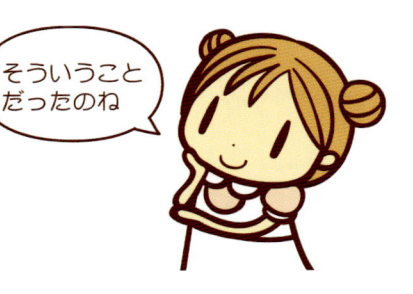

図3-11　脚の筋肉ポンプ

血圧とは──最高血圧と最低血圧

　蛇口からホースに向かって勢いよく水を流せば、ホースはピンと張った状態になります。これを血管に置き換えると、心臓が送り出す血液の量（心拍出量）が多く、血管壁が強く押されている状態──つまり、血圧が高いということになります。このとき、誰かが誤ってホースを踏んでしまったとしましょう。すると、踏まれる手前のホースはピンと張りつめた状態になりますが、踏んだ先に水は流れず、ホースはぐんにゃりしてしまいます。このぐんにゃりしているのが、血圧が低い状態です。

　血圧はこのように、血管を流れる血液の量（**心拍出量**）と、それを押し戻そうとする血管の力（**血管の抵抗**）によって決まります。どちらが増えても血圧は高くなりますし、どちらが減っても、血圧は低くなります。

　心周期で血圧を測ると、心臓が収縮して血液を押し出している間に、最も圧力が高くなります。これを**収縮期血圧**もしくは**最高血圧**といいます。反対に、血圧がもっとも低くなるのは心臓が拡張するときで、こちらは**拡張期血圧**もしくは**最低血圧**といいます。

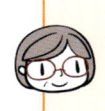
ちなみに、高血圧の基準値は、最高血圧が140mmHg以上、最低血圧が90mmHg以上といわれています

その基準、どうやって決めているんだろう？

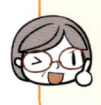
大規模な調査データをもとにWHO（世界保健機関）やISH（国際高血圧学会）が基準をつくり、それに従って日本高血圧学会が高血圧治療ガイドラインを定めています

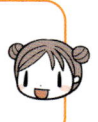
血圧ってたしか、測定時の姿勢や状態で変わるんですよね

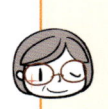
そうよ。それに、看護師や医師の白衣を見ただけで緊張して血圧が高くなっちゃう患者さんもいるらしいの。白衣高血圧とか、仮面高血圧とかよばれているわね

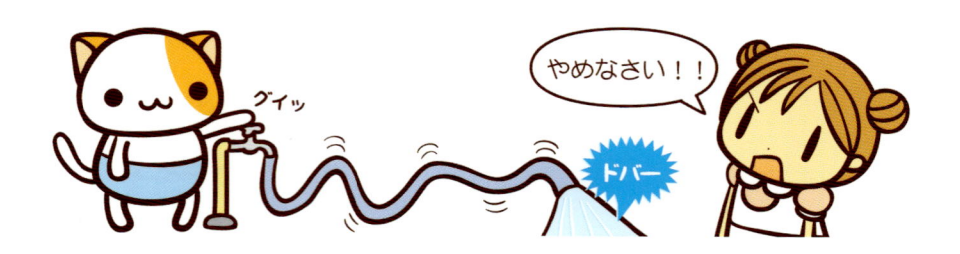
グイッ

やめなさい！！

ドバー

血液はなんでできている？

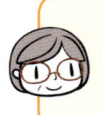 さて、血管についてわかったところで、今度はそこを流れる血液についてみて行きましょう。血液と聞いて、ナスカさんが思い浮かべるイメージって何？

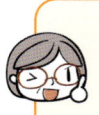 そのとおり。血液が赤いのは赤血球が赤いからでしたね。ほかには？

 赤いこと、でしょうか

 流れていることかな

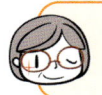 そうね、血液は身体の中で唯一、流動性をもっている組織。これも、血液の大事な特徴の1つよね

　以前、身体の60％は水でできている、とお話しました。60％とは重量を測定した場合の比率です。正確にいうと、「体重の60％は水」という意味です。

　体内にある水分は**体液**とよばれますが、その体液のうち、約3分の1が細胞の外にあり、そのまた一部が血液にあります。血液の液体成分を生理学では**血漿**といい、血液全体の約半分です。では、残りの半分はなんなのでしょうか？

　試験管の中に採取した血液を入れ、血液が固まらないような薬剤を加えて放置しておくと、血漿成分は薄い黄色のうわずみとなって分離します（**図3-12**）。このとき、下のほうに沈んだ赤い部分が、残りの成分です。この沈殿した成分は血球成分で、ほとんどは赤血球の細胞です。血球成分のうち、実に99％は赤血球、白血球と血小板は残りの1％に過ぎません。

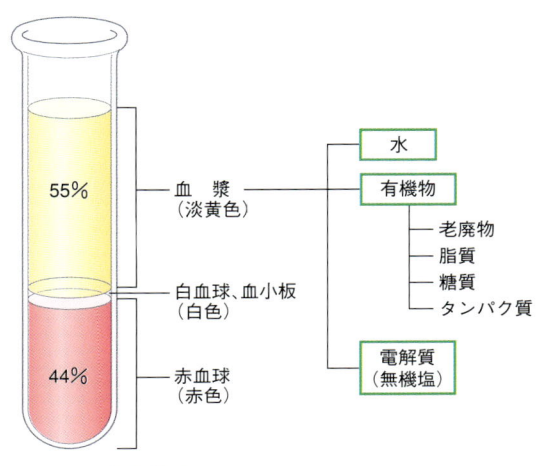

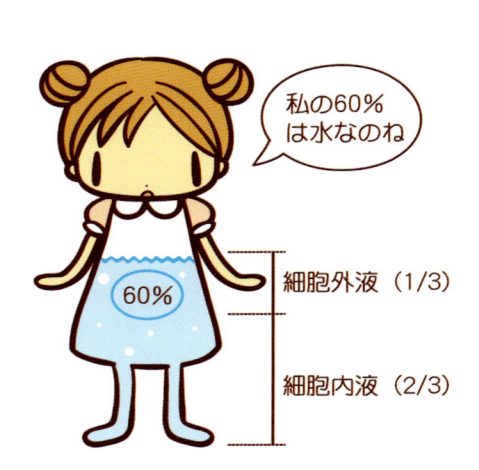

図3-12　血液成分

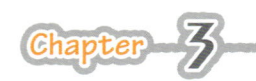

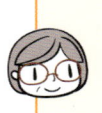 血液に占める血球成分の割合を**ヘマトクリット値**（Ht）といって、通常は45％です。血球成分のほとんどが赤血球だから、Ht値を測ると、赤血球の量もほぼ測定できるのよ

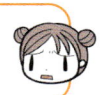 先生、なんだか頭が重くて、フラフラしてきました

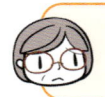 あらあら、風邪？ それとも貧血かしら？

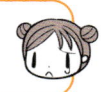 なんだかあくびも出て来ちゃって……ふぁああ

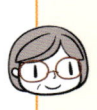 ちなみに、貧血とは赤血球の数が減り、ヘマトクリット値が低くなった状態のこと。よく、立ちくらみを貧血と間違える人がいるけれど、あれは起立性低血圧とよばれる症状で、貧血とは全く別のものです。あれ、あれっ、ナスカさん、大丈夫？

 先生〜、もうダメ（バタン）。おやすみなさい

 なんだぁー、貧血じゃなくて、ただ眠かっただけなのね

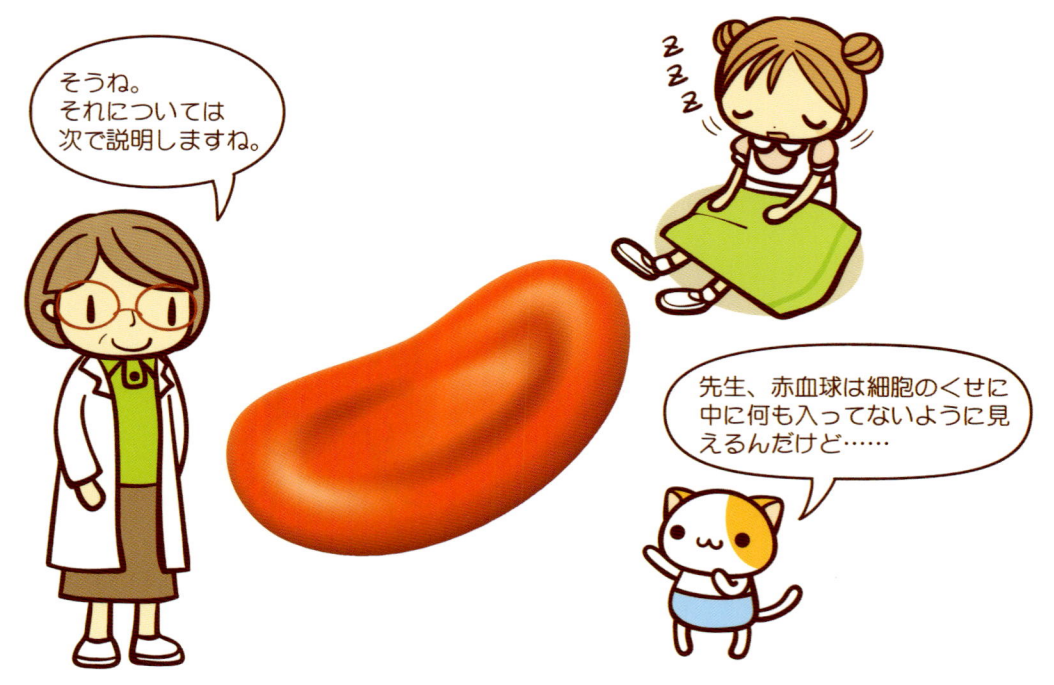

そうね。それについては次で説明しますね。

先生、赤血球は細胞のくせに中に何も入ってないように見えるんだけど……

図3-13　赤血球

血液を流れる円盤状の物質——赤血球

　赤血球の細胞は、中央がくぼんだ円盤状の形をしています。円盤の中心部が周囲より薄くなっているため、顕微鏡で見るとドーナツのようです。

　赤血球が単純な球形ではなく、扁平な円板状になっているのは、そのほうが表面積を大きくすることができ、酸素の積み降ろしに都合がよいからだと考えられます。大きさは、直径 8 μm（マイクロメートル）で、厚さは約 2 μm。μm とは 1 mm の 1,000 分の 1 ですから、赤血球を 1 列に 125 個並べてようやく、その直径が 1 mm になるかならないか、という大きさです。

　以前ちょっとお話したように、赤血球の細胞には核がありません。その代わり、中には**ヘモグロビン**という、鉄を含んだタンパク質がぎっしり詰まっています。赤血球 1 個のなかに詰まったヘモグロビンは 2 億 5,000 万個。重量比でいうと、赤血球の 95％がヘモグロビンです。

　細胞にとって、核は最も大事な部分です。しかし、赤血球はその大事な核を失うことで、細胞は死なないまでも、エネルギーの消費を最小限に抑えることに成功しました。自らは酸素を消費することなく、酸素の運搬役に徹するため、分化したといってもいいでしょう。

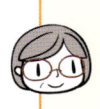 血液 1 μL の中に含まれる赤血球は、女性だと 400 万個、男性だと 450 万個もあるんですって

1 μL に 400 万個って、全身だとどれくらいになるんだろう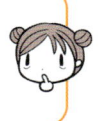

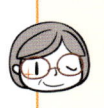 体重 60 kg の男性だと、血液 4,800 mL 中に 20 兆個以上の赤血球が含まれている計算。これらを 1 列に並べると約 16 万 km になり、地球を 4 周もしてしまうのよ

ひえーっ、そんなに！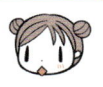

 これが私のからだの赤血球全部ね！

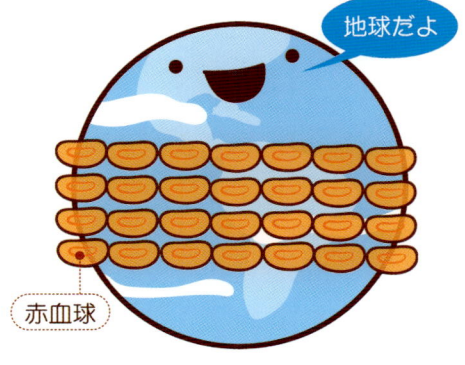 地球だよ

赤血球

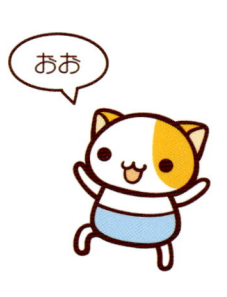 おお

酸素を運ぶのはヘモグロビン

ヘモグロビンは、鉄を含む**ヘム**という色素と**グロビン**というタンパク質の化合物です。この鉄の部分に酸素が結合して酸素化ヘモグロビンとなり、酸素を運びます（**図3-14**）。

ヘモグロビンの分子1つで運べる酸素分子は4つ。2億5,000万個のヘモグロビンを含む赤血球1個では、なんと、10億個もの酸素分子を運べます。「酸素を運ぶ」という機能から考えると、赤血球はヘモグロビン専用のコンテナに過ぎません。わざわざコンテナなどに入れなくてもいいのに、と思うのですが、それにはちゃんと理由があります。

ヘモグロビンは一種のタンパク質です。血液中にそのままヘモグロビンを大量に溶かし込むと、血液の粘り気が増してドロドロになり、流れが悪くなってしまいます。これでは、酸素を運ぶにもうまく運べず、届けるスピードも遅くなってしまいます。

赤血球というケースにヘモグロビンを入れたおかげで、ヒトの血液は100mLにつき、約25mLの酸素を運ぶことができるようになった、というわけです。

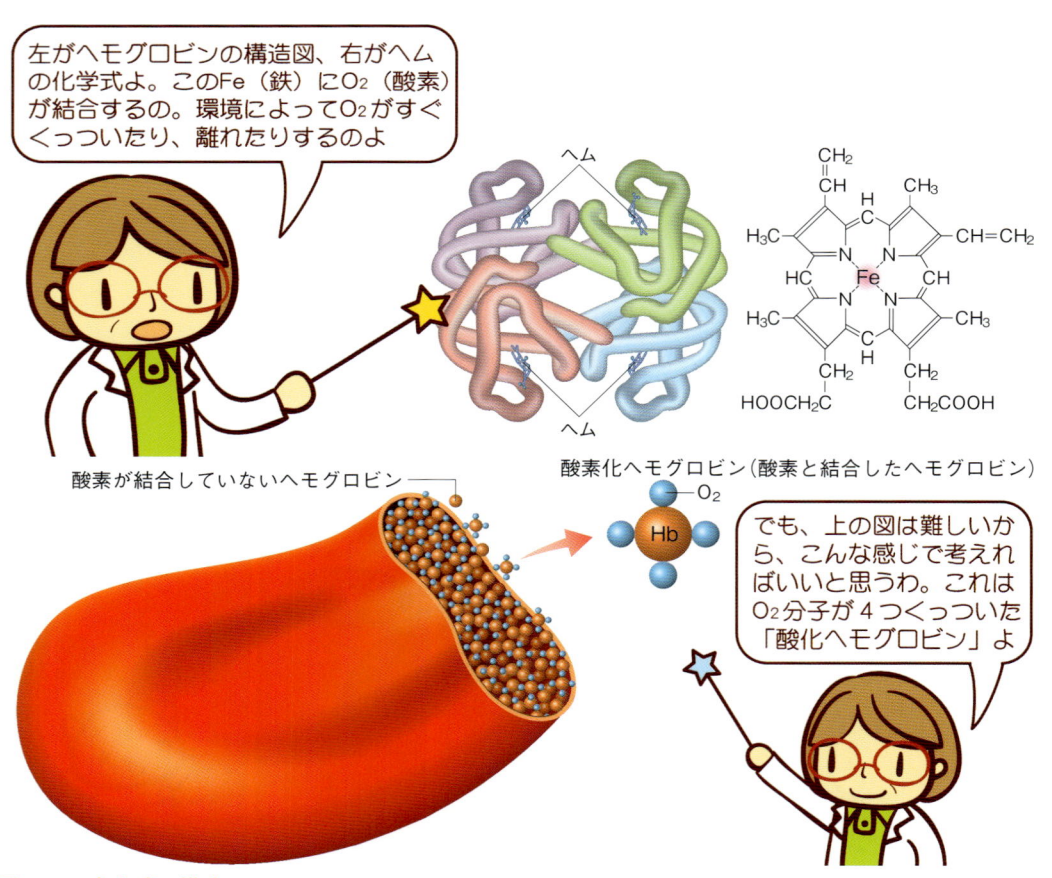

左がヘモグロビンの構造図、右がヘムの化学式よ。このFe（鉄）にO₂（酸素）が結合するの。環境によってO₂がすぐくっついたり、離れたりするのよ

ヘム

ヘム

CH_2

CH_3

H_3C

$CH=CH_2$

HC Fe CH

H_3C CH_3

CH_2 CH_2

$HOOCH_2C$ CH_2COOH

酸素が結合していないヘモグロビン

酸素化ヘモグロビン（酸素と結合したヘモグロビン）

O₂

Hb

でも、上の図は難しいから、こんな感じで考えればいいと思うわ。これはO₂分子が4つくっついた「酸化ヘモグロビン」よ

図3-14　赤血球の構造

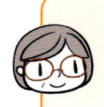 ヘモグロビンは酸素のたくさんある環境では酸素と容易に結合して、酸素が少なくなると容易に酸素を分離する、という特殊な性質をもっています

 へえ、環境によって酸素をくっつけたり、離したりできるんだ

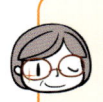 そうなの。だから、酸素を運ぶこともできるし、酸素を細胞へ受け渡すこともできる。これはまた、呼吸のところで詳しく説明するわね

ヘモグロビンには、酸素より好きなものがある

血液中の酸素が不足していたり、細胞への酸素の供給が十分でないと、酸素欠乏を引き起こします。酸素欠乏は生命にとって致命的です。脳はほんの15秒間、無酸素状態を続けただけで失神し、3分間を超えると、回復不能な障害をもたらすといわれています。酸欠状態を引き起こす原因はさまざまですが、外的要因の1つに火事があります。火事の際に生じる一酸化炭素は、酸素の数百倍の強さでヘモグロビンと結合します。したがって、酸素がヘモグロビンに結合したくても、結合できません。

窒素化合物や硫化物などの大気汚染物質も、酸素の数十倍もの強さでヘモグロビンと結合します。空気中にこうした物質が大量に含まれていると、ヘモグロビンは酸素を運ばずに、より相性のよい汚染物質たちと結合しようとします。

こうなると、血液を流れるのは酸素ではなく汚染物質。身体中の細胞はいわゆる酸欠状態となり、最悪の場合は窒息死してしまいます。

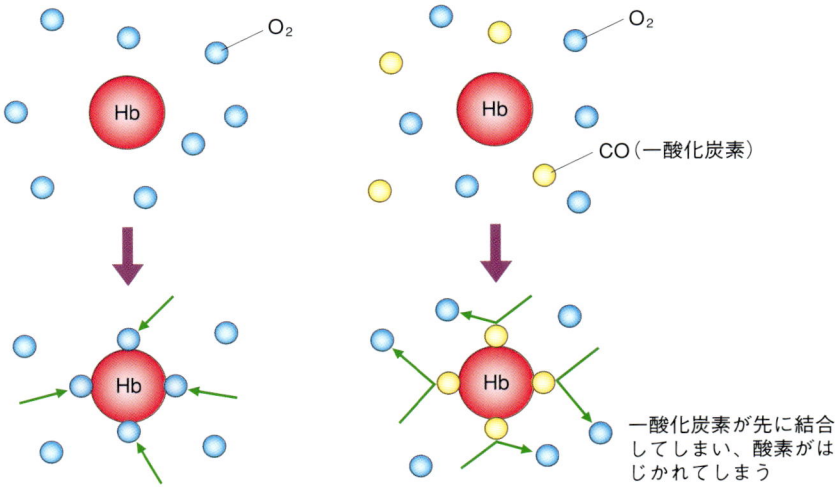

図3-15 ヘモグロビンの結合

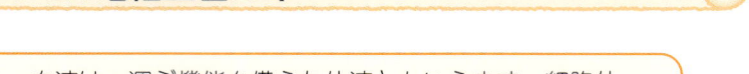

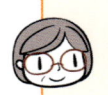
血液は、運ぶ機能を備えた体液ともいえます。細胞外液には、ナトリウムやカリウムなどの電解質が含まれていましたよね。血液にはそのほかに、少量のタンパク質や糖、脂肪酸、コレステロールなども溶けています。こうした栄養素を運ぶのも、血液の重要な役割の1つよね

それにしても、血液に含まれる酸素と栄養素は、どうやって細胞まで届けられるんだろう？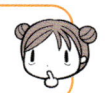

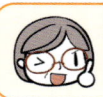
知りたい？

知りたい！

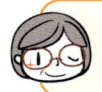
じゃあ、今度はそれを見て行きましょう

どこに行くんですか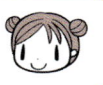

毛細血管の中よ

　心臓から出た動脈の末端は枝分かれして細くなり、細動脈から**毛細血管**と続きます（**図3-16**）。毛細血管は、いわば、動脈と静脈をつなぐ場所。壁は非常に薄く、物質の透過性に優れています。酸素と二酸化炭素のガス交換や、栄養素・老廃物の移動はすべて、この毛細血管で行われます。

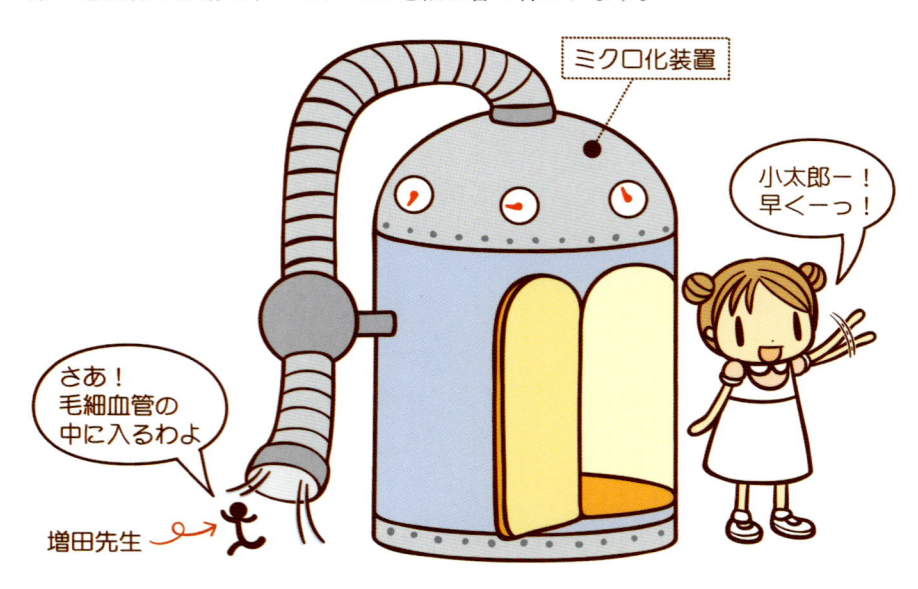

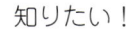

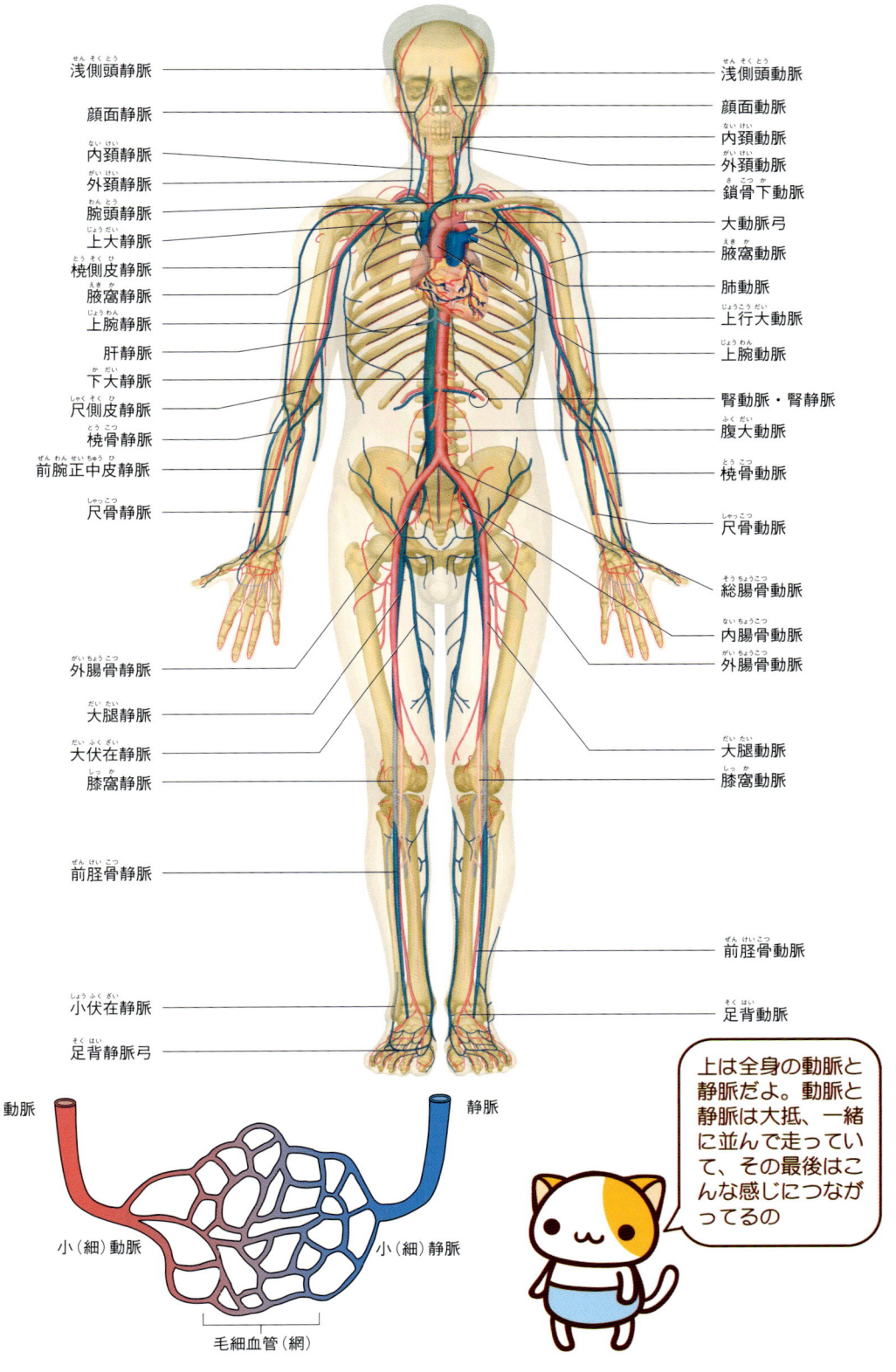

左ラベル（静脈側、上から）：
浅側頭静脈（せんそくとう）
顔面静脈
内頚静脈（ないけい）
外頚静脈（がいけい）
腕頭静脈（わんとう）
上大静脈（じょうだい）
橈側皮静脈（とうそくひ）
腋窩静脈（えきか）
上腕静脈（じょうわん）
肝静脈
下大静脈（かだい）
尺側皮静脈（しゃくそくひ）
橈骨静脈（とうこつ）
前腕正中皮静脈（ぜんわんせいちゅうひ）
尺骨静脈（しゃっこつ）
外腸骨静脈（がいちょうこつ）
大腿静脈（だいたい）
大伏在静脈（だいふくざい）
膝窩静脈（しっか）
前脛骨静脈（ぜんけいこつ）
小伏在静脈（しょうふくざい）
足背静脈弓（そくはい）

右ラベル（動脈側、上から）：
浅側頭動脈（せんそくとう）
顔面動脈
内頚動脈（ないけい）
外頚動脈（がいけい）
鎖骨下動脈（さこつか）
大動脈弓
腋窩動脈（えきか）
肺動脈
上行大動脈（じょうこうだい）
上腕動脈（じょうわん）
腎動脈・腎静脈
腹大動脈（ふくだい）
橈骨動脈（とうこつ）
尺骨動脈（しゃっこつ）
総腸骨動脈（そうちょうこつ）
内腸骨動脈（ないちょうこつ）
外腸骨動脈（がいちょうこつ）
大腿動脈（だいたい）
膝窩動脈（しっか）
前脛骨動脈（ぜんけいこつ）
足背動脈（そくはい）

動脈　　　　　　　　　静脈

小（細）動脈　　　　　小（細）静脈

毛細血管（網）

上は全身の動脈と静脈だよ。動脈と静脈は大抵、一緒に並んで走っていて、その最後はこんな感じにつながってるの

図3-16　全身を巡るおもな血管

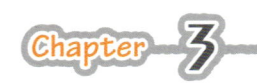

 なんだか、一気に狭くなりましたね

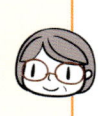 毛細血管の直径は5〜15μm。赤血球が1列に並んで、やっと通れる太さしかないの

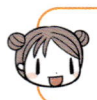 血液の流れも、すごくゆっくりですね

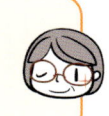 秒速0.5〜1.0mm。心臓を出たばかりの大動脈を流れる血液のスピードが秒速50cmだから、およそ1000分の1くらいのスピードね

 血管の壁から、血漿が外にしみ出していますね

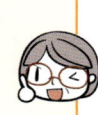 毛細血管にはたくさんの細かな孔が開いていて、酸素と栄養素が溶け込んだ血漿はそこから血管の外へとしみ出します。そして、細胞周辺の間質液と混ざり合って、その間質液がじわじわと細胞の中へ入っていくの

 じゃあ、細胞からゴミを受け取るときは？

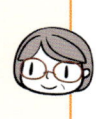 細胞から出た物質がまず間質液と混じり合って、その間質液が静脈側の毛細血管へとしみ込むの

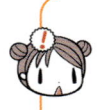 どちらも細胞と血管が直接物質のやりとりをせず、一度、間質液に混ぜるんだ

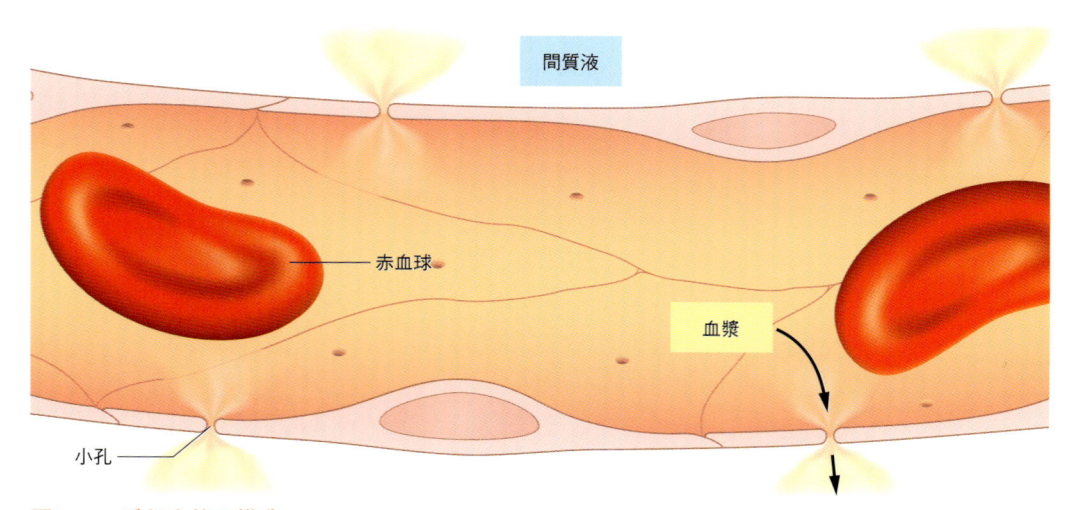

間質液

赤血球

血漿

小孔

図3-17　毛細血管の構造

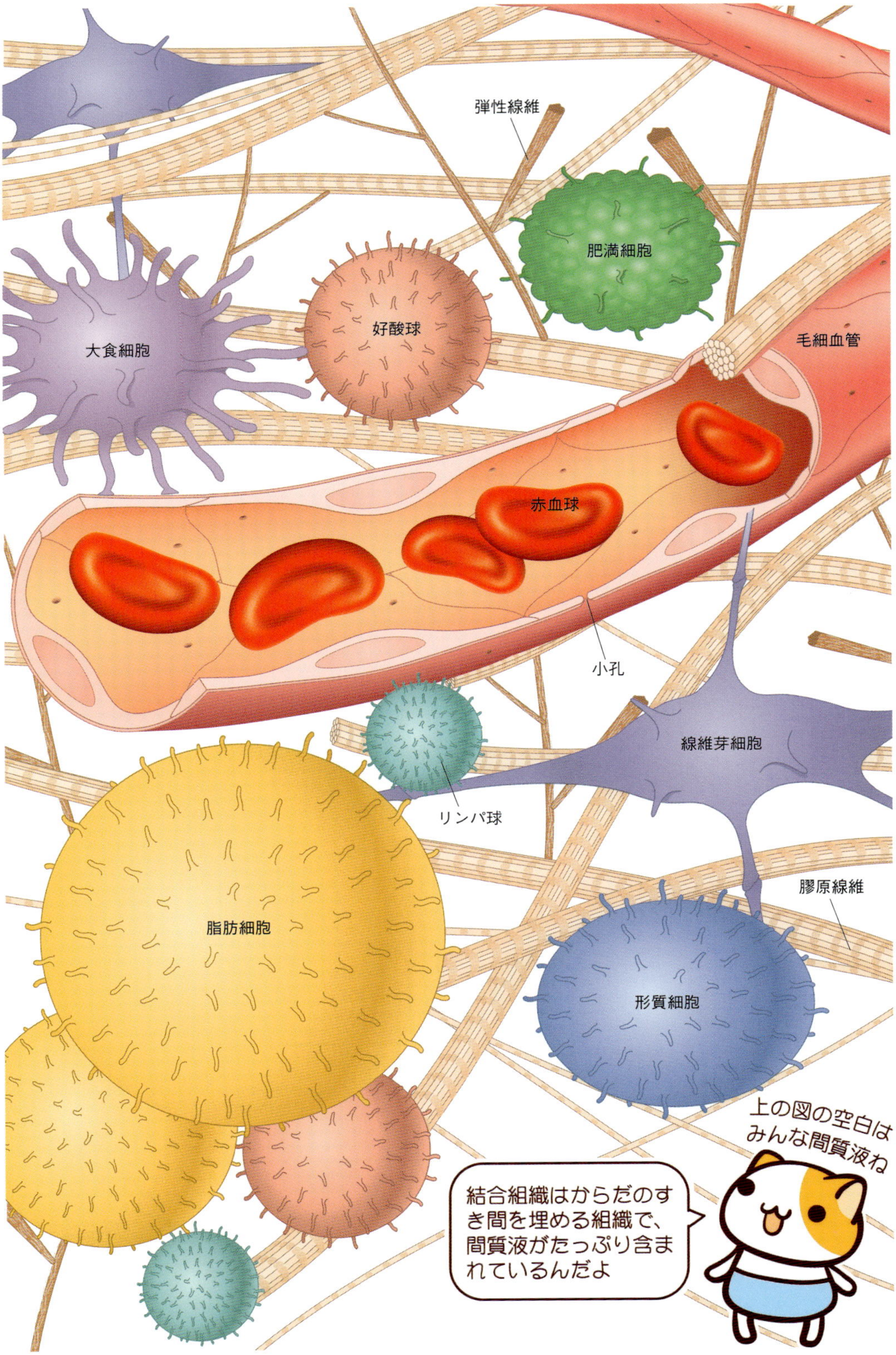
弾性線維
肥満細胞
好酸球
大食細胞
毛細血管
赤血球
小孔
線維芽細胞
リンパ球
膠原線維
脂肪細胞
形質細胞
上の図の空白はみんな間質液ね
結合組織はからだのすき間を埋める組織で、間質液がたっぷり含まれているんだよ

図3-18　結合組織を走る毛細血管

血圧と浸透圧のバランスによる水の移動

　毛細血管付近での水の移動は、血管内から水を押し出そうとする力と引き寄せようとする力のバランス（差し引き）によって調節されています。では、この「押し出す力」と「引き寄せる力」とはいったい、なんなのでしょうか。

　『Chapter 2　細胞って何だ？（p.27）』で説明したことを、少し思い出してください。水の移動には**浸透圧**が関係していました。ここではさらに、血圧も関係してきます。さらに、毛細血管の壁は、選択的透過性をもつ**半透膜**でできています。物質によって、その壁を通れるものと通れないものがある、ということです。

　毛細血管の壁を通り抜けることができるのは、糖（グルコース）や水、酸素、脂肪、ホルモン、電解質、薬物成分など小さな分子だけです。分子の大きなタンパク質は、通ることができません。こうしたタンパク質の代表格が、**アルブミン**です（**図3-19**）。そして、このアルブミンが、水の移動に際して重要な鍵を握ります。

　血管の中にはアルブミンが多く、血管の外にはアルブミンが少ない。これは、血管壁という膜を介して濃度の違う液体が存在しているのと同じことです。この場合、アルブミンは血管の壁を通り抜けることができないため、2つの濃度を均一にするためには、アルブミンではなく、水の分子が血管の外から中へと移動することになります（**図3-20**）。

　これを現象面でみると、まるでアルブミンが水を引きつけているように見えます。「**浸透圧＝水を引きつける力**」といわれるのは、そのためです。

　毛細血管では、こうしたアルブミンの浸透圧によって、間質液（組織液）が血管の中へと引き込まれます。間質液にはこのとき、細胞が出した物質（二酸化炭素や代謝産物、電解質など）も溶け込んでいますから、これらのゴミも間質液を介して血液中へと回収されていきます（**図3-21**）。

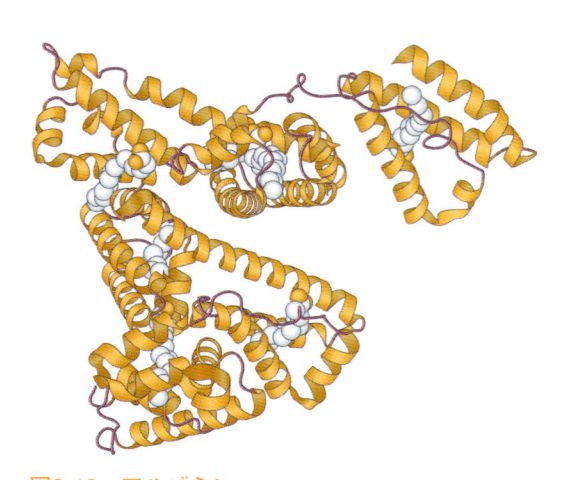

図3-19　アルブミン

アルブミンは、ほかの血清タンパクに比べて分子量が小さく、数が多いため、血液の浸透圧の調整する役割を担っている

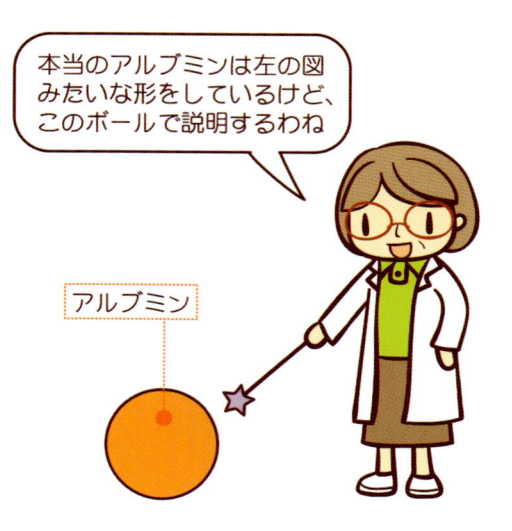

本当のアルブミンは左の図みたいな形をしているけど、このボールで説明するわね

アルブミン

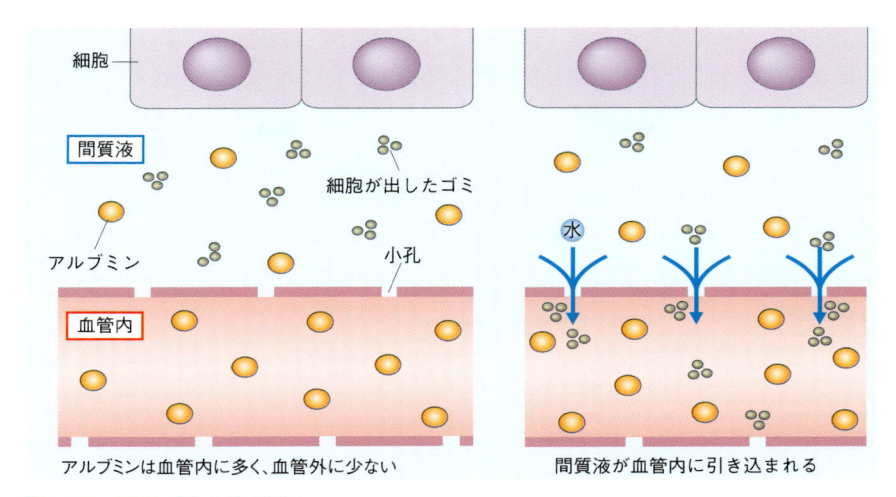

図3-20　アルブミンの機能

細胞

間質液

細胞が出したゴミ

アルブミン

小孔

血管内

アルブミンは血管内に多く、血管外に少ない

水

間質液が血管内に引き込まれる

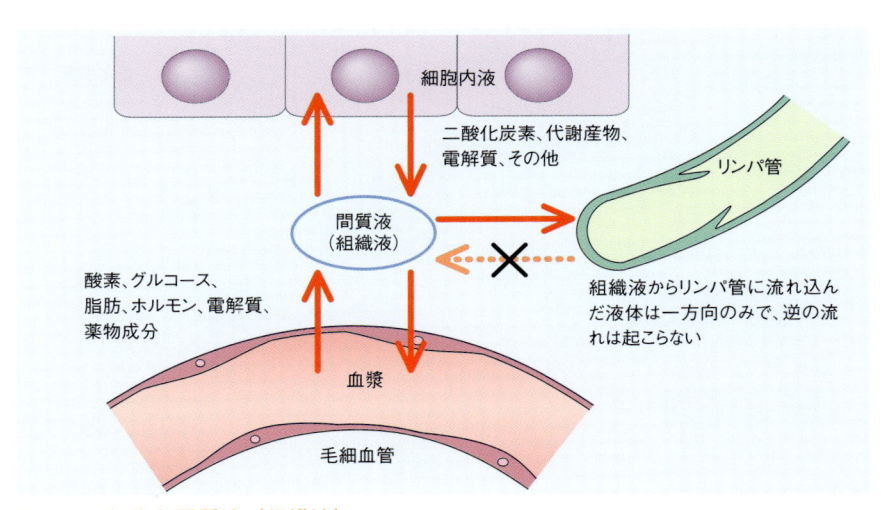

図3-21　細胞と間質液（組織液）

細胞内液

二酸化炭素、代謝産物、電解質、その他

リンパ管

間質液（組織液）

酸素、グルコース、脂肪、ホルモン、電解質、薬物成分

組織液からリンパ管に流れ込んだ液体は一方向のみで、逆の流れは起こらない

血漿

毛細血管

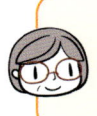
アルブミンのような血漿タンパク質によって生じる浸透圧を**膠質浸透圧**といい、血管内のどこでも変わらず、25mmHg（ミリメートルエイチジー）です

毛細血管に水分が引き寄せられるだけでなく、物質がしみ出す現象にも、膠質浸透圧が関係していますか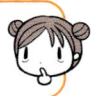

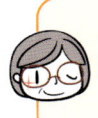
それには、膠質浸透圧だけじゃなく、血圧も関係しているの

どういうことですか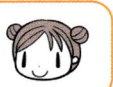

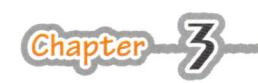

　毛細血管から糖などの分子が押し出されるのは、ろ過の原理によるものです。毛細血管には小さな孔が無数に開いているため、そこに血圧がかかると、自然に押し出されるのです（図3-22）。

　血圧は通常、動脈側では高く、静脈側では低くなっています。動脈側の血圧を35mmHgとすると、35mmHg（押し出す力）−25mmHg（膠質浸透圧）となり、押し出す力が10mmHgほど強くなります。

　一方、静脈側の血圧は15mmHgですから、15mmHg（押し出す力）−25mmHg（膠質浸透圧）で、10mmHgの水が引き寄せられます。

　その結果、動脈側でしみ出した水は静脈側で回収されるため、全身を巡る血漿の量はほぼ、変わらないことになります。

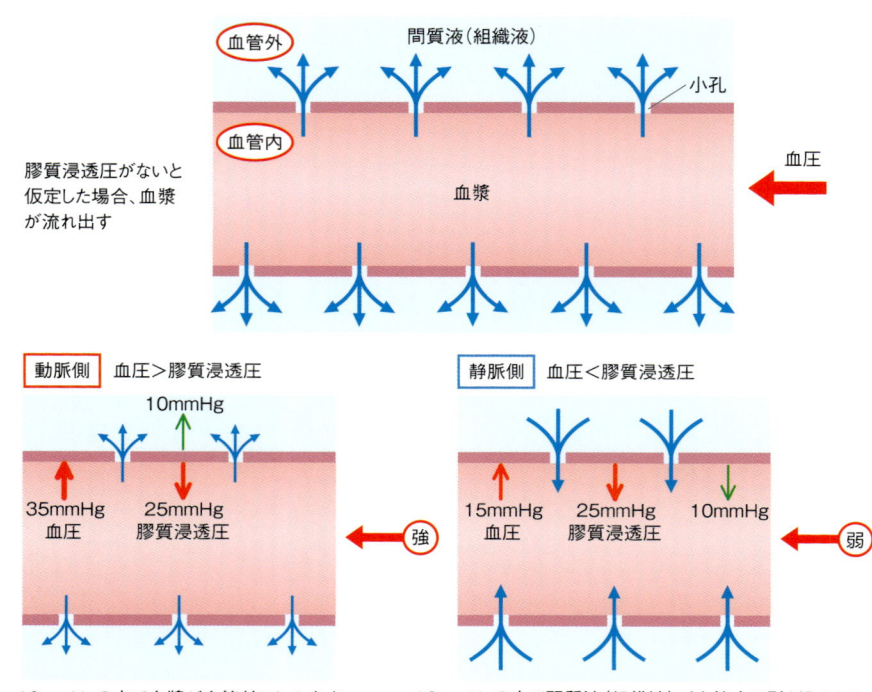

図3-22　血圧と膠質浸透圧の関係

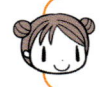 毛細血管を出た血液は、その後、どうなるんですか

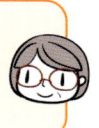 細静脈へ入るとスピードは徐々に速くなって、心臓へと戻ります

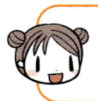 また、速くなるんですか

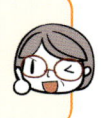 必要なものを届けてしまえば、長居は無用ですからね。静脈ではだいたい、秒速25cm程度。血圧が低い分、動脈よりはスピードがちょっと遅いわね

リンパ管

　動脈側の毛細血管で漏れた水のほとんどは、膠質浸透圧の働きで、静脈側の毛細血管に回収されます。しかし、ごく一部の水は回収できないまま、組織の中を漂うことになります。この、回収できなかった水を**リンパ**とよび、リンパを吸収するのが**リンパ管**です。後で詳しく説明しますが、食物から摂取した栄養分のうち、脂質を運ぶのもリンパ管の役割です。

　リンパ管には、静脈と同じように、逆流を防ぐ弁がついています。リンパ管自体に備わった平滑筋の収縮によって流れを作り出し、末梢から心臓へと一定方向にリンパを運びます。

　毛細リンパ管は、全身の各組織に植物の根のように張り巡らされ、組織から漏れ出た水を回収しています（**図3-23**）。毛細リンパ管は次第に太いリンパ管へと合流し、最終的には、胸腔内にある2本のリンパ本幹（**右リンパ本幹と胸管**）を通って静脈に合流します。

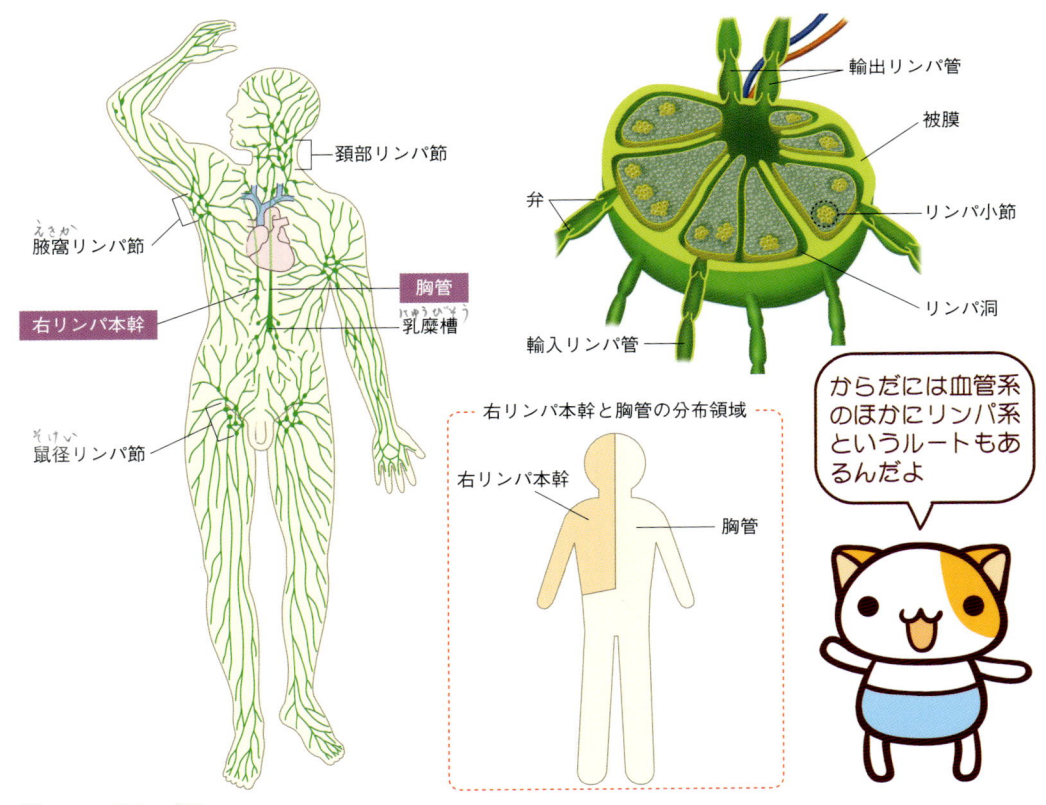

図3-23　リンパ管
毛細リンパ管に吸い上げられたリンパは、集合リンパ管を経て胸管と右リンパ本幹に集められ、左右の静脈角から静脈に注ぐ。リンパ節はリンパ管に付属する米粒〜豆粒大の器官で、リンパとともに流れてきた病原体や異物に対して免疫反応を起こす「関所」のような場所である

(用)(語)(解)(説)
水銀柱ミリメートル（mmHg）：圧力を示す単位の1つ。標準大気圧の760分の1は1ミリメートルの水銀柱を支えることができ、その圧力を1水銀柱ミリメートル（mmHg）と示す

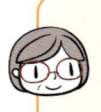
静脈に合流するまでの間に、リンパは数千というリンパ節で濾過されます

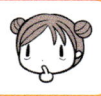
リンパ節?

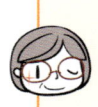
リンパ節は、白血球の控え所みたいなところかな。リンパ管には、比較的大きな分子や危険な細菌・病原菌なども入り込みやすいため、生体防御の機能も備わっています。でも、これについては『Chapter10 守る』で、詳しく説明するわね

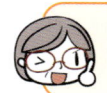
あれれっ、解剖生理は嫌いじゃなかったっけ?

なーんだ。つまんないの

運搬以外の血液の役割

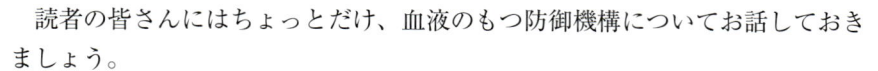

　読者の皆さんにはちょっとだけ、血液のもつ防御機構についてお話しておきましょう。

　血液の働きはもちろん、「運搬」だけではありません。体内に細菌などが侵入してきたときに、これと闘って追い払うのも、血液の重要な役割です。

　細菌などから身体を守ることを、生理学では**免疫**といいます。血液に含まれる白血球は、この免疫において、とても重要な働きをしています。

　白血球は、血流に乗って全身をパトロールし、体内に細菌が侵入してくると、血管から出てきて細菌を攻撃したり、「敵が来たぞー」という情報を仲間に知らせて、協力しあって敵を退治します。

　また、けがなどで血管が破れると、流れ出た血液が固まって、傷口をふさいでくれます。これも、防御機構の一種です。

　ただし、こうした生体の防御機能が働くのも、血液が循環しているから。そう考えると、血液にとって「流れている」ということが、いかに大事なことかわかるでしょう。

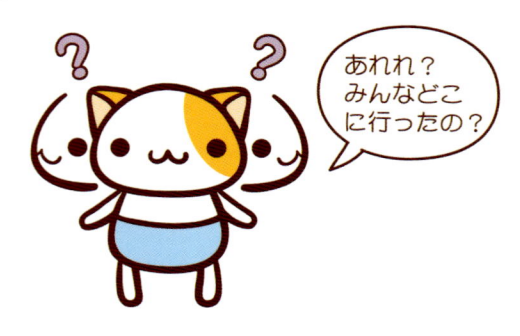
あれれ？みんなどこに行ったの？

4

呼吸する

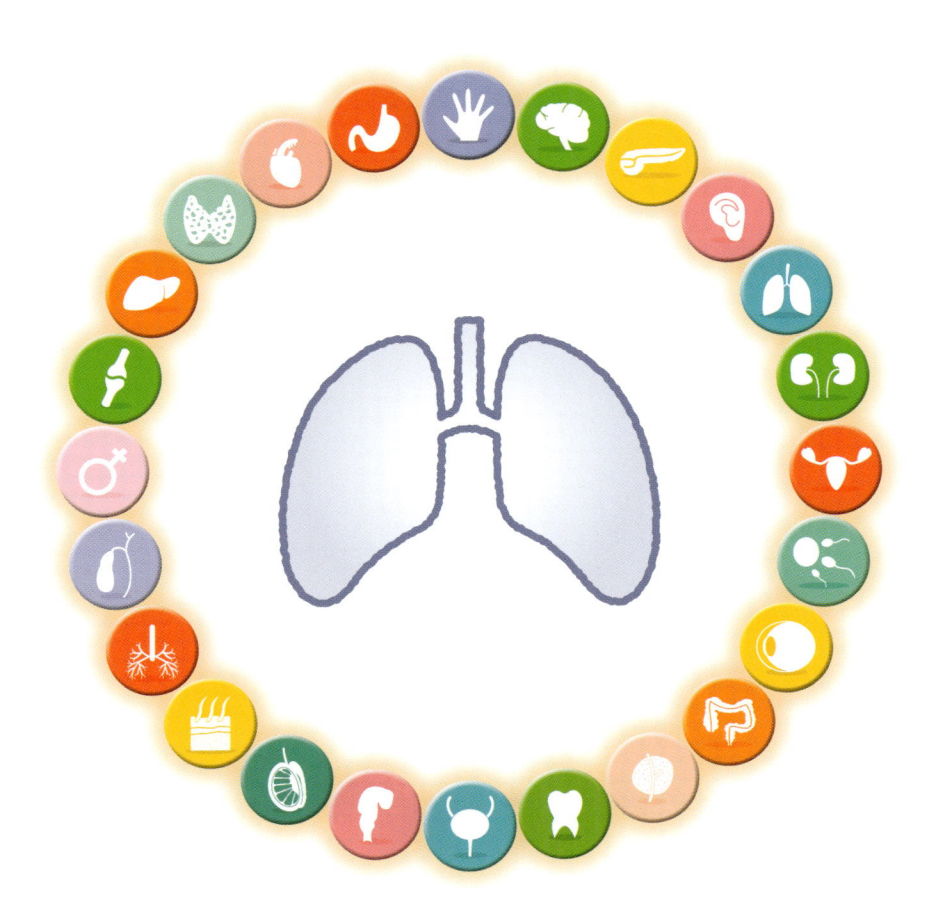

呼吸する

酸素を使わず、呼吸する?

地球上に現存する生物のほとんどは、酸素を使って栄養素からエネルギーを取り出しています。私たち人間も、例外ではありません。

ところが、人類が現れるずっと前、原始地球においては、酸素を使ってエネルギーを取り出す方法はまだ、編み出されていませんでした。地球上にはもともと酸素はありませんでしたし、あったとしても、その頃の生物にとって、酸素は毒（酸化）でしかなかったからです。

その当時、生物たちはすでに、酸素を使わずにエネルギーを取り出す方法を獲得していました。後に「**解糖系**」とよばれる方法（**嫌気呼吸**ともよばれます）です（**図4-1**）。文字どおり、糖を分解していくことで、エネルギーの源となるATPを取り出します。

解糖系のスタートは**グルコース**です。解糖系では、グルコースの分子をまずは半分に分解し、水素分子を取り外します。これを**脱水素**といい、この過程で2つの**ATP**を使用します。

水素を取り外しながら分解を繰り返し、最終的にピルビン酸にまで分解できたところで、4つのATPを取り出すことができます。

この過程を見てもわかるように、解糖系は大変、効率の悪いエネルギーの抽出方法でした。なにせ、グルコース1分子を分解して得られるATPはたったの4分子。しかも、最初にATPを2分子消費しなければならないため、差し引き2分子のATPしか得られないのです。

これでは、細菌などのごくごく小さな身体しか動かすことができず、陸上を自由に動きまわるなんて、夢のまた夢でした。

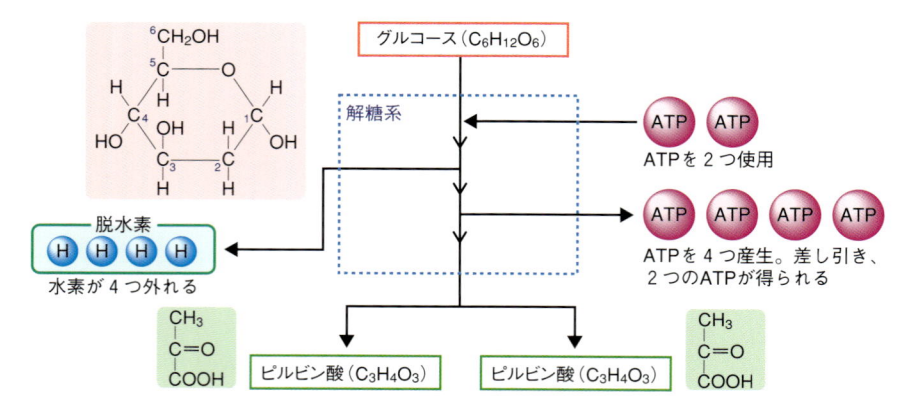

図4-1 解糖系

解糖系はグルコースを分解してエネルギーを作り出す最初の反応である。グルコースはほとんどの生物にとって最も主要なエネルギー源となる物質である。食事として摂取された糖質の大部分は、一度グルコースに変化し、体内で利用される

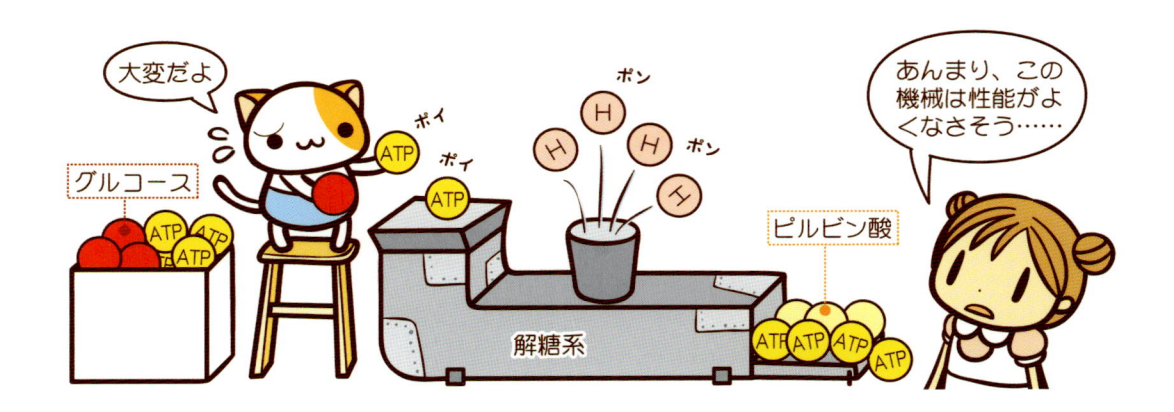

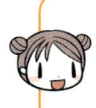 生物はまず、酸素を使わずにエネルギーを取り出していたわけですね

そうなの。いまでも嫌気性細菌はこの方法でエネルギーを取り出しているし、私たちの身体にある筋肉細胞も、解糖系を使うことがあるのよ

 えっ、筋肉がですか

100mや200mのような短距離走では、ほとんど息を止めて走っています。そこで使われるエネルギーはおもに解糖系で取り出しているの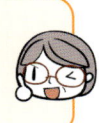

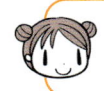 そうか、いわゆる無酸素運動ってことですね

ただし、解糖系には大きな欠点があって、酸素を必要としないので瞬間の動きには対応しやすいけど、長時間は無理なの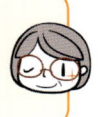

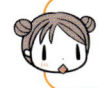 なるほど。解糖系だけじゃ、マラソンは無理なわけだ

——というわけで、生物が進化するためにはどうしても、もっと効率よくエネルギーを抽出する方法が必要でした。その新しい方法とは、いったいなんだったのでしょうか。

　酸素を使った呼吸の物語は、ここから始まります。

ミトコンドリアの登場がすべてを変えた

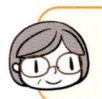
呼吸というと、どんなイメージがある？

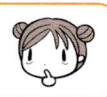
えっーと、息を吸って吐く……

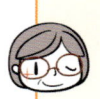
そうね。でも、厳密にいうとそれは換気とよぶもの。実際には肺胞と血液内の酸素と二酸化炭素のガス交換なの。これを生理学では**外呼吸**とよびます。では、私たちが呼吸する本当の目的は？　それは、酸素を使ってより多くのエネルギーを取り出すことにあるの

エネルギーのために、呼吸しているんですか

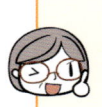
そうなの。生命活動を維持するためにはエネルギーが必要でしょう。細胞は食物中の栄養素を燃焼させて、ATPを産生します。このときに必要な酸素を血液中から取り入れ、二酸化炭素を排出するの。この血液と細胞との間のガス交換を**内呼吸**といいます。

内呼吸っていったい、どこでするんですか

細胞の中にあるミトコンドリアよ（**p.40参照**）

　細胞内にあるエネルギーの発電所、ミトコンドリアが呼吸に関係があるなんて想像できない？　でも、事実なんです。

　地球上において、このミトコンドリアの登場は、まるで世界をひっくり返してしまうくらい、画期的なことでした。ミトコンドリアが始めたのは、それまで「毒」として嫌われていた酸素をうまく利用すること。酸素を取り込み、それを使ってエネルギーを取り出し、その結果できた二酸化炭素を細胞の外へと排出すること、だったのです。

　これが、私たちにとって身近な呼吸の始まりです。いつ頃、どうしてかはわかりませんが、多くの生物は体内にミトコンドリアを宿すことに成功しました。おそらく、お互いにとって都合がよかったのでしょう。私たちの体内にある60兆個の細胞（赤血球を除く）のすべてにミトコンドリアが存在しています。

　私たちが、空気を吸ったり吐いたりしているのも、突き詰めれば、このミトコンドリアへ酸素を届けるため。そう考えると、取り込んだほうの人間が賢いのか、取り込まれたミトコンドリアが賢いのか、怪しくなってきます。

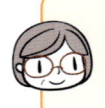 酸素を使ったエネルギーの抽出方法は**TCA回路**といいます。解糖系でできた**ピルビン酸**を化学変化させ、ATPと水、二酸化炭素を作り出します

 高校ではたしか、**クエン酸回路**って習いました

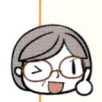 そう、それよ。この一連の化学変化に回路の名がついているのは、クエン酸からオキサロ酢酸まで6段階に変化し、最終的には再びクエン酸へと戻っていくから。この回路をひとまわりする間、1分子のピルビン酸からなんと、15個ものATPを取り出すことができます

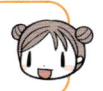 なるほど、解糖系よりずっと効率がいいんですね

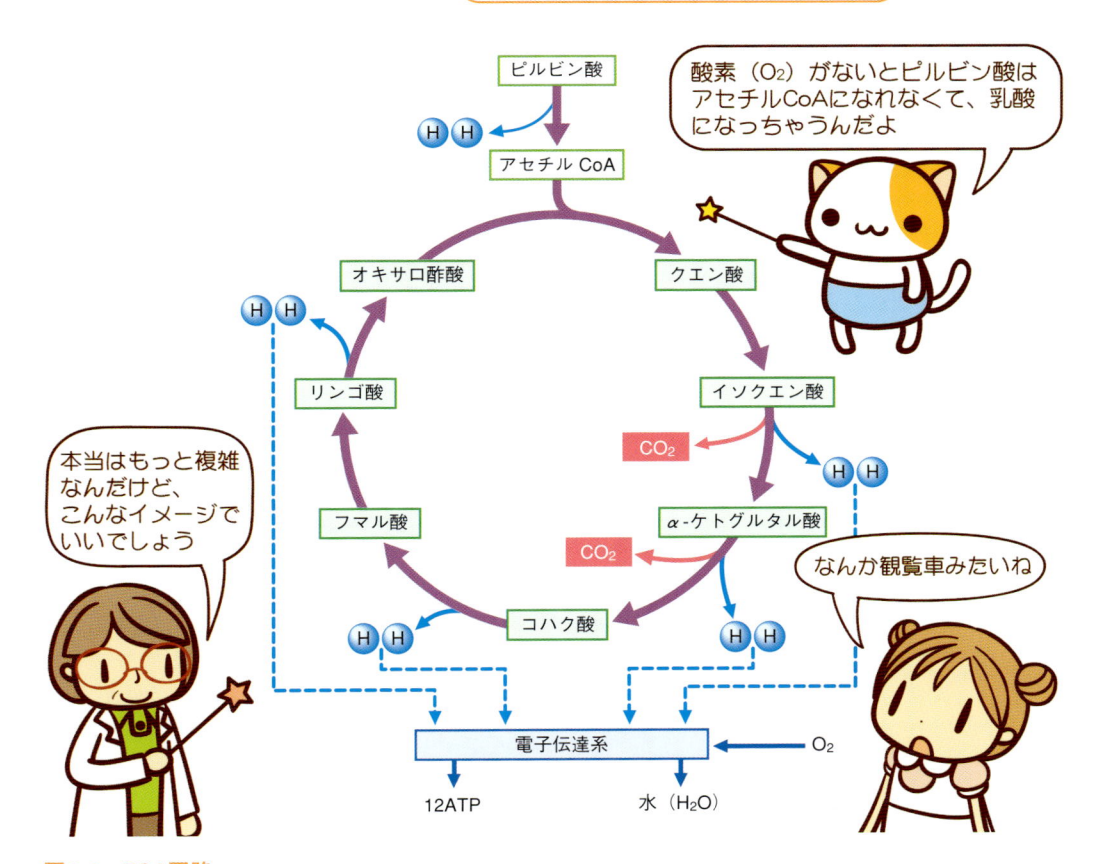

図4-2　TCA回路
ピルビン酸はアセチルCoAとなり、オキサロ酢酸と結合してTCA回路に入る。TCA回路に入ったアセチルCoAは最終的にはCO₂と8分子のHに分解される。TCA回路自体が作り出したH分子は電子伝達系でO₂と結合し、ATPと水（H_2O）が産生される

空気の入り口──鼻

さて、呼吸の本質が理解できたところで、呼吸に関係する器官を順番にみて行きましょう。まずは空気の出入り口、鼻からです。空気になったつもりで、冒険してみてください。

 先生、身体にまとわりつくこのネトネトした液体はなんですか

 鼻水よ

 ひえっ、きったなーい

 まあまあ、落ち着いて。この鼻水はね、実はとっても重要な役割を果たしているの

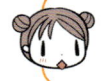 こんなきたないものが、ですか

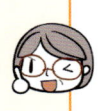 きたないと感じるのは、そこを汚れた空気が通り抜けるから。決して、もともときたないものじゃないのよ

 どういうことですか

 鼻水のモトは、鼻腔にある粘膜から出た粘液。その粘液に空気中にある細菌やちり、ホコリなどが付着して鼻水になるの

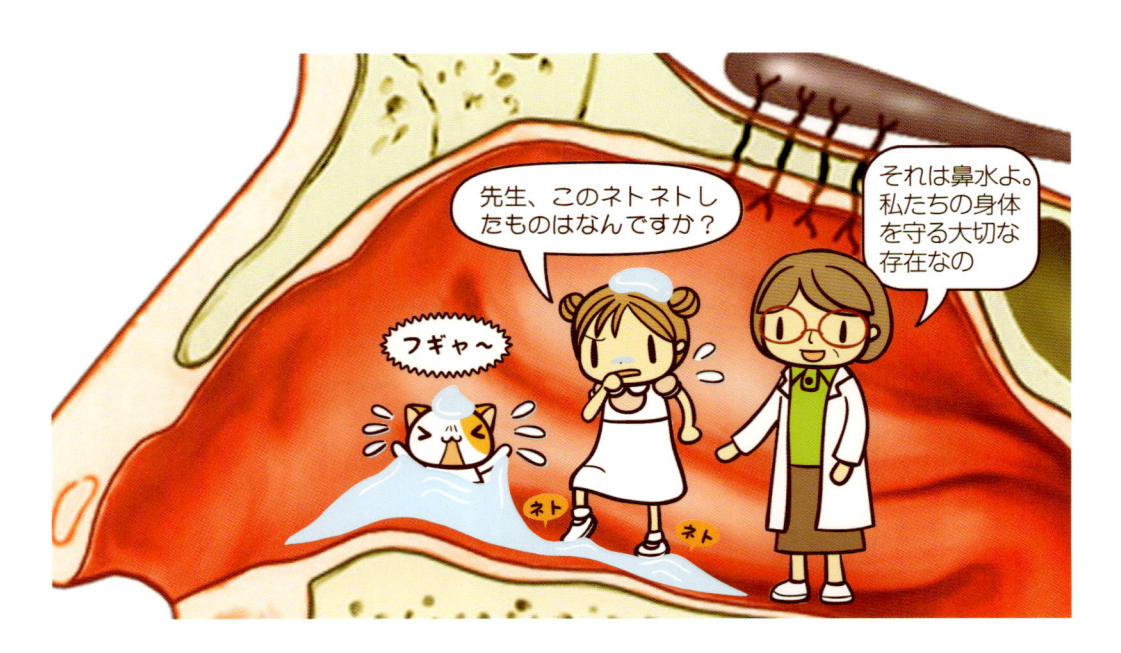

呼吸器のなかで、外部から見ることのできる器官は鼻しかありません。つまり、外部と接触している唯一の呼吸器系で、空気の入口にもなれば、出口にもなります（図4-3）。

　空気はまず、外鼻孔を通って鼻の中へと入ります。鼻の中は**鼻腔**とよばれ、**鼻中隔**とよばれる仕切りで2つに分けられています。鼻腔は、血管が密集した粘膜でおおわれ、粘膜は粘液を分泌しています。血管を流れる血液と粘液のおかげで、外から入ってきた冷たい空気はここで温められ、加湿されます。

　鼻前庭にある鼻毛は鼻腔への異物の侵入を妨げます。また粘液は、粘着テープのように空気中に含まれる細菌やチリ、ホコリなどを付着させます。要するに、お掃除道具も兼ねているわけです。

　分泌された粘液は通常、気管粘膜にある線毛細胞の静かな動きによって咽頭のほうに押し流されます。しかし、空気が冷たい冬の日などは線毛細胞の働きが鈍るため、鼻腔に粘液が溜まりやすくなり、それが鼻水となって出てきます。

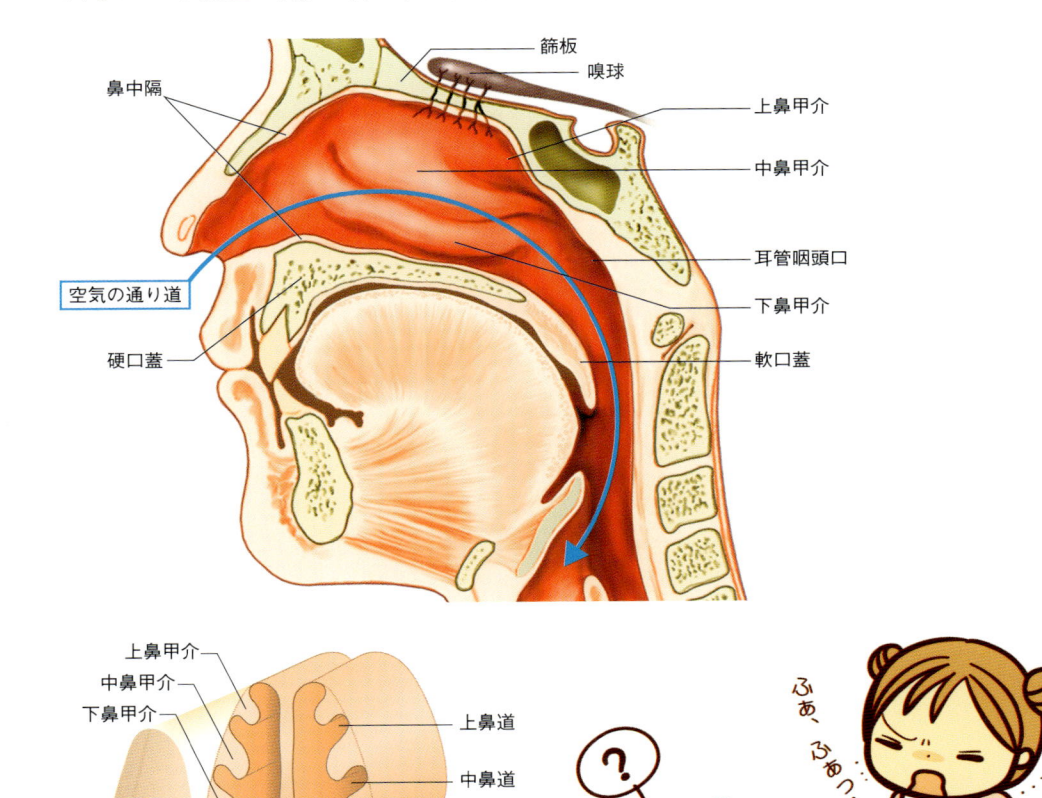

図4-3　鼻腔
鼻腔の外側壁から内腔に向かって3つの甲介（上鼻甲介、中鼻甲介、下鼻甲介）が突出し、空気の通り道を上鼻道、中鼻道、下鼻道の3つに分けている。これは鼻粘膜と接する部分を増やすためで、空気の温度と湿度を高めている

ハクション！

 あら、ずいぶんと大きなくしゃみね。そうそう、くしゃみも空気の清浄に役立っているのよ、知ってた？

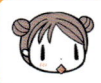 くしゃみも、ですか？

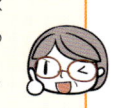 風邪をひいたとき、ウイルスを体外へ出そうとして咳が出るでしょ。くしゃみは、あれと同じ反応。チリやホコリに反応して、鼻の通り道を自動的にきれいにしてくれているの

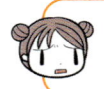 そうだったのか……ハッ、ハッ、ハックーション！

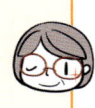 あらら、ここの空気はあんまりよくないみたいね。じゃあ、次は咽頭へ行ってみましょうか

 イントウ？

 要するに、のどのこと

 なーんだ

咽頭と喉頭

　咽頭は、骨格筋で囲まれた約13cmほどの通路です。空気の通り道でもあり、食物の通り道でもあります（図4-4）。

　咽頭の真下は食道につながり、前下方は気管と肺につながっています。気管の入り口に近い部分、いわゆる「のど仏」があるあたりを、喉頭とよびます。

　喉頭の入り口には、喉頭蓋とよばれる一種のフタが付いています。このフタはふだん、咽頭の中へと飛び出していて、食物が通るときだけ、筋肉の動きにつられて後方に倒れ、気管へと向かう口を塞ぎます。

　空気は通すけれども、それ以外のものは通さない喉頭蓋は、「気道の番人」ともいわれます。ただし、たまに疲れているのか、ぼーっとしているのか、喉頭蓋が空気以外のものを気管に通してしまうことがあります。

　通常はただちに咳が出て、異物を吐き出す反応が起こりますが、高齢者や子どもの場合、そのまま気管にものを詰まらせて、窒息死してしまうこともあるので、注意が必要です。また、嚥下障害を起こしやすい高齢者では、食物が気道に入り、誤嚥性肺炎を起こすこともあります。

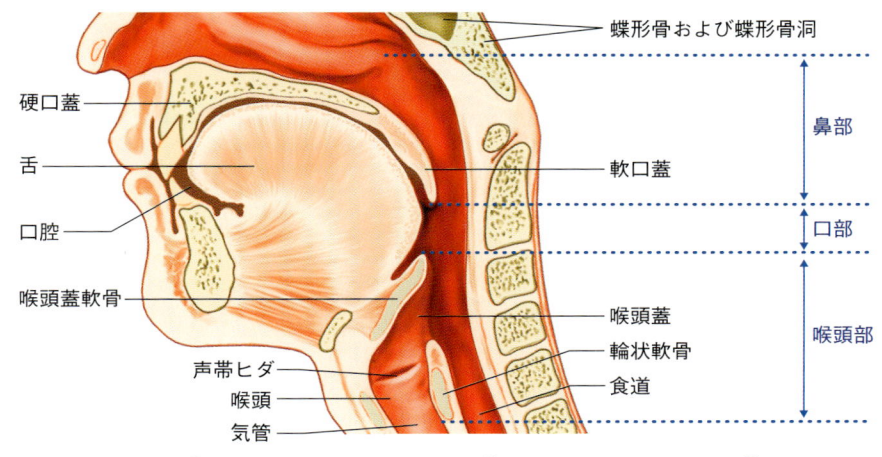

蝶形骨および蝶形骨洞

硬口蓋

舌

口腔

喉頭蓋軟骨

軟口蓋

喉頭蓋

輪状軟骨

声帯ヒダ

喉頭

気管

食道

鼻部

口部

喉頭部

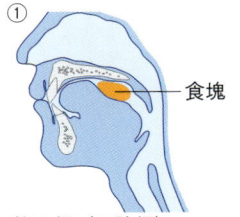

① 食塊

第1相（口腔相）
舌を後上方へ引き、口腔の食塊を咽頭へ送る

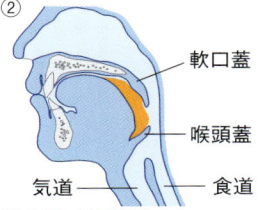

② 軟口蓋

喉頭蓋

気道　　　食道

第2相（咽頭相）
口峡（口腔と咽頭と境）粘膜への接触刺激により、舌、口蓋、咽頭が食塊を喉頭に送る。次の咽頭反射が起こる
①口蓋筋が口峡を狭め、食塊が口腔に逆流するのを防ぐ
②軟口蓋が挙上され、食塊が鼻腔に逆流するのを防ぐ
③喉頭が挙上され、喉頭蓋が倒れて喉頭口を閉鎖する
④咽頭収縮筋により食塊を食道へと送り込む

③

④

第3相（食道相）
食道の蠕動運動により食塊を噴門へと送る。食道の蠕動運動の速度は毎秒4cm程度

図4-4　咽頭と喉頭

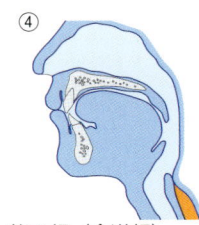

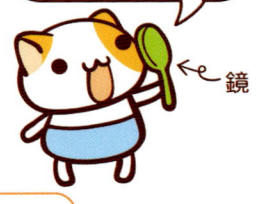

ぼくには喉頭蓋がないのか……。しゃべれるんだけどなー

鏡

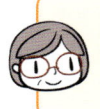

喉頭には、4種類の小さな軟骨があります。軟骨というのは、弾力性に富んだ比較的軟らかい骨のこと。いわゆるのど仏にあたるのは、甲状軟骨とよばれています

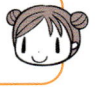

先生、あの両側から飛び出しているヒダヒダは何ですか

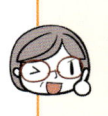

あれは**声帯**。ヒトは、この声帯を空気で振動させて、その振動を口腔や鼻腔に響かせて声を出しているの

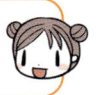

そうか、ここは声を出す気管でもあるんだ

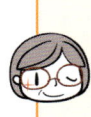

ちなみに、イヌやネコにはこの喉頭蓋はなくて、空気と食べ物の通り道は立体交差のように別に分かれています。気管にものは詰まらないけど、喉頭を通って出る空気は鼻へ抜けるので、話すことはできないの

 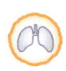

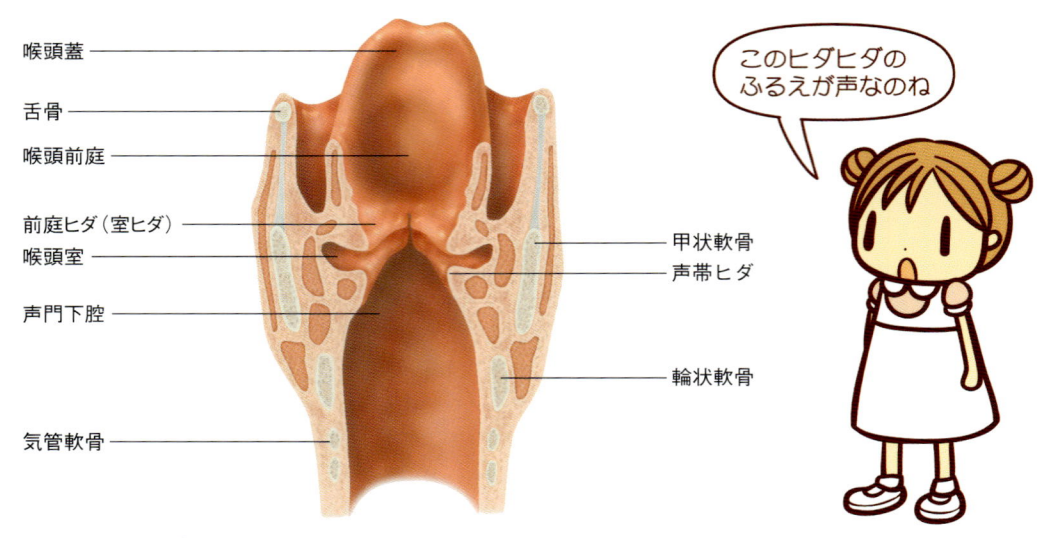

喉頭蓋

舌骨

喉頭前庭

前庭ヒダ（室ヒダ）
喉頭室

声門下腔

気管軟骨

甲状軟骨
声帯ヒダ

輪状軟骨

このヒダヒダの
ふるえが声なのね

図4-5　咽頭の構造

気管から肺へ

　鼻から入った空気は、咽頭を通って気管に入ります。**気管**は左右の**気管支**に分かれるまでの約10cmの細い管です。左右に分かれた気管支は、肺へと入っていきます。気管支は枝分かれしながら、だんだんに細くなり（**細気管支**）、**肺胞**とよばれる多数の袋へとつながっていきます（**図4-6**）。

　気管や気管支の壁には、粘液を分泌する細胞が無数に存在し、空気と一緒に入り込んでくるゴミはこの粘液に吸い取られます。粘液が吸着したゴミは、壁にある線毛の動きに従って咽頭のほうへと送り返され（**線毛運動**）、最後は痰となって吐き出されます。

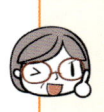 ゴミが細気管支にまで入り込んでしまうと、もう、痰として吐き出すことはできなくなります

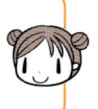 そのゴミはどうなるんですか。まさか、肺の中にたまったまま……

 大丈夫。肺には**肺胞マクロファージ**という、ゴミを食べてくれる細胞が存在しています。このマクロファージはいつもゴミを食べているために真っ黒。だから、ゴミ細胞なんてよばれることもあるのよ（**図4-8**）

 うわぁ、ひどい呼び名！

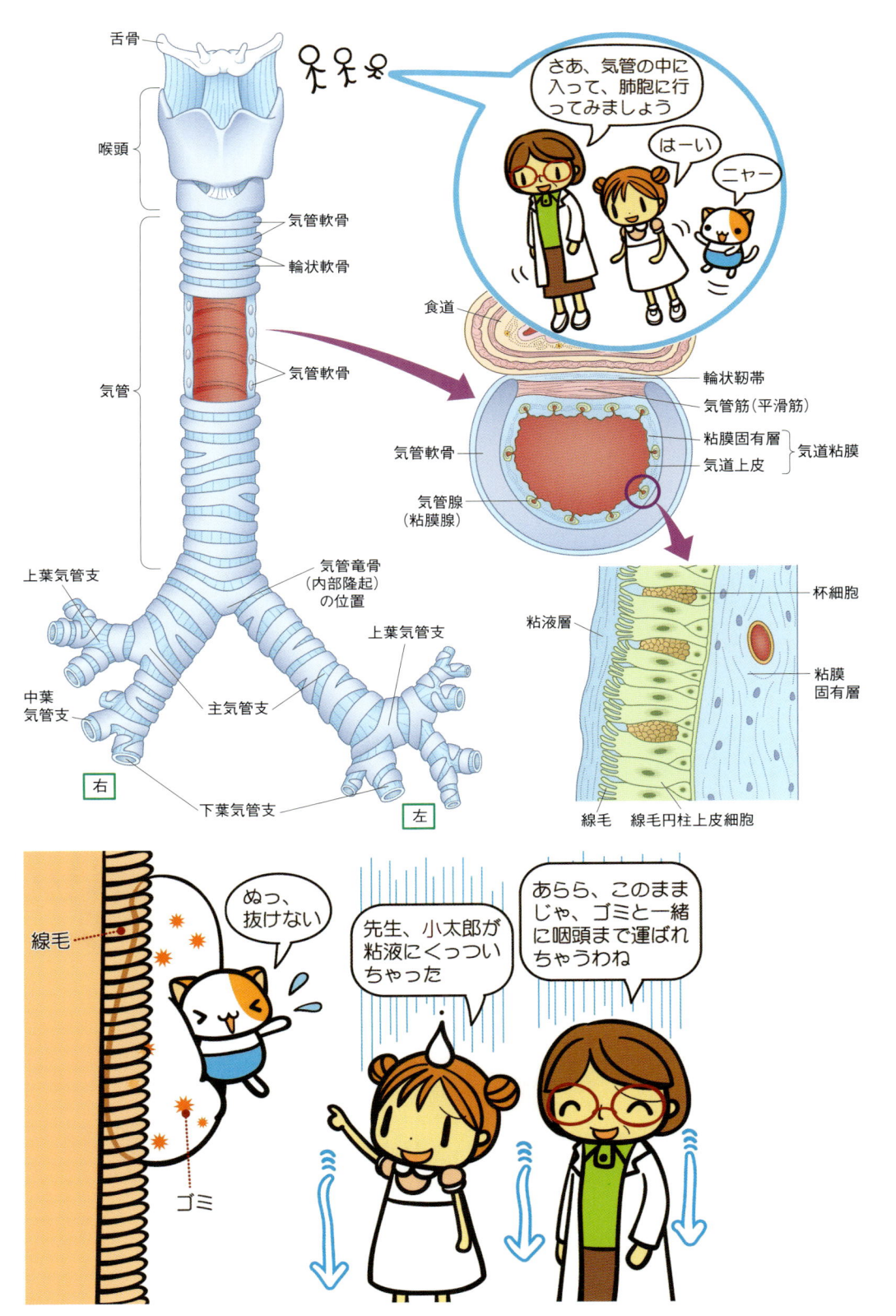

図4-6　気管支の構造

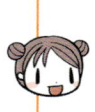
肺のなかって想像してたのと違いますね。ただの大きな空洞かと思ったら、なんだか、細かな木の枝にブドウの房みたいなものがたくさんあります

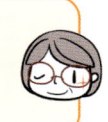
木の枝のように分岐しているのが細気管支、ブドウの房に見えるのが肺胞ね。右と左、両方の肺でいくらの肺胞があるか、数えられるかな？

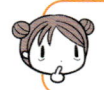
1000個か2000個くらいですか

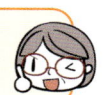
少ない、少ない。成人だと3億個もあるのよ

えっ〜、3億個！

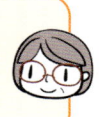
ちなみに、肺胞の表面積を広げると約60〜70m²くらいあるのよ

私の部屋より、ずっと広いや

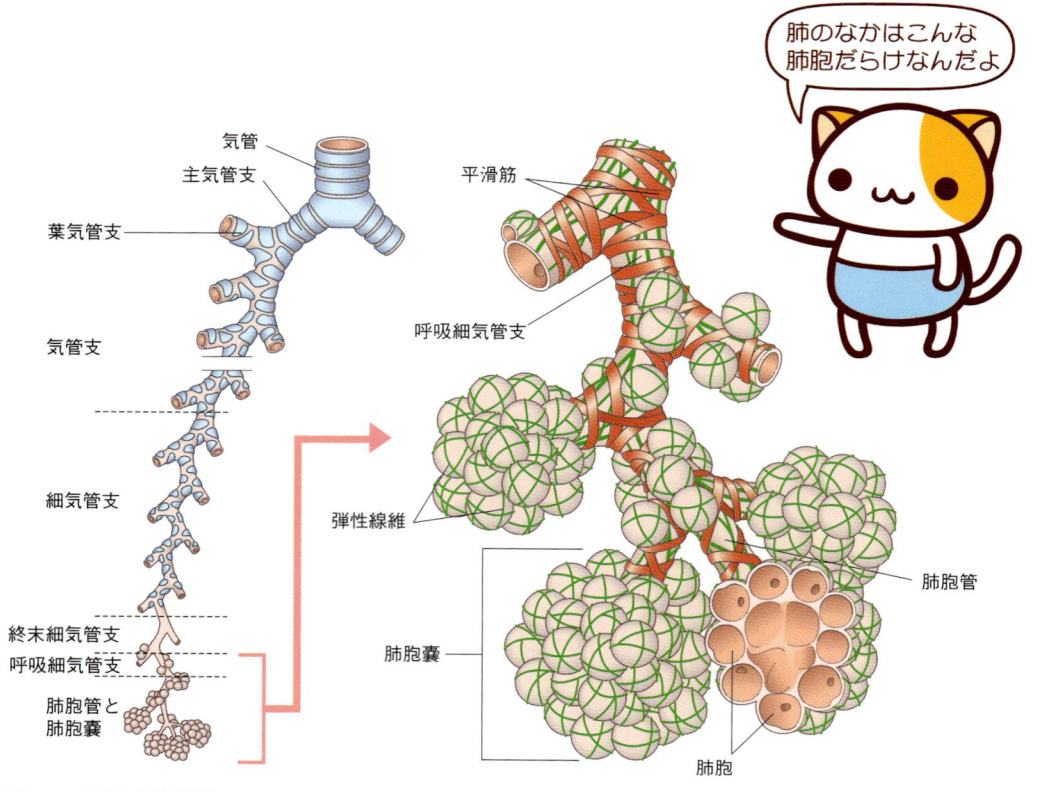

肺のなかはこんな肺胞だらけなんだよ

気管
主気管支
葉気管支
気管支
細気管支
終末細気管支
呼吸細気管支
肺胞管と肺胞嚢

平滑筋
呼吸細気管支
弾性線維
肺胞嚢
肺胞管
肺胞

図4-7　気管支と肺胞

肺胞の壁

　気管支の末端にある肺胞は、電子顕微鏡でも見ることができないほど薄い壁でできています（**図4-8**）。その幅、わずか0.2〜0.6 μm。袋状になっているのは、口のあたりを弾性線維に囲まれ、それによって強く縛られているからです。肺胞は、袋状になることで表面積を大きくし、呼吸効率を上げています。肺気腫などの疾患や老化で弾性線維が弾力を失うと、袋どうしが合体して表面積が少なくなり、呼吸効率も悪くなります。

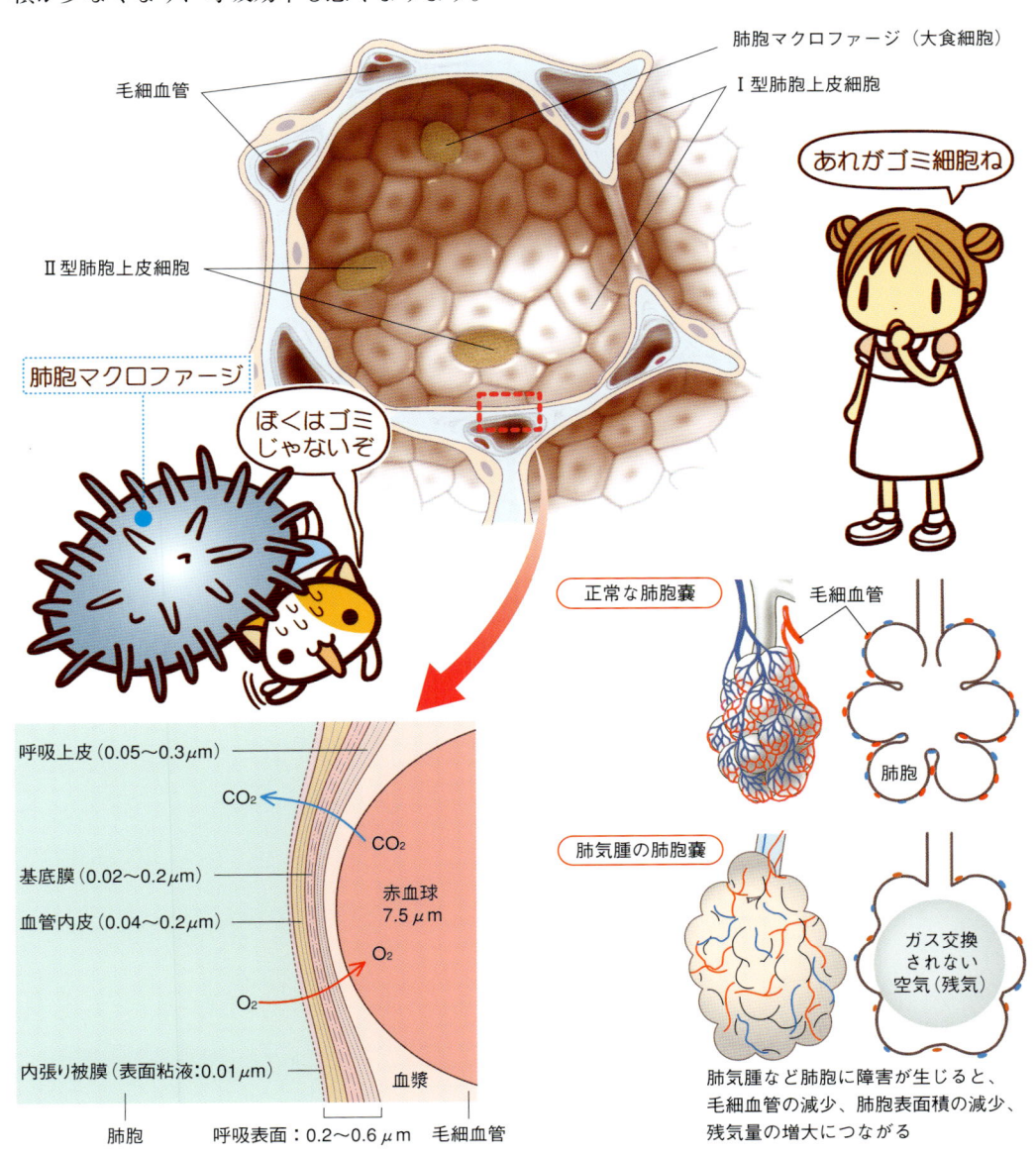

肺胞マクロファージ（大食細胞）

Ⅰ型肺胞上皮細胞

毛細血管

Ⅱ型肺胞上皮細胞

肺胞マクロファージ

あれがゴミ細胞ね

ぼくはゴミじゃないぞ

呼吸上皮（0.05〜0.3μm）
基底膜（0.02〜0.2μm）
血管内皮（0.04〜0.2μm）
内張り被膜（表面粘液：0.01μm）

CO₂
CO₂
赤血球 7.5μm
O₂
O₂
血漿

肺胞　　呼吸表面：0.2〜0.6μm　　毛細血管

正常な肺胞嚢
毛細血管
肺胞

肺気腫の肺胞嚢
ガス交換されない空気（残気）

肺気腫など肺胞に障害が生じると、毛細血管の減少、肺胞表面積の減少、残気量の増大につながる

図4-8　ガス交換の場となる肺胞
肺胞の壁は扁平なⅠ型肺胞上皮細胞と立方形のⅡ型肺胞上皮細胞からできており、その周囲には毛細血管が張り巡らされている。肺胞に届いた吸気中の酸素は、肺胞壁に隔てられた毛細血管内の赤血球に渡され、血液中の二酸化炭素を肺胞内へと送り出される（ガス交換）

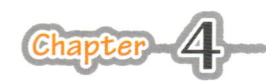

　肺は右と左に分かれた、からだのなかでもかなり大きい器官の1つです。胸腔の大部分を占め、ちょうど横隔膜の上に乗っかる形をしています（**図4-9**）。左右の肺は完全に対称ではなく、大きさは8（右肺）：7（左肺）のバランス。心臓がやや左よりにあるため、左肺の方が少し小さくなっています。

　肺は、多角形小葉の集まりである**葉**で構成され、右肺は上から順番に**上葉、中葉、下葉の3葉**、左肺は**上葉、下葉の2葉**でできています（**図4-10**）。

　肺の入り口は**肺門**とよばれ、ここには気管支のほか、肺動脈、肺静脈などの血管、さらには神経なども多数出入りしています。

　肺門から入った空気は、気道を進んで肺胞に入ります。肺胞は直径0.2mmほどの小さな袋です。その周囲を網の目のように取りまくのは、肺動脈や肺静脈につながる毛細血管。肺における酸素と二酸化炭素のガス交換は、この毛細血管で行われます（**図4-11**）。

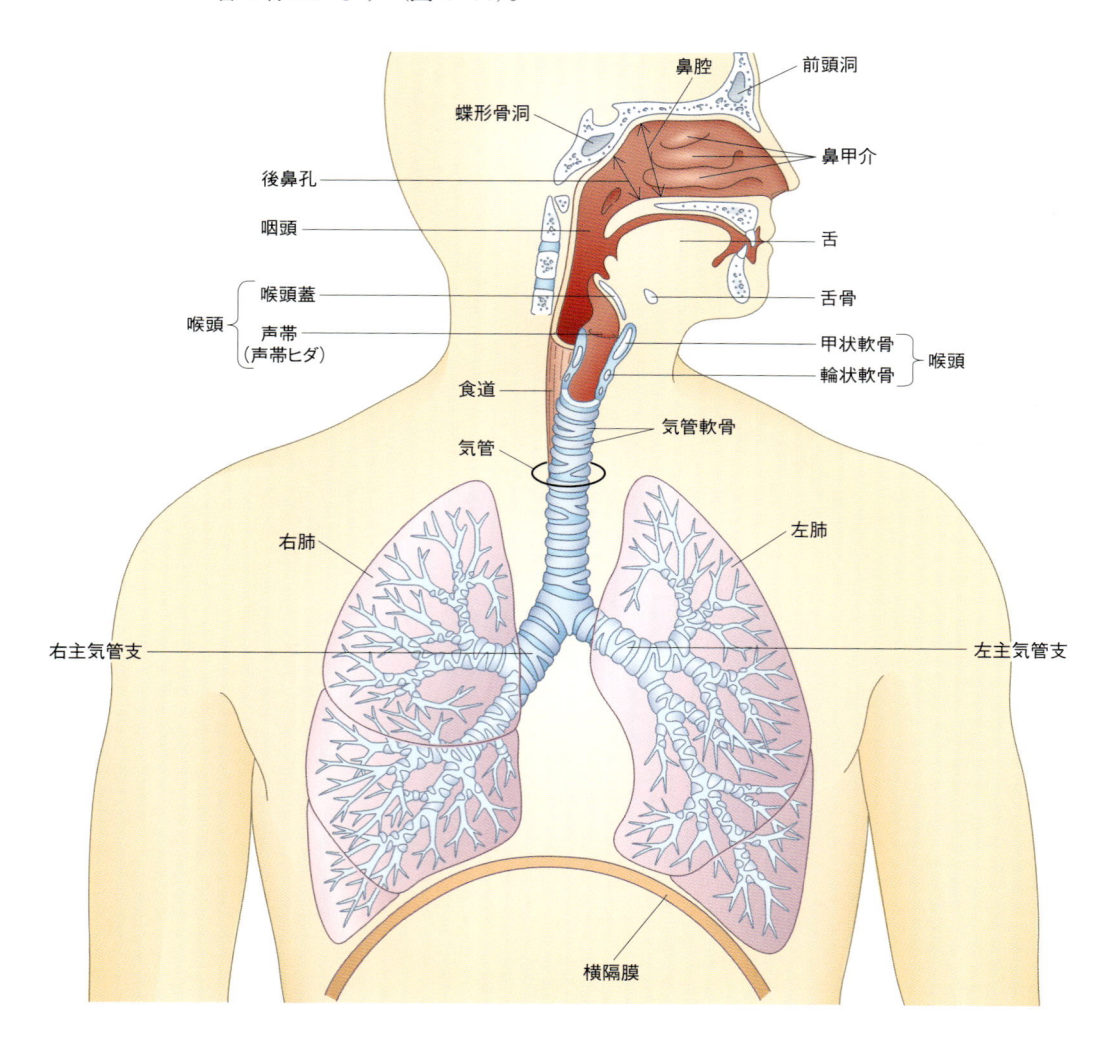

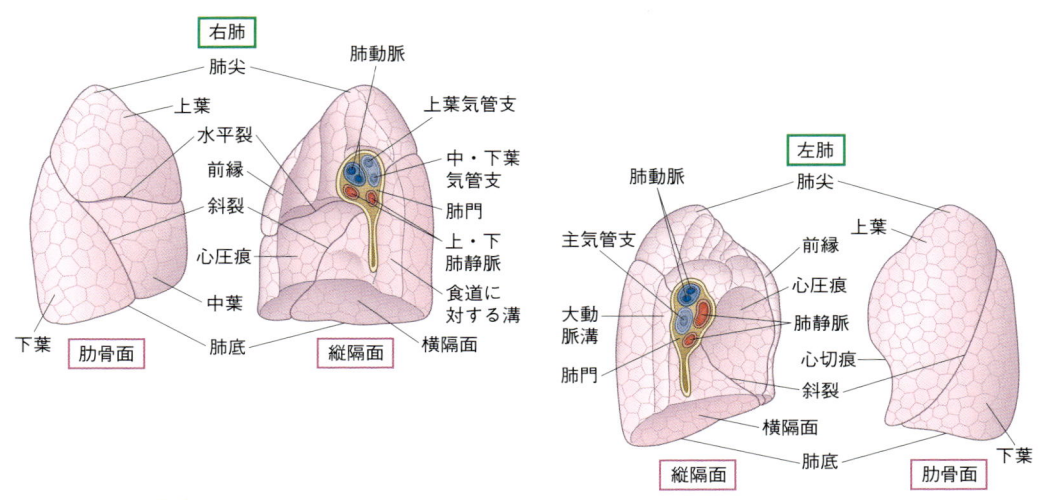

図4-10　肺の構造

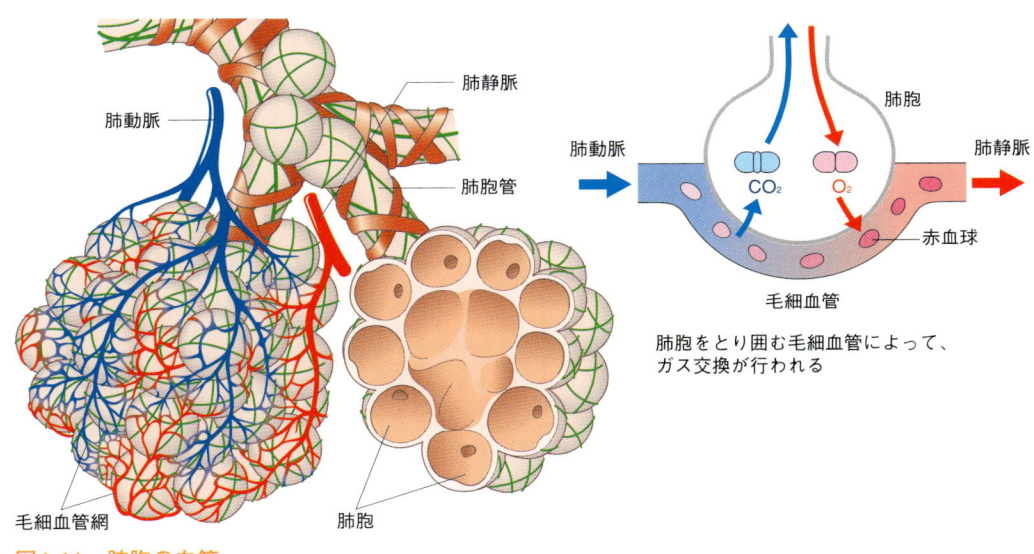

肺胞をとり囲む毛細血管によって、ガス交換が行われる

図4-11　肺胞の血管

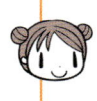
肺胞での酸素と二酸化炭素のガス交換って、どうやってするんですか

ちょっと待ってください。ガス分圧ってなんですか

拡散を利用しているの。ただし、血管を流れる血液と酸素・二酸化炭素のガス分圧の差によるの（**図4-12**）

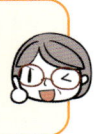
複数の気体を含むガスがあったとして、その気体全体の圧力をそれぞれの比率で割った圧力のこと。化学式の前に圧力（pressure）のPを付けて表します

肺胞の血管の間のガス交換

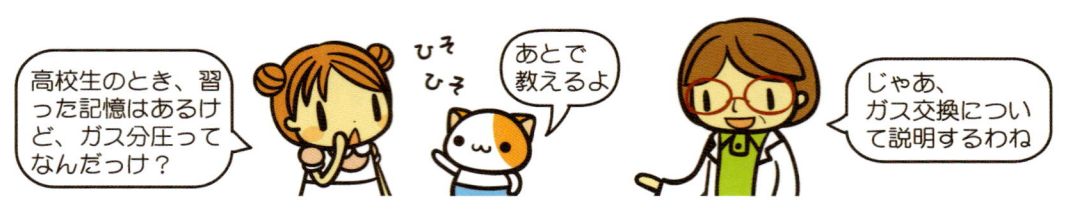

高校生のとき、習った記憶はあるけど、ガス分圧ってなんだっけ？

ひそひそ

あとで教えるよ

じゃあ、ガス交換について説明するわね

　肺胞のまわりには、肺動脈から続くたくさんの毛細血管が走り、その中には、体内を巡ってたくさんの二酸化炭素を積んできた静脈血が流れています。このとき、毛細血管の酸素分圧（PO_2）は40mmHg、二酸化炭素分圧（PCO_2）は46mmHgです。

　これに対し、肺胞内のPO_2は100mmHg、PCO_2は40mmHg。血管内と比べると、肺胞内のほうが圧倒的に酸素が多く、二酸化炭素は少ない状態です。

　したがって、拡散の法則により、肺から血液へと酸素が移動し、血液から肺へと二酸化炭素が移動します。いずれも、ガス濃度を均一にしようとする自然な動きです。

　どれくらいのガスが移動するかは、**ガス分圧の差**によります。肺胞から静脈の毛細血管へは、60（100−40）mmHgの圧力で酸素が移動し、静脈側の毛細血管から肺胞へは反対に、6（46−40）mmHgの圧力で二酸化炭素が移動します。

　こうしたガス交換の結果、酸素をたっぷり含んだ血液は、肺静脈から心臓へ

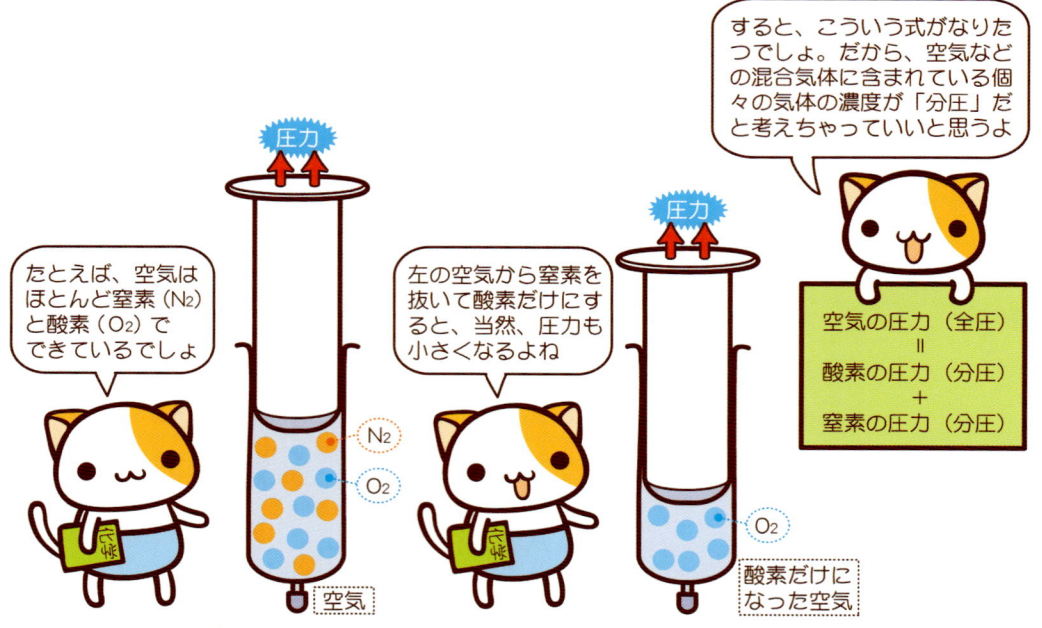

すると、こういう式がなりたつでしょ。だから、空気などの混合気体に含まれている個々の気体の濃度が「分圧」だと考えちゃっていいと思うよ

たとえば、空気はほとんど窒素（N_2）と酸素（O_2）でできているでしょ

左の空気から窒素を抜いて酸素だけにすると、当然、圧力も小さくなるよね

圧力

N_2
O_2
空気

圧力

O_2
酸素だけになった空気

空気の圧力（全圧）
＝
酸素の圧力（分圧）
＋
窒素の圧力（分圧）

図4-12　ガス分圧の考え方
混合気体（空気のように何種類もの気体が混ざったもの）において、各気体が単独で存在したときに示す圧力を分圧という

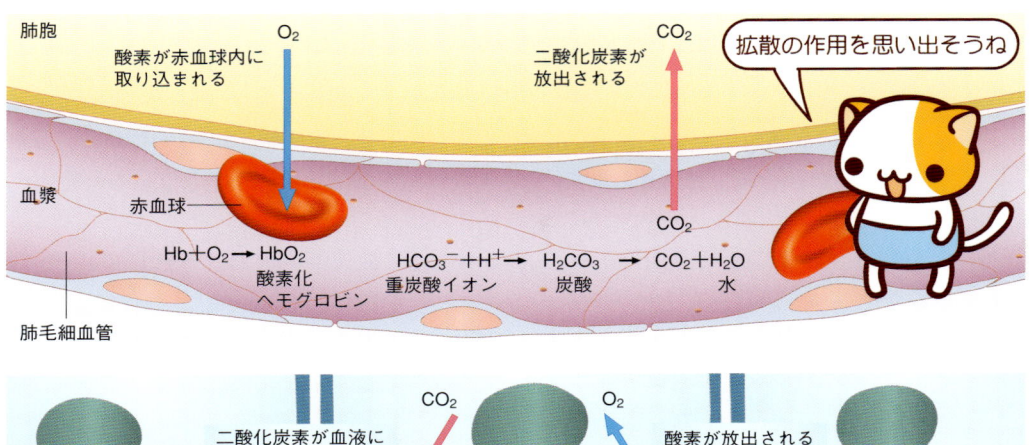

肺胞

酸素が赤血球内に取り込まれる　O_2

二酸化炭素が放出される　CO_2

拡散の作用を思い出そうね

血漿

赤血球

$Hb+O_2 \rightarrow HbO_2$
酸素化ヘモグロビン

$HCO_3^- + H^+$
重炭酸イオン
$\rightarrow H_2CO_3$
炭酸
$\rightarrow CO_2 + H_2O$
水

CO_2

肺毛細血管

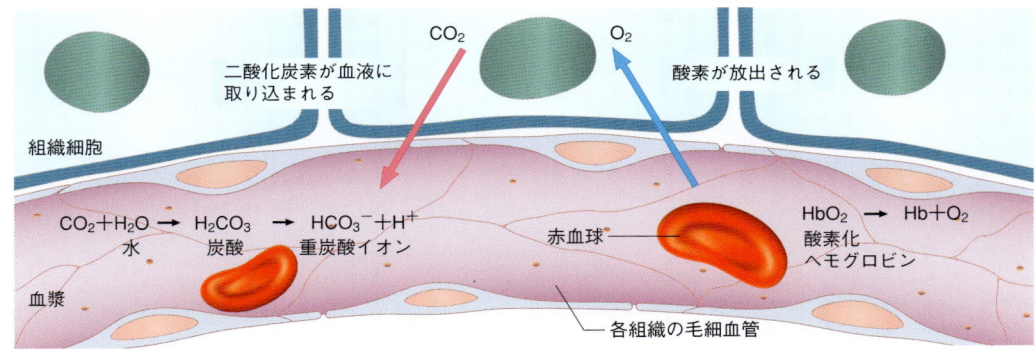

二酸化炭素が血液に取り込まれる　CO_2

酸素が放出される　O_2

組織細胞

$CO_2 + H_2O$
水
$\rightarrow H_2CO_3$
炭酸
$\rightarrow HCO_3^- + H^+$
重炭酸イオン

赤血球

$HbO_2 \rightarrow Hb + O_2$
酸素化ヘモグロビン

血漿

各組織の毛細血管

図4-13　肺胞と細胞でのガス交換

酸素が結合したヘモグロビン（HbO_2）を酸素化ヘモグロビン、結合していないヘモグロビンを脱酸素化ヘモグロビンという

と戻り、再び全身へと向かいます。一方、肺胞に移動した二酸化炭素は、肺の呼吸運動によって気道から体外へと排出されます。

　こうして見て行くと、血液にとって肺胞は酸素の供給する場所であり、二酸化炭素の捨てる場所でもあるといえそうです。

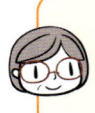 同じようなガス交換は、血液と細胞の間でも行われています

 血液と細胞で、ですか

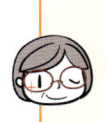 そうよ。細胞内ではミトコンドリアがせっせとエネルギーを作り出しているでしょう。だから酸素がどんどん失われて、二酸化炭素はどんどん増えている。交換しないとバランスが崩れて大変なことになっちゃう

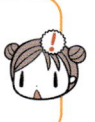 なるほど。つまり、細胞も呼吸しているというわけですね。内呼吸ですね

 そういうこと

血中で二酸化炭素はイオンとして存在する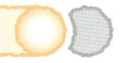

　血液に取り込まれた二酸化炭素（CO_2）は、肺に運ばれるまでの間に赤血球内の炭酸脱水酵素の働きで水（H_2O）と反応し、重炭酸イオン（HCO_3^-）と水素イオン（H^+）に解離します。これを化学式で表すと、以下のようになります。

組織（細胞）から血液へ→　$CO_2 + H_2O$　　血液中→$HCO_3^- + H^+$

　重炭酸イオンと水素イオンに分離した二酸化炭素は、肺に運ばれ、そこで再び二酸化炭素に合成されて体外へと排出されます。

 ところで、肺と心臓の大きな違いってなんだと思う？

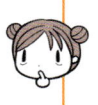 肺は酸素を取り込んで二酸化炭素を排出しますし、心臓は血液を循環させるポンプですよね？

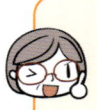 それは機能上の違いね。でも、もっと根本的なところで心臓と肺は大きく違うの

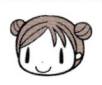 根本的なところって？

 心臓は自分の力で動けるけど、肺は動けないの

 肺は、自分の力では動けないんですか

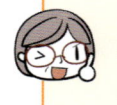 そうよ。呼吸をするときには胸郭の拡大、収縮を行う筋肉が働いているの。吸気はおもに横隔膜の収縮によって行われ、外肋間筋も使われているわね。呼気では筋肉が用いられず、膨らんだ肺が自然にもとに戻ろうとする力によって行われています。それと、呼吸は自分の意思である程度コントロールできるわよね。でも、心臓の動きは完全に自動調節で、意思の力ではコントロールできません

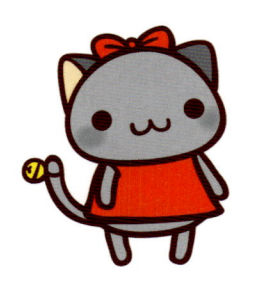

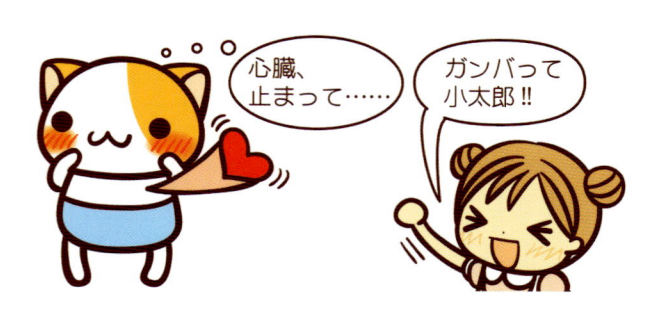

心臓、止まって……

ガンバって小太郎!!

呼吸のメカニズム

「さあ、深呼吸して」——。そういわれたら、ゆっくり深く、息を吸い込んで吐き出すことができますね。また、ほんの短い間なら、私たちは水中で呼吸を止めることさえ、できてしまいます。

心臓の収縮に関しては、意識して早くしたり遅くしたりすることはできませんので、意識で調節できるというのは、呼吸の大きな特徴の1つです。そして、これには肺の運動をつかさどる、いくつかのメカニズムが関係しています。

肺は空気の出し入れで伸びたり縮んだりするように思われがちですが、実際はそうではありません。肺そのものに自動的に動く仕組みはなく、肺を収容している胸郭（きょうかく）の容積が変化することで、間接的に伸ばされたり、縮んだりしているだけです。

胸郭の容積を変化させる方法は、大きく2つあります。1つは外肋間筋（ろっかんきん）を使う方法、もう1つは**横隔膜**（おうかくまく）を使う方法、です。前者は胸式呼吸、後者は腹式呼吸と呼ばれます。通常はどちらか一方ではなく、外肋間筋と横隔膜、両方の働きによって呼吸運動が行われています。

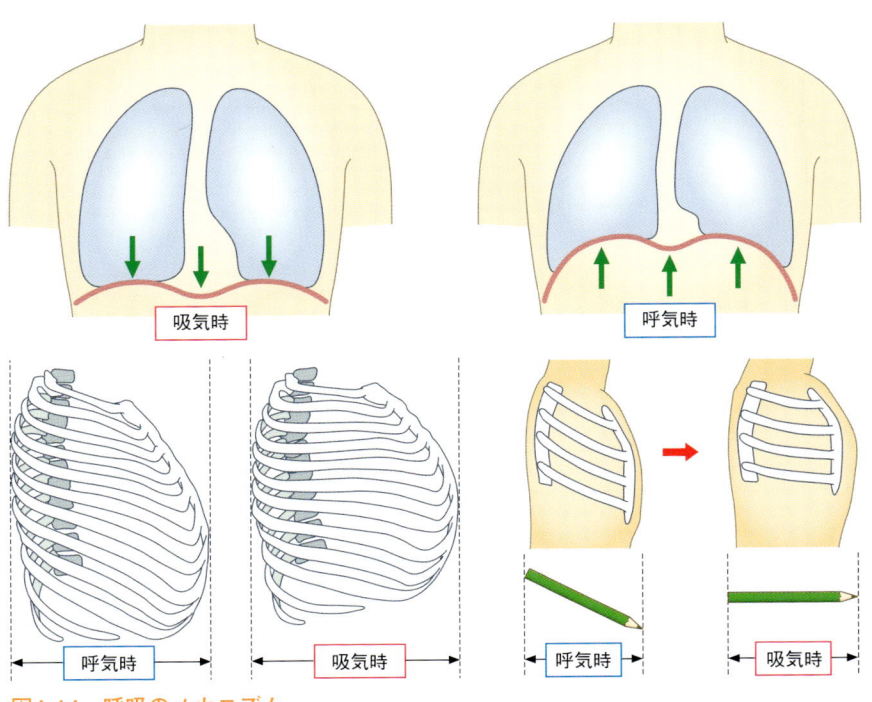

図4-14　呼吸のメカニズム

⸻

(用)(語)(解)(説)

胸式呼吸：外肋間筋が収縮すると、肋骨が持ち上がって胸郭が前後左右に拡大、これによって肺は伸ばされ息を吸い込むことができる（吸気）。反対に、外肋間筋が弛緩して胸郭が縮小すると、それによって息を吐き出すことができる（呼気）

腹式呼吸：横隔膜が収縮すると、下に降りて、胸郭がそれに伴って上下に拡大し、外気が取り込まれる（吸気）。横隔膜が弛緩して胸郭が狭くなると、息を吐き出すことができる（呼気）

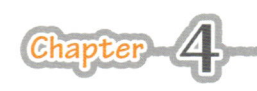

換気の仕組み

　肺における空気の出入りには、圧力も関係しています。肺と胸郭（きょうかく）の間には**胸膜腔**という密閉された空間があり、ここは大気圧より常に圧力が低い状態（陰圧）になっています。

　呼吸筋の収縮で胸郭の容積が拡大すると、それに伴って胸膜腔の内圧はさらに低くなります。すると、**図4-15**にあるようにゴム風船（肺のモデル）を外側に引っ張ろうとする力が働き、その圧力で、空気がゴム風船の中に入り込むのです。これが**吸息**です。

　反対に、呼吸筋が弛緩（しかん）して胸郭の容積が小さくなると、胸膜腔の内圧はその分高くなり、その圧力でゴム風船は押しつぶされ、空気も押し出されます。これが**呼息**です。

　総合すると、肺の呼吸運動は**図4-16**のような順番で起こります。

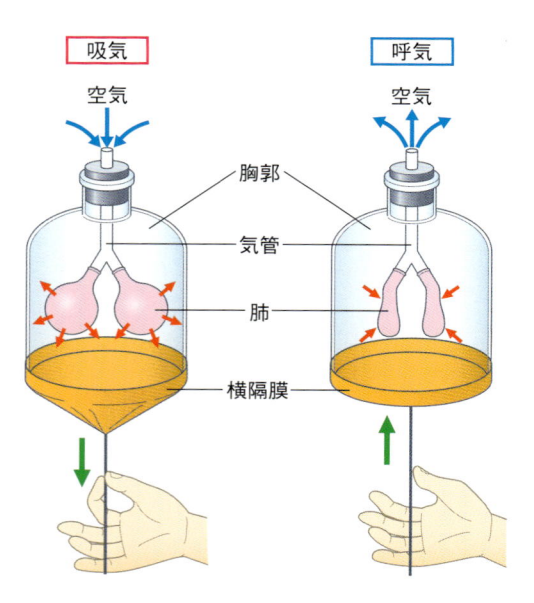

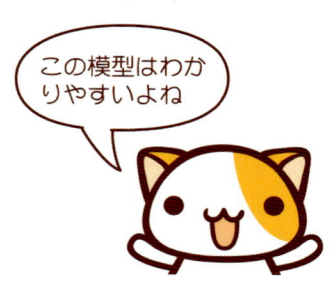

この模型はわかりやすいよね

図4-15　換気の仕組み

びんの外側を胸郭とし、その中に肺に相当するゴムの袋がある。びんの底はゴム膜（横隔膜に相当）を張っている。このゴム膜を引っ張るとびん内の圧力が下がり、空気が入ってゴムの袋は膨らむ（吸気）。ゴム膜がもとに戻るとびん内の圧力が高まり、空気が流出する（呼気）。「ヘーリングの模型」として知られている

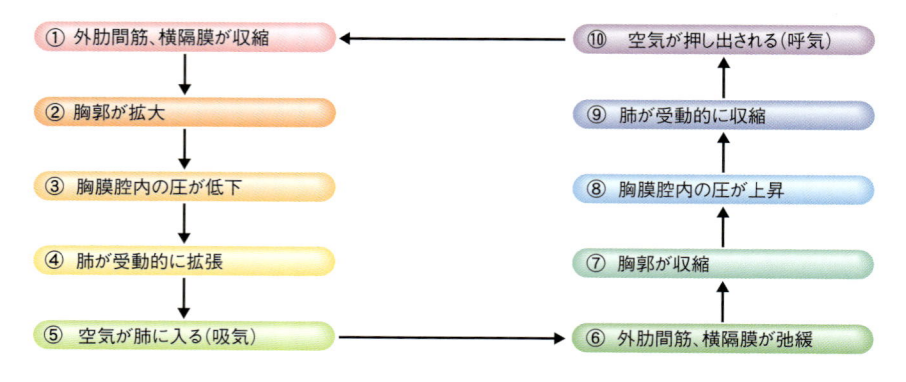

図4-16　肺の呼吸運動の順序

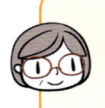 ところで、1回の換気あたり、どれくらいの量の空気が出入りすると思う？

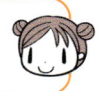 そんなに多くないような気がしますけど

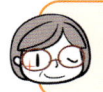 安静時の場合で450〜500mL

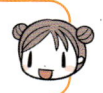 思ったよりも多いんですね

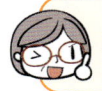 この換気あたりの空気の出入りを、生理学では**1回換気量**というの。覚えておいてね

死腔量と肺胞換気量

　息を1回スーハーするたび、500mLのペットボトル1本分の空気が出入りしているなんて驚きですね。ただし、ここで出入りした空気に含まれるすべてが肺に送られるわけではありません。一部の空気は気道にとどまったまま、ガス交換されることなく、再び外へと吐き出されます。

　気道はガス交換に関係しないため、**死腔**ともいいます（細胞が死んでいるわけではありません）。この死腔にとどまっている空気の量を**死腔量**といい、正常では約150mLです。

　また、死腔量に対し、肺まで到達して肺胞でガス交換される空気の量を、**肺胞換気量**といいます。

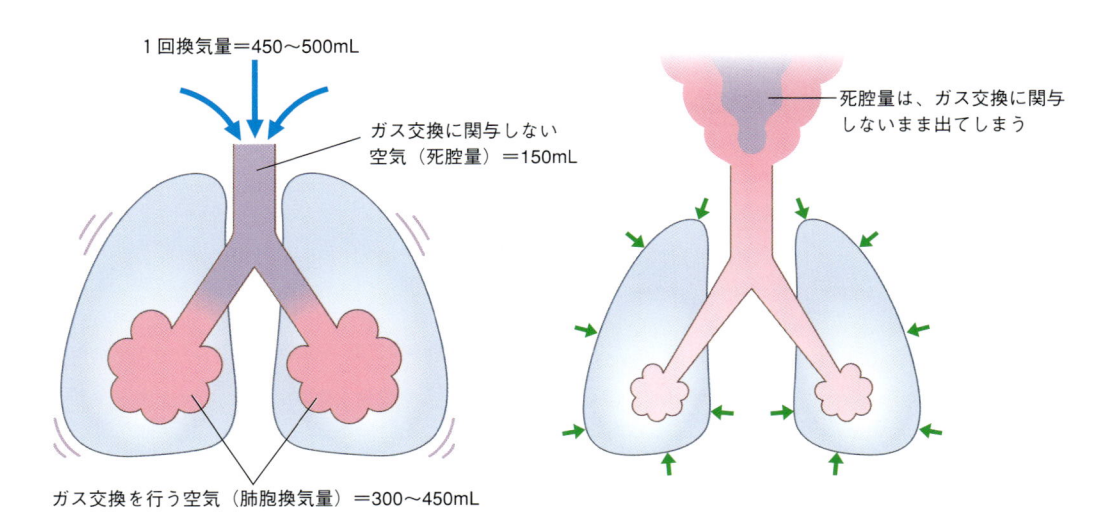

1回換気量＝450〜500mL

ガス交換に関与しない空気（死腔量）＝150mL

ガス交換を行う空気（肺胞換気量）＝300〜450mL

死腔量は、ガス交換に関与しないまま出てしまう

図4-17　死腔と肺胞換気量

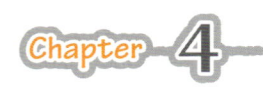

呼吸のしかたでガス交換の効率も変わる

死腔量と肺胞換気量の関係をみていくと、興味深いことがわかります（図4-18）。ポイントは、どんな呼吸をしても、死腔量が150mLと、変わらないことにあります。

図4-18にある表は、呼吸パターンによる分時換気量と分時肺胞換気量の違いを示したものです。ふつうの呼吸の場合の1回換気量を500mLとすると、そこから死腔量を引いた肺胞換気量は、350mLになります。

これに対し、浅く速い呼吸をした場合、1回換気量は250mLで、そこから死腔量を引いた肺胞換気量は100mLしかありません。

仮に、毎分8,000mLの分時換気量を同じように確保しようとすると、ふつうの呼吸では16回息をスーハーするだけですみますが、浅く速い呼吸ではその2倍、32回も息をスーハーしなくてはなりません。

倍以上の数の呼吸が必要ということは、それだけ1回あたりの呼吸効率が悪いということです。最も呼吸効率がいいのは、皆さんご存知の深呼吸。つまり、ゆっくりと深く息を吸ったり吐いたりする方法です。1回換気量が1,000mLと通常の倍になるので、呼吸数は半分の8回ですみます。肺胞換気量が多く、効率よくガス交換ができます。

 喘息の患者さんの呼吸が苦しそうなのは、呼吸効率が悪いためだったんですね

 これから、テストの前には深呼吸します（笑）

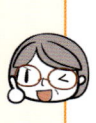 そうなの。ちなみに、息を深く吸い込むと血中の酸素濃度も上がって、脳や身体の働きも活発になるわよ

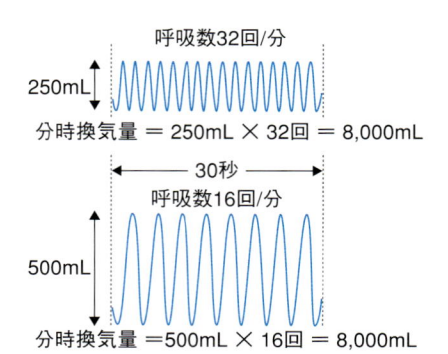

1回換気量＝250mL、呼吸数32回/分の場合

死腔量＝150mL ── 肺胞換気量＝100mL

1回換気量＝500mL、呼吸数16回/分の場合

死腔量＝150mL　肺胞換気量＝350mL

呼吸数32回/分
250mL
分時換気量 ＝ 250mL × 32回 ＝ 8,000mL

30秒
呼吸数16回/分
500mL
分時換気量 ＝ 500mL × 16回 ＝ 8,000mL

	1回換気量 A	呼吸数 B	分時換気量 A×B	死腔量 C	肺胞換気量 A−C	分時肺胞換気量 (A−C)×B
浅く速い呼吸	250mL	32回	8,000mL	150mL	100mL	3,200mL
ふつうの呼吸	500mL	16回	8,000mL	150mL	350mL	5,600mL
深く遅い呼吸	1,000mL	8回	8,000mL	150mL	850mL	6,800mL

図4-18　呼吸パターンによる分時換気量と分時肺胞換気量の違い

呼吸と筋肉・脳の深い関係

　皆さんは、呼吸器系さえ正常ならば、正常な呼吸ができるものと思うかもしれません。しかし、これまで説明してきたように、肺の呼吸運動は肋間筋や横隔膜の動きに支配されています。さらに、これらの呼吸筋を動かしているのは脳です。したがって、正常な呼吸を続けるためには、呼吸器が正常に働くばかりではなく、筋肉や脳もすべて、正常に働かなくてはなりません。

　また、肺で換気ができたとしても、それを細胞へと届けたり、細胞が排出した二酸化炭素を肺まで運んできてくれる循環器系が機能しなくては、呼吸の意味がありません。

　このように、呼吸の機能ひとつとってみても、身体は多くの器官と組織、細胞が連携してはじめて、1つの生命体として機能していることがわかります。

　今度はその連係プレイをみていきましょう。

脳幹は呼吸をどうコントロールしているか

　呼吸をつかさどる呼吸中枢は、脳幹の最下部に位置する延髄にあります（図4-19）。呼吸中枢の働きはまるで自動制御センターのようであり、意思で操ることはできません。

　呼吸が正常に機能しているかどうかは、ある見張り役によって監視されています。「見張り役」とは、大動脈弓と、総頸動脈が内頸動脈と外頸動脈に分岐するポイントにある化学受容器（**大動脈小体、頸動脈小体**）です。かたや全身、かたや脳に血液を送る手前の場所だと考えれば、そこに見張りが必要な意味もわかるでしょう。

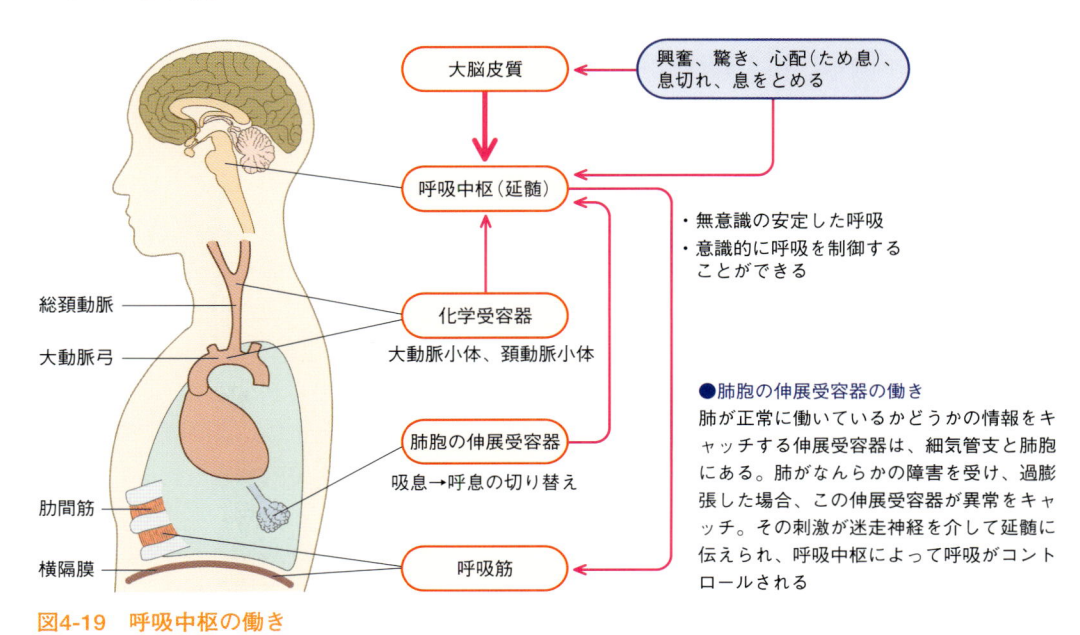

●肺胞の伸展受容器の働き
肺が正常に働いているかどうかの情報をキャッチする伸展受容器は、細気管支と肺胞にある。肺がなんらかの障害を受け、過膨張した場合、この伸展受容器が異常をキャッチ。その刺激が迷走神経を介して延髄に伝えられ、呼吸中枢によって呼吸がコントロールされる

図4-19　呼吸中枢の働き

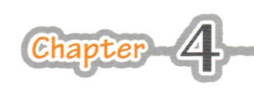

これらの化学受容器は、血液中に流れる酸素や二酸化炭素の量を監視し、その情報を延髄に届けます。延髄では、情報をもとに呼吸のリズムを決め、横隔膜と外肋間筋に働きかけて、1回換気量や呼吸数を調節します。

なんらかの異常で、血液中の酸素分圧が低下したり、二酸化炭素分圧が上昇したりすると、延髄はすかさず「換気を増やせ」と命令します。運動してたくさんの酸素を消費した後、呼吸が深く早くなるのはこのためです。

反対に、酸素が十分にあると延髄は安心しきってしまい、動きません。人工呼吸器などで酸素が十分に供給される状態が続くと、なんと、自発呼吸は止まってしまいます。手術で麻酔をかけるとき、一定量の二酸化炭素を添加するのはこのためです。患者に二酸化炭素を吸わせることで、延髄の興奮と自発呼吸を促しているのです。

 二酸化炭素って、すごく悪者のイメージがなかった？

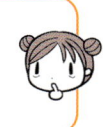 ありますね。最近では地球温暖化の原因ともいわれてますし……

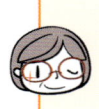 でもね、私たちの身体からすべての二酸化炭素がなくなってしまったら、自発呼吸も止まってしまうわけでしょう。酸素も大事だけれど、多少の二酸化炭素もまた、大事なのよ

大脳半球による呼吸のコントロール

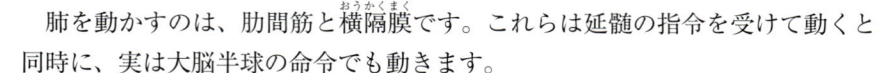

肺を動かすのは、肋間筋と横隔膜です。これらは延髄の指令を受けて動くと同時に、実は大脳半球の命令でも動きます。

大脳半球は、人間の意識と関係があり、呼吸はある程度、意識的にも操れます。ただし、それは長くは続きません。自分でいくら息を止めようとしても、すぐに限界がきて、呼吸が始まりますね。これは、しばらくすると延髄から命令が下りて、「大脳半球からの命令を撤回せよ」と迫られるからです。

延髄からの要請は非常に強く、常に大脳半球の命令に勝ります。呼吸は意識でコントロールできますが、私たちが生きていくために必要不可欠な運動なので、自分の意思だけでコントロールできるようには、なっていないのです。

ちなみに、ヒトはどれくらいの間、呼吸しないでいられるんでしょうか。まず、血液中にある酸素の量は最大でも1Lです。ヒトは、安静時でも1分間に300ミリmLの酸素を必要としますから、計算すると、3分間くらいしかもちません。

このように、酸素が豊富にある陸上に住む私たちの身体はもともと、いつでもどこでも酸素が摂取できることを前提につくられています。クリーンな大気と環境を守らなくちゃいけない理由も、よくわかるでしょう。

食べる

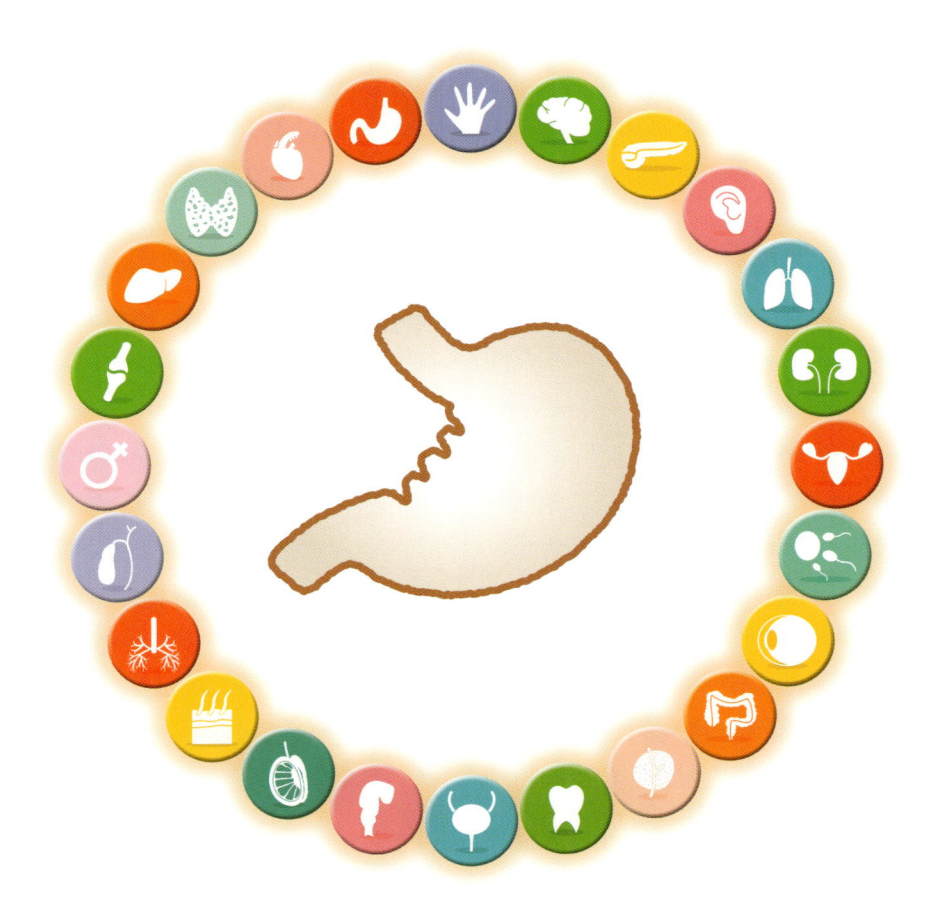

食べる

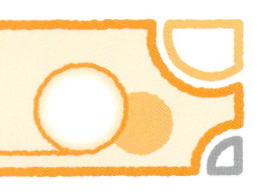

　生きるために、私たちは絶えず呼吸をし、食物の形で**栄養**を摂取しています。たとえ食欲がなくても、生きるためには食べ続けなければならない。このことは、身体が絶えず作り替えられていることと関係しています。

　個体に寿命があるように、身体を構成している一つひとつの細胞にも寿命があります。たとえば、血液の流れに沿って酸素を運搬する赤血球の寿命は約120日。老朽化し、機能しなくなった赤血球は、脾臓や肝臓で選別・破壊され、分解されます。

　にもかかわらず、血液中にある赤血球の数はいつもだいたい一定です。これは、死んでいく赤血球の数と同じ数だけ、新たな赤血球がつくられ、補充されているからにほかなりません。

　同じように、皮膚も、小腸や大腸の粘膜も、常に更新されています。骨だって、例外ではありません。そう考えると、1日に新しくつくらなければならない細胞の数は、気の遠くなるほど膨大です。

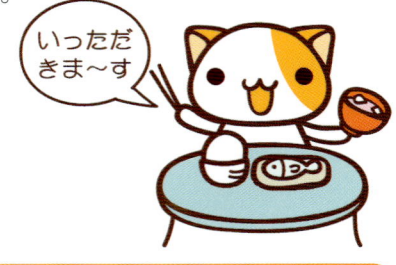

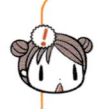
私たちがものを食べるのは、新しい細胞をつくるためだったんだ

それだけではなくて、細胞自体が大きくなって成長していくためにも栄養素は必要だし、絶えず消費されるエネルギーを補給するためにも、栄養素は必要なの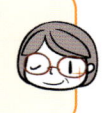

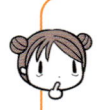
でも、私たちが食べているのはご飯やお肉、お野菜ですよね。それがどうやって、細胞をつくる原料になるんだろう？

いい質問ね。実は、それこそ代謝の本質にかかわることなの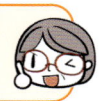

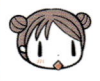
代謝の本質？

そう。代謝とは、身体の中で次々と物質を作り替えていくこと。どんな食物も、身体に入ると、そのままの形ではいられないの

同化作用と異化作用

豚や牛のお肉を食べても、私たちの身体は人間のまま。もちろん、野菜を食べたって、肌が緑色や黄色、赤色に変化する、なんてことはありません。

これは、私たちの身体が食物をそのまま利用しているのではなく、必ず栄養素にまで分解し、身体に合う材料に作り替えて利用しているからです。この「作り替える」からだの機能を、生理学では**代謝**とよんでいます。

代謝とよばれる化学反応には大きく、**異化作用**と**同化作用**があります。異化作用とは、物質をより簡単な構造に分解し、変化させていく作用のことです。その過程でたくさんのエネルギー（ATP）が蓄えられます（**図5-1**）。

同化作用とは反対に、その蓄えたATPを使って、低分子の物質を高分子の物質に再合成していく作用です。

皆さんは気づいたかもしれませんが、代謝には呼吸が深くかかわっています。まず、食物の形で摂取した物質を、呼吸によって取り入れた酸素で酸化させて、ATPを取り出し、同時に成分を分解します。分解された成分は、次に遺伝子の働きによって、再び私たちの身体に合うように作り替えられていきます。

つまり、代謝とはこの一連の化学反応を総称した言葉であり、生命活動そのもの、といってよいかもしれません。

心身ともに安静な状態で、身体が生産する熱の総量を**基礎代謝量**（BMR）といいます。これは、呼吸や心拍、腎機能の維持など、生きていくために必要な基本的生命活動に、どれくらいのエネルギーを必要とするかを示しているものです。この基礎代謝量は、体表面積や性別などの要素によって変わり、発育のために大量のエネルギーを必要とする小児は基礎代謝量が多くなり、高齢者になると筋肉が萎縮するのに伴い、その基礎代謝量は劇的に減っていきます。

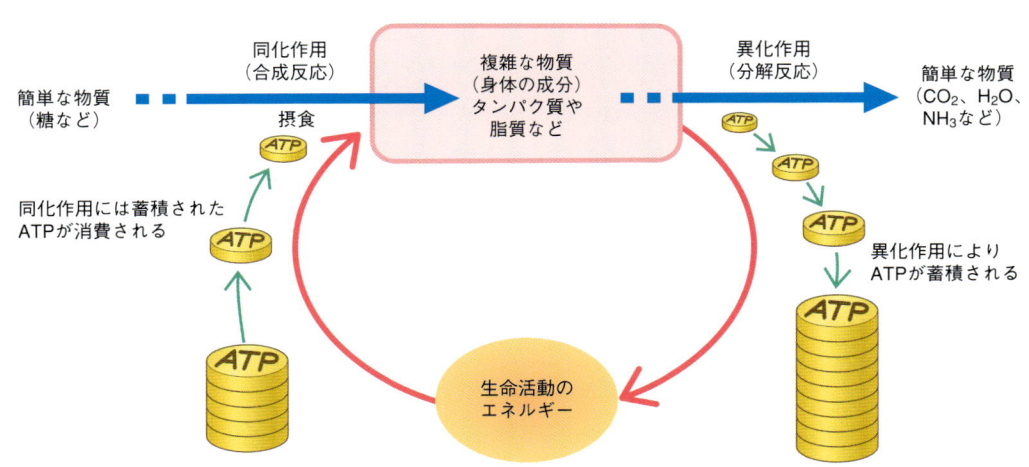

同化作用（合成反応）：
栄養を摂取し、呼吸や消化によって脂質やタンパク質など身体が必要する複雑な物質を作る

異化作用（分解反応）：
外界から取り込んだ物質（食物）を分解し、より簡単な物質を呼吸などによって酸素や二酸化炭素を作り、エネルギー（ATP）を産生する

図5-1　異化作用と同化作用

 高校の家庭科で習った３大栄養素って、覚えている？

糖質、タンパク質、脂質、ですよね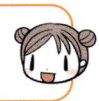

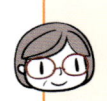 そう。そこにビタミンやミネラルを加えて、５大栄養素ともいうわね。いずれにしても、私たちのからだは、これらの栄養素を分解したり、うまく組み合わせて合成しながら、活動を続けているということになるの

さまざまな細胞と使われている栄養素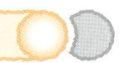

　健康なからだを保つために必要な物質は、20種類の有機化合物と15種類の無機物、そして水です。人間は、食事をとおしてこれらの物質を取り入れ、からだに必要な数千種類の物質を作り出すことができます。

　栄養素のうち、最も簡単に分解できるのは糖質です。分解が容易ということは、それだけすばやくエネルギーを取り出すことができます。ジャガイモやお米などの植物に含まれるデンプンも多糖類といって糖質の一種です。

　私たちの身体はまず、必要なエネルギーを得るために糖質を消費します。さらに、余分なグルコースはグリコーゲンという形にして、肝臓や筋肉などに蓄えます。蓄えられたグリコーゲンは、必要に応じて再びグルコースに分解され、エネルギー源となります。

　肉や卵、乳製品などに含まれる脂肪は、代謝によって中性脂肪やリン脂質、コレステロールなどに作り替えられます。脂肪と聞くと、"やっかいもの"のイメージがあるかも知れません。しかし、中性脂肪は身体を包み深部組織を守るクッションに、リン脂質は細胞膜に、コレステロールのほとんどはステロイドとなって、ある種のホルモンや胆汁、ビタミンDをつくる材料になります。

　栄養素のうち、最も重要なのは**タンパク質**です。タンパク質は、コラーゲン（骨や腱などを作る）やケラチン（毛髪や爪）、酵素（食物の分解を助ける）、抗体（免疫機能を担う）など、多種多様な物質の原料となります。

　先にお話したように、タンパク質は**アミノ酸**とよばれる小さな分子で構成されています。体内で使われるアミノ酸の配列は遺伝子によってあらかじめ決められ、取り込まれたタンパク質は、遺伝子がもつ設計図に従って身体に合うよう、作り替えられていきます（**図 5 - 2**）。

　豚肉などに含まれるタンパク質も、いったんアミノ酸にまで分解された後、遺伝子の指示に従って並べ替えられるため、豚肉を食べてもちゃんと、人間のタンパク質がつくられます。

　ちなみに、どうしても体内で生成できず、食事から摂らなければならないアミノ酸を、栄養学では**必須アミノ酸**とよんでいます。

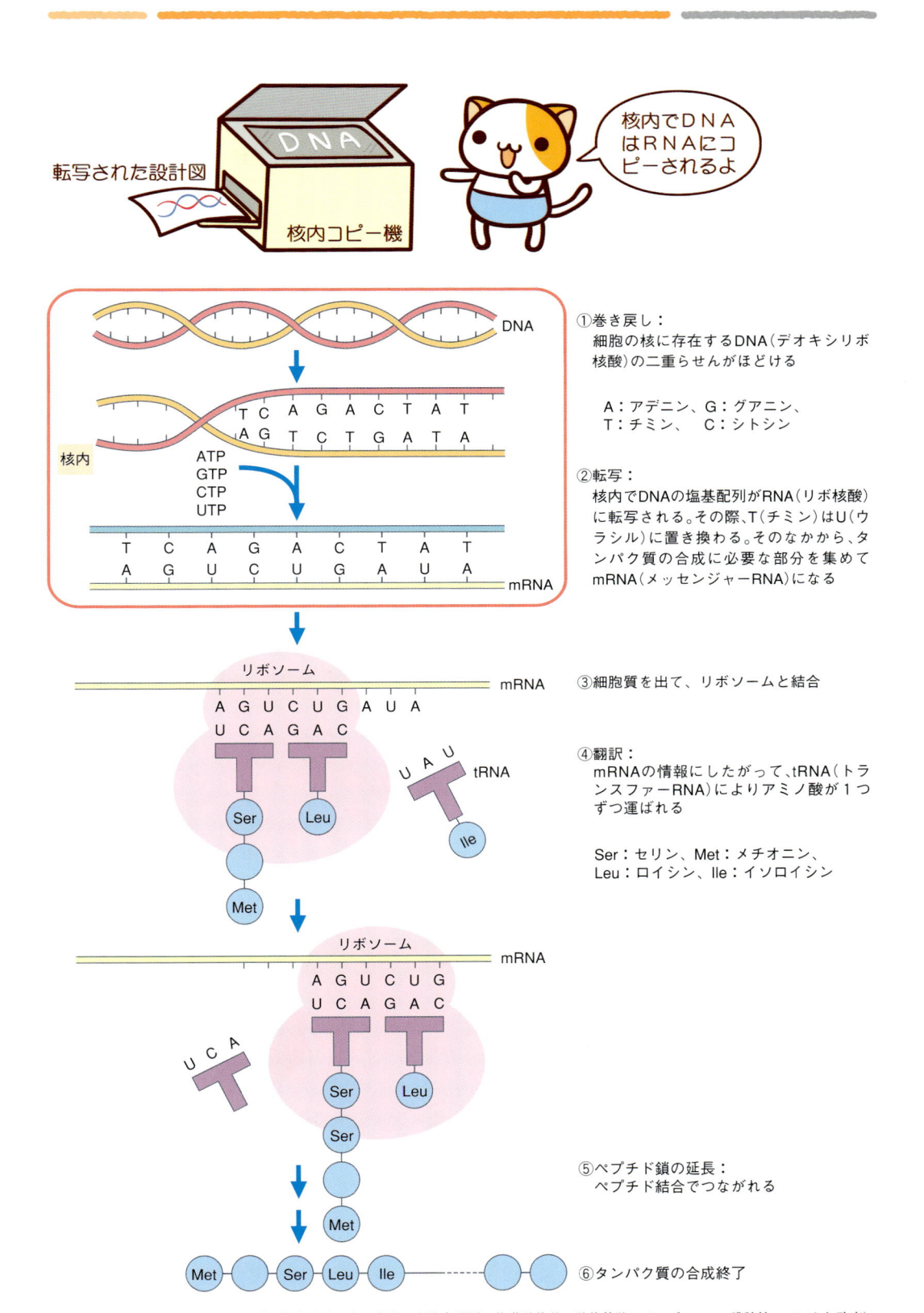

図5-2 タンパク質の合成

（鈴木公監：タンパク質の体内代謝。木戸康博、中坊幸弘編；基礎栄養学、栄養科学シリーズ、p.89、講談社、2003より改変）

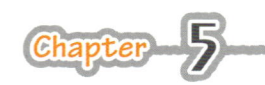

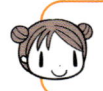 食物を分解して体内で作り替えるなんて、まるで工場みたい

 それも、身体はかなり省エネで、効率のよい工場。私たちのからだは、高い熱も圧力も使わず、複雑な化学変化をかなりの速さでやってのけるんですからね

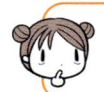 どうして、そんなことができちゃうんですか

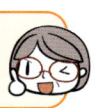 それはね、**酵素**のおかげなの

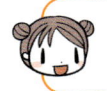 酵素って、たしかタンパク質の一種ですよね？

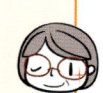 酵素には化学変化のスピードを上げる触媒（しょくばい）としての作用があります。ほらよく、洗剤のCMなどで耳にするでしょ、「酵素の力ですばやく汚れを分解」って。あれは、汚れのモトになるタンパク質や脂質を、酵素の力で分解して落としますよ、っていう意味なの

分解力をアップする酵素の力

　食物を吸収できるように小さく分解することを生理学では**消化**といい、大きく分けて2つの段階があります。1つは**物理的消化**、もう1つは**化学的消化**です。

　物理的消化とは文字どおり、食物を砕いて細かくしていく作業です。口の中で咀嚼（そしゃく）したり、胃の中で撹拌（かくはん）したりという作業が、それに当たります。

　物理的消化によって食物を際限（さいげん）なく細かくできたとしても、それではまだ、十分に分解されたとはいえません。からだが栄養素を吸収するには、血管の壁を通り抜けられるほど小さな分子でなければならないからです。血管の壁を通り抜け、しかも、その流動性を損なわないように物質を化学的に変化させる消化を、化学的消化といいます。

　体内に存在するたくさんの酵素は、この化学的消化を助ける働きがあります。たとえば、酸素と水素を結合させて水を作るには通常、400℃以上の熱が必要ですが、砕いた白金を加えると、低温でも酸素と水素が結合して水ができます。つまり酵素は、体内ではこの白金のような働きをするのです（**図5-3**）。

　人間の体温は通常、36〜37℃程度に保たれています。これは、スピーディな化学変化に十分な温度とはいえません。しかし、化学反応を早めようとして体温を上げてしまうと、細胞を構成するタンパク質がその熱に耐えられず、変性してしまいます。酵素がなくては消化もできず、代謝は成り立たないのです。

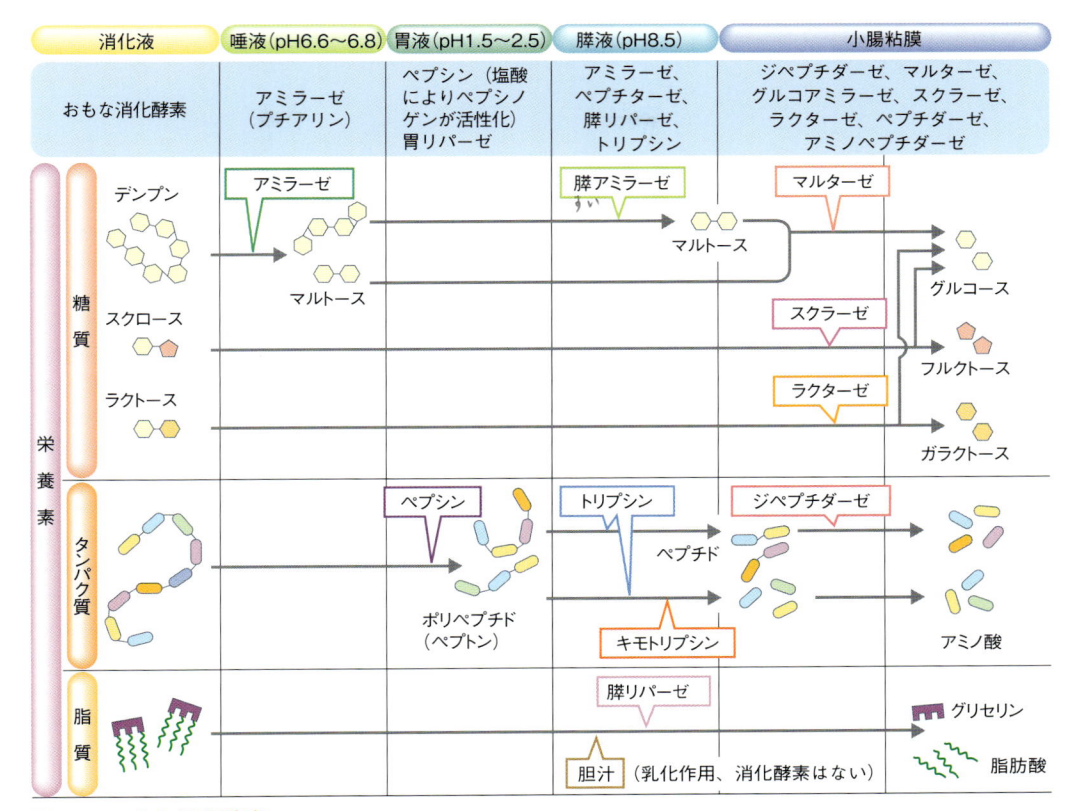

消化液	唾液（pH6.6〜6.8）	胃液（pH1.5〜2.5）	膵液（pH8.5）	小腸粘膜
おもな消化酵素	アミラーゼ（プチアリン）	ペプシン（塩酸によりペプシノゲンが活性化）胃リパーゼ	アミラーゼ、ペプチターゼ、膵リパーゼ、トリプシン	ジペプチダーゼ、マルターゼ、グルコアミラーゼ、スクラーゼ、ラクターゼ、ペプチダーゼ、アミノペプチダーゼ

図5-3　おもな消化酵素

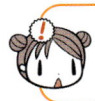
そうか。酵素ってすごく大事なんですね

パワーを貯めて、一気に吐き出すでござる

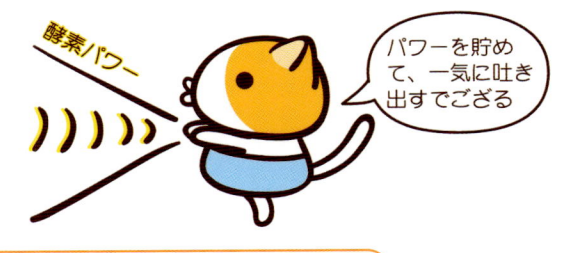

体内を流れる体液は、弱アルカリ性（pH7.35〜7.45）に保たれています。これを強力な酸性やアルカリ性に変えれば反応速度は速くなりますが、その分、粘膜などの細胞を傷つけてしまいます。自分自身を傷つけず、しかもスピーディに化学反応を起こすために、私たちはたくさんの酵素をもっているのよ

36℃前後という体温は、酵素にとっても居心地がいいんでしょうか

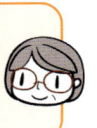
体温は、多くの酵素が最も活性化する温度に設定されているの。酵素もまたタンパク質の一種なので60℃以上になると変性してしまってパワーを発揮できません

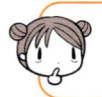

酵素が働く最適なpHというのも、あるんですか？

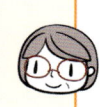

それは、酵素の種類にもよるの。たとえば、胃で働くペプシンはpH２、唾液のアミラーゼはpH７、膵臓から出るトリプシンはややアルカリ性のpH８くらいが最適かしら

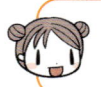

けっこうバラバラなんだ

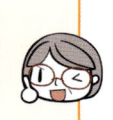

分泌される環境に合わせて、最も活動しやすい酵素が活動している、ともいえるわね

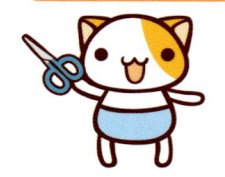

消化酵素による分解の仕組み

消化酵素は、物質を化学的に切っていくハサミのようなものです。ただし、なんでも切れる万能バサミではありません。ハサミの種類によって、切れるものと切れないものが存在します。

さらに、このハサミはけっこう大雑把です。両端から一つひとつ切っていく——なんていう面倒な作業はしません。まずは大きな塊ごと、幅をもって切っていきます。

デンプンを分解する消化酵素は、唾液などに含まれるアミラーゼです。アミラーゼは、デンプンを細かく切り刻み、グルコースが２分子のマルトース（麦芽糖）や数個結合したデキストリンという物質に変えていきます。そのデキストリンが小腸に来ると、次に小腸壁の細胞にあるマルターゼという消化酵素が働きます。マルターゼは二糖類を分解する専用バサミです。デキストリンはこのハサミによって加水分解され、グルコースとなって小腸に吸収されます。

アミノ酸がたくさん結合してできたタンパク質の場合、ハサミによって切る場所も違えば、できる物質も違ってきます。いずれにせよ、小腸に来るまでに短いペプチドに分解され、小腸壁の細胞にあるジペプチダーゼという酵素によって、２分子のアミノ酸に分解されながら吸収されます。

ここでのポイントは、吸収前はあえて２分子のまま残し、１分子のアミノ酸まで切り分けしないことにあります。

１分子まで分解してから小腸の細胞内で吸収されても、１分子のグルコースにしかなりません。でも、２分子のまま、小腸の細胞膜あるマルターゼによって消化されながら吸収されると、細胞内には２分子のグルコースが吸収されることになります。つまり、２分子の状態のままで吸収したほうが、より効率よく吸収できるのです（図５-４、５-５）。

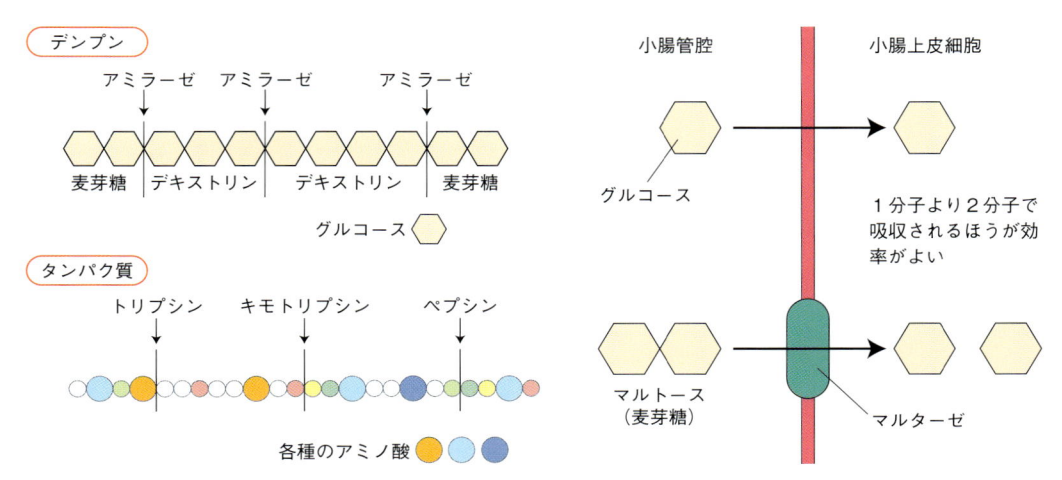

図5-4　消化酵素の働き

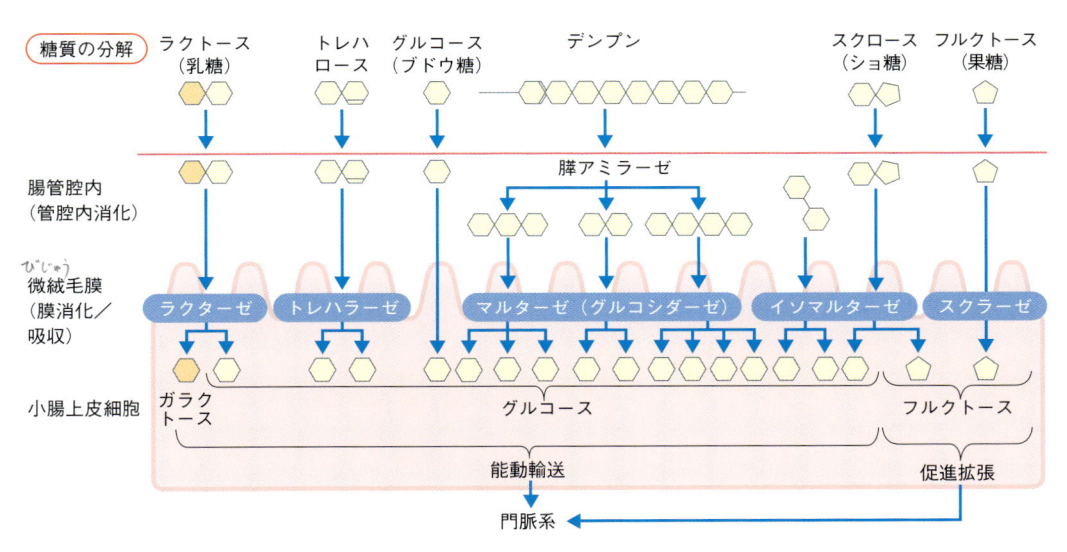

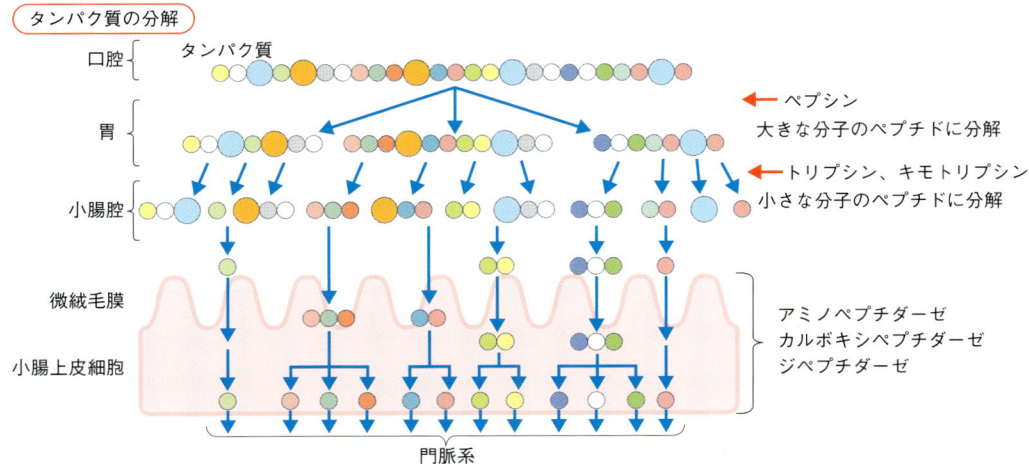

図5-5　糖質とタンパク質の分解

消化器系の概観

　自然界のなかで、人間ほど雑食な動物はいません。野菜も果物も魚も、ほかの動物の肉だって、食べます。その雑食を支えているのは消化器系です。消化器系は、からだを貫く1本の管である**消化管**と、それに付随している唾液腺、肝臓や胆嚢、膵臓などの器官を指します（**図5-6**）。

　食物はまず、歯で噛み砕かれ、舌で味わわれ、口腔を通って咽頭から食道へと入っていきます。さらに、胃で撹拌され、小腸で吸収され、大腸で便となり、肛門から排泄されます。

　全長約9mに及ぶ消化管は、一見すると身体の中にあるようですが、解剖学的には身体の外です。つまり、口の端からストッキングのようにくるくると丸めて裏返せたとしたら、内側だったと思っていたものが、外側にもなる構造です。

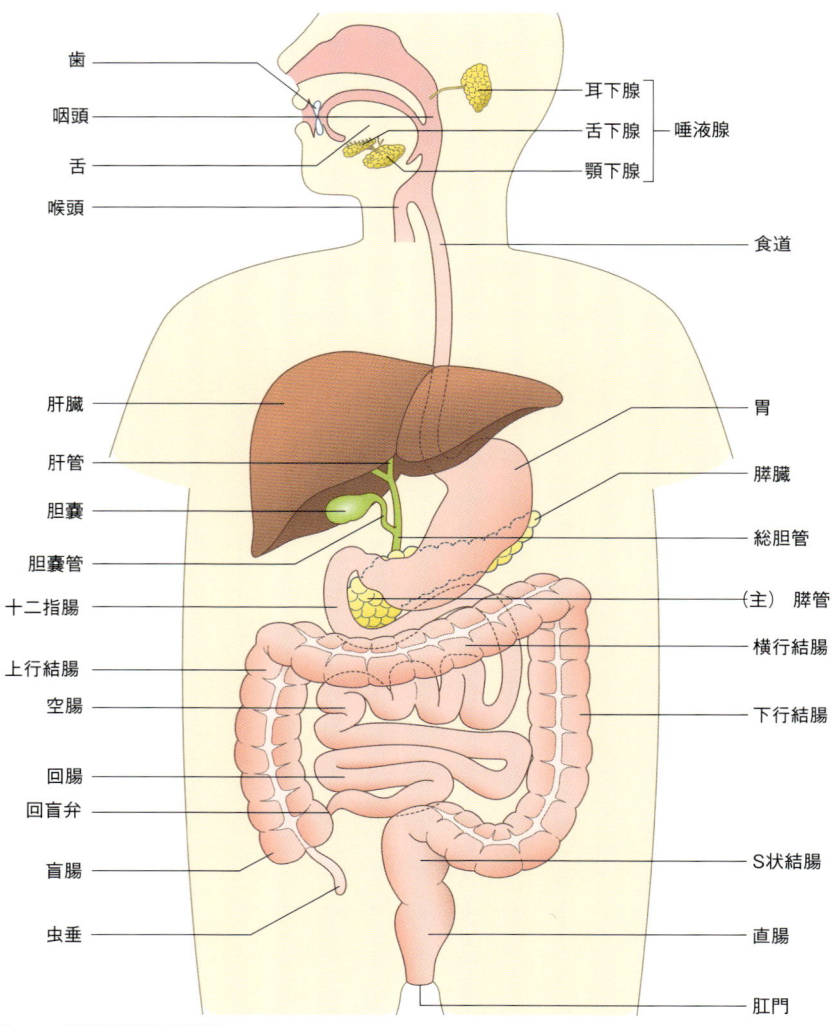

図5-6　消化器系の概観

食物の流れ

では、口から入った食物がどのような過程を経て、消化管の中をたどっていくのか、順を追ってみていきましょう。まずは口の中から、です（図5-7）。

先生、このザラザラした感触は……

人間の舌よ

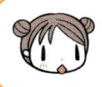

舌？

ザラザラしているのは舌乳頭という小さなでっぱりがたくさんあるから。味を感じる**味蕾**という細胞は、この舌乳頭の一部についているの。ちなみに、脊椎動物の舌はすべて、骨格筋のかたまりでできてるの。その気になればけっこう、自由に動かせるし、牛タンなんて、コリコリしてるでしょ？

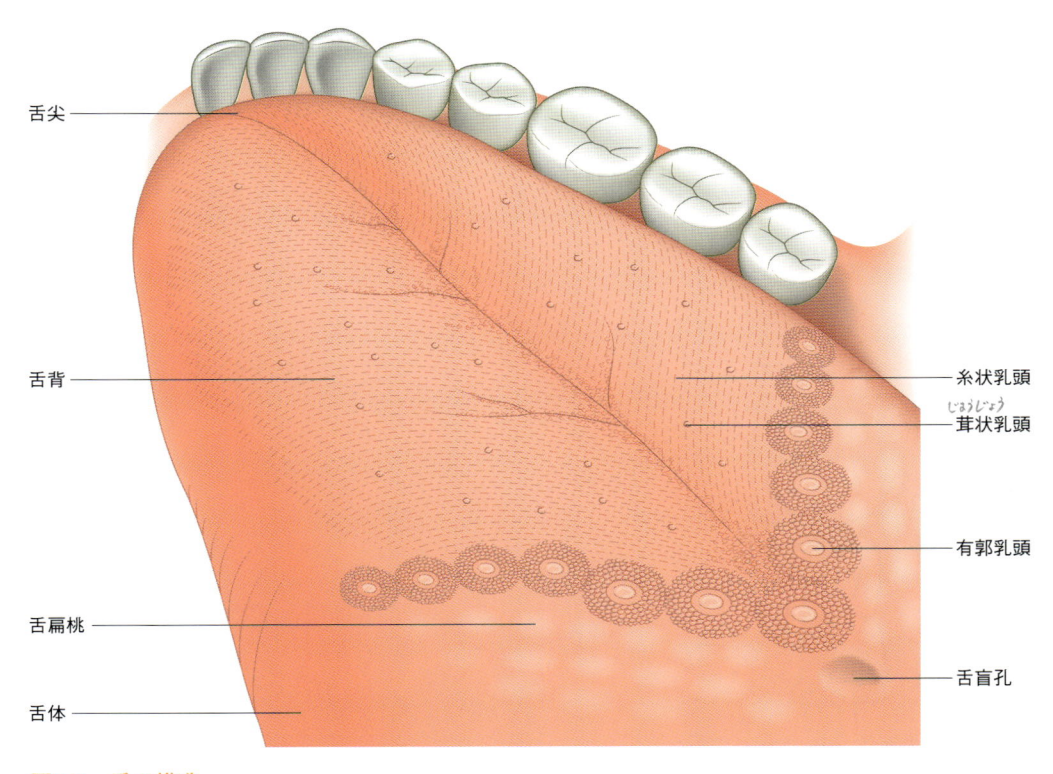

舌尖

舌背

糸状乳頭

茸状乳頭

有郭乳頭

舌扁桃

舌体

舌盲孔

図5-7　舌の構造

口の中

　口に入った食物はまず歯で噛み砕かれ、**咀嚼**されます。咀嚼は単純な運動のように見えますが、形の異なる歯が、それぞれ別の働きをしながら連携して、食物を細かくしています。前歯は「ノミ」のような形で、食物を噛みきり、犬歯は食物を引き裂き、臼のように平らな臼歯は、食物をすりつぶします。

　こうして咀嚼している間、口の中にある唾液腺から唾液が分泌されます。唾液のほとんどは、食物をやわらかくし、噛み砕きやすくするための水分です。消化酵素のアミラーゼが含まれていて、デンプンを分解してくれます。

　唾液にはその他にも、リゾチームなどの酵素や粘液が含まれています。粘液によって唾液は粘っこくなり、これでおおわれた食物の表面は滑らかになって、スムーズに食物を飲み込むことができます。

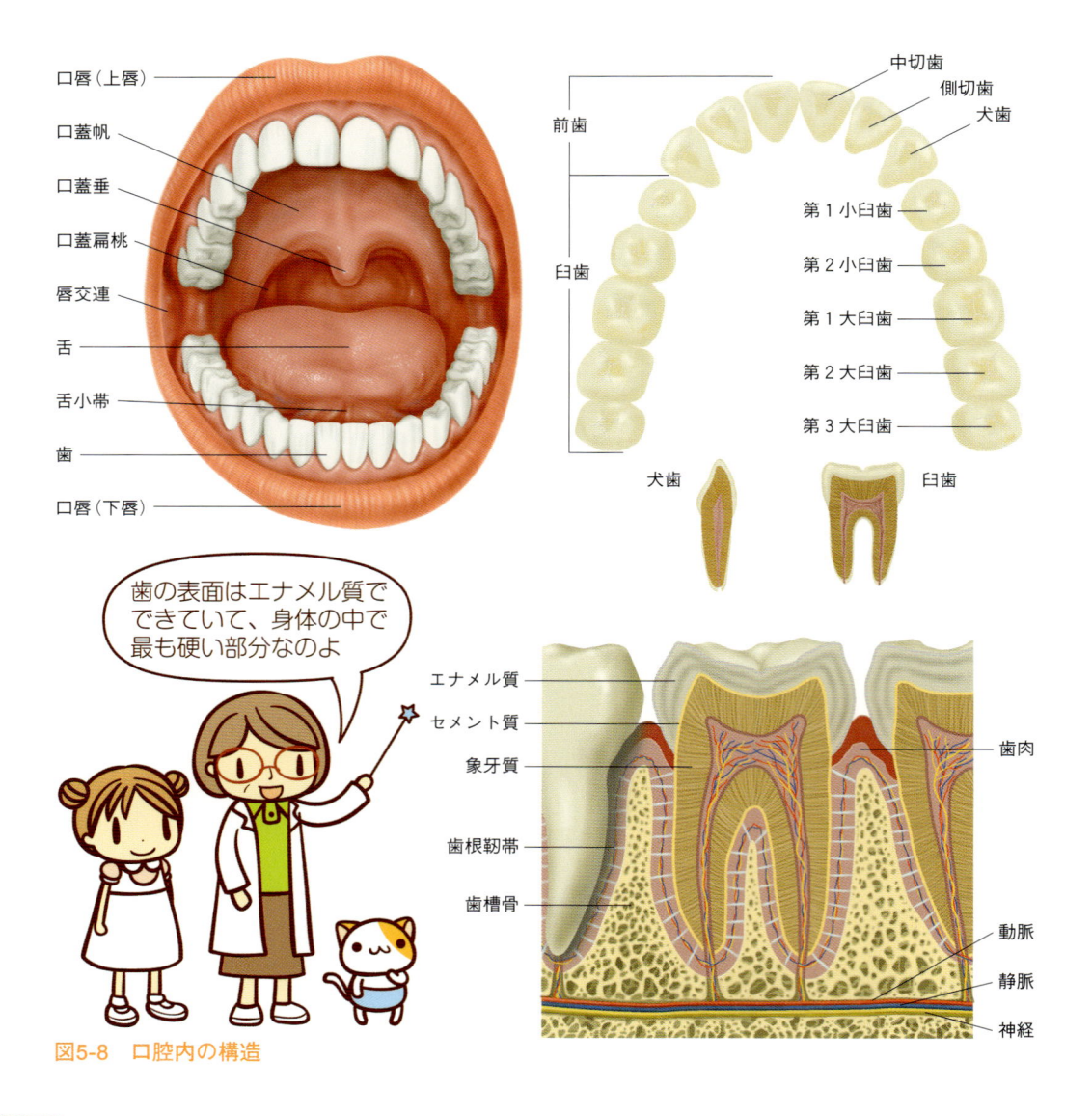

図5-8　口腔内の構造

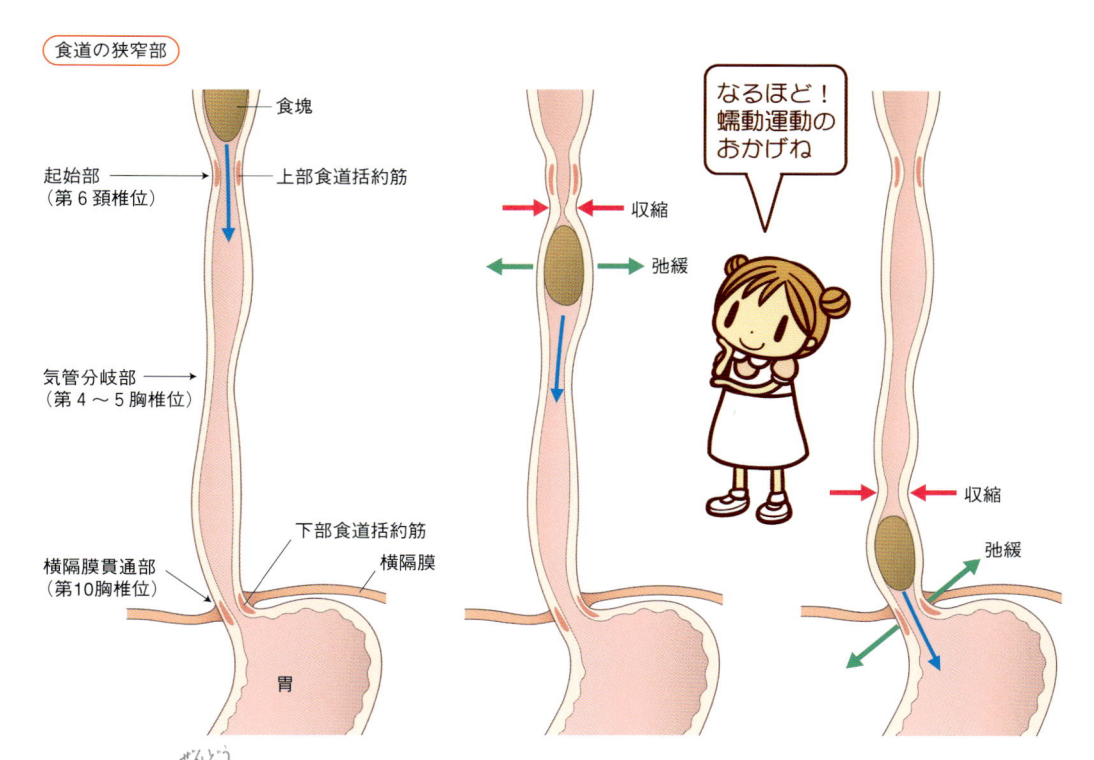

食道の狭窄部

食塊
起始部
（第6頸椎位）
上部食道括約筋

気管分岐部
（第4～5胸椎位）

横隔膜貫通部
（第10胸椎位）
下部食道括約筋
横隔膜

胃

なるほど！
蠕動運動の
おかげね

収縮
弛緩

収縮
弛緩

図5-9　食道の蠕動運動

食道の蠕動運動では、食塊の上下に位置する輪状筋と縦走筋が収縮・弛緩を繰り返し、胃のほうへ食塊を押し出す。無重力の宇宙空間でも食道の食塊は胃に進むことができます。

咽頭から食道へ

　噛み砕かれた食物は、**嚥下運動**（p.83 図 4 - 4 ）によって咽頭から食道へ流れていきます。咽頭は消化器であると同時に呼吸器でもありますが、食物が通るときは喉頭蓋が気道の入り口を塞ぐため、食物が気道を流れることはありません。食道は、その**蠕動運動**によって食物を胃へと運びます（図 5 - 9 ）。

胃の中

　食道を下りていくと、大きな空洞にぶつかります。この空洞が胃です。胃は食物を一時的に貯え、撹拌して**粥状**にします。

　食物が胃に下りてくると、胃壁は蠕動運動を開始し、胃液を分泌します。胃液には消化酵素のペプシノゲンが含まれ、ペプシノゲンは同時に分泌される胃酸（pH1.0～2.5の塩酸）によって活性化されてペプシンとなり、そのペプシンが、タンパク質をペプチドに分解していきます。また、胃酸はその強い酸性によって、食物を殺菌します（図 5 - 10）。

　強力な胃酸と消化酵素は、胃壁そのものも消化し、溶かしてしまうおそれがあるため、胃壁は同時に、胃の粘膜を保護する粘液も分泌しています。

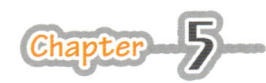
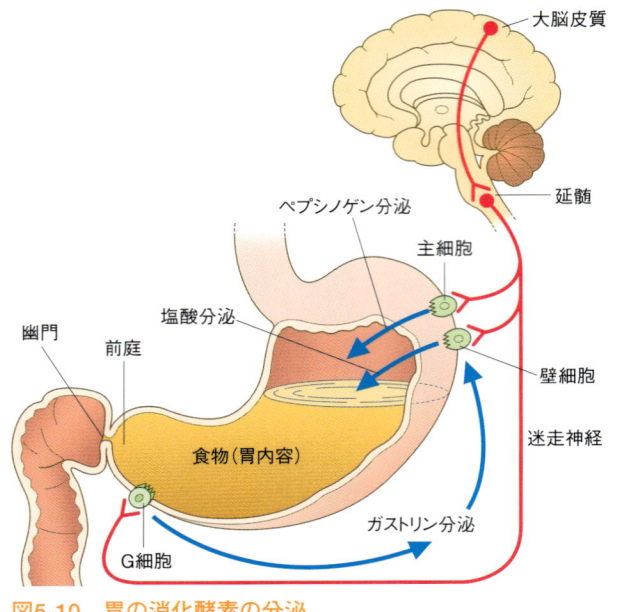

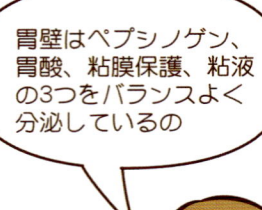
胃壁はペプシノゲン、胃酸、粘膜保護、粘液の3つをバランスよく分泌しているの

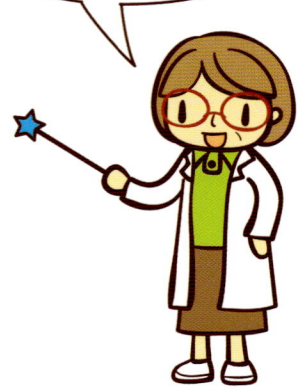

大脳皮質

延髄

ペプシノゲン分泌

主細胞

塩酸分泌

幽門

前庭

壁細胞

迷走神経

食物（胃内容）

ガストリン分泌

G細胞

図5-10　胃の消化酵素の分泌

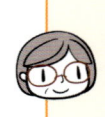
胃壁は、タンパク質分解酵素のペプシノゲン、殺菌作用をもつ胃酸、粘膜を保護する粘液の３つを分泌していて、３つがバランスよく働くことで、消化を進めながら、自身を守っています

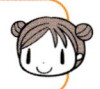
胃が消化されちゃうと、どうなるんですか

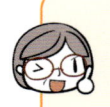
よく知られているのは胃潰瘍（かいよう）ね。原因は、アルコールやストレスなどによって、過度に胃酸が分泌されたり、胃の粘膜を保護する粘液が少なくなることによるの

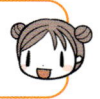
胃潰瘍なら、よく知ってます

後で詳しく説明しますが、胃壁は胃酸の分泌を促進するガストリンというホルモンも分泌しているの。一度にたくさんの食物が胃の中に入ってくると、どうしても、胃液が薄められて、消化や殺菌の働きが弱まってしまいます。そういう場合は、ガストリンを分泌してもっと胃酸を出せと命令するのよ

小腸の中

　胃で粥状になった内容物は、小腸へと向かいます。小腸は、十二指腸から空腸、回腸と続く細く長い管で、消化管全体の4分の3を占めています。

　食物の気配を感じると、腸はその刺激で蠕動運動を始め、4〜8時間もかけて食物を**消化、吸収**します。

　小腸の表面は粘膜でおおわれ、粘膜は輪状のヒダをいくつもつくり、その表面には絨毛が生えています（**図5-11**）。この構造によって、小腸の表面積は見た目よりもずっと大きくなっています。平らな場合、約3,300cm²しかない管腔内の表面積が、輪状ヒダによって約3倍に広がり、さらにそこに生えた絨毛によってその10倍にも広がっています。

　さらに、絨毛より細かい微絨毛まで含めると、表面積はなんと、見た目の600倍。この広い表面積によって、小腸はあらゆる栄養素を吸収しつくすことができるのです。

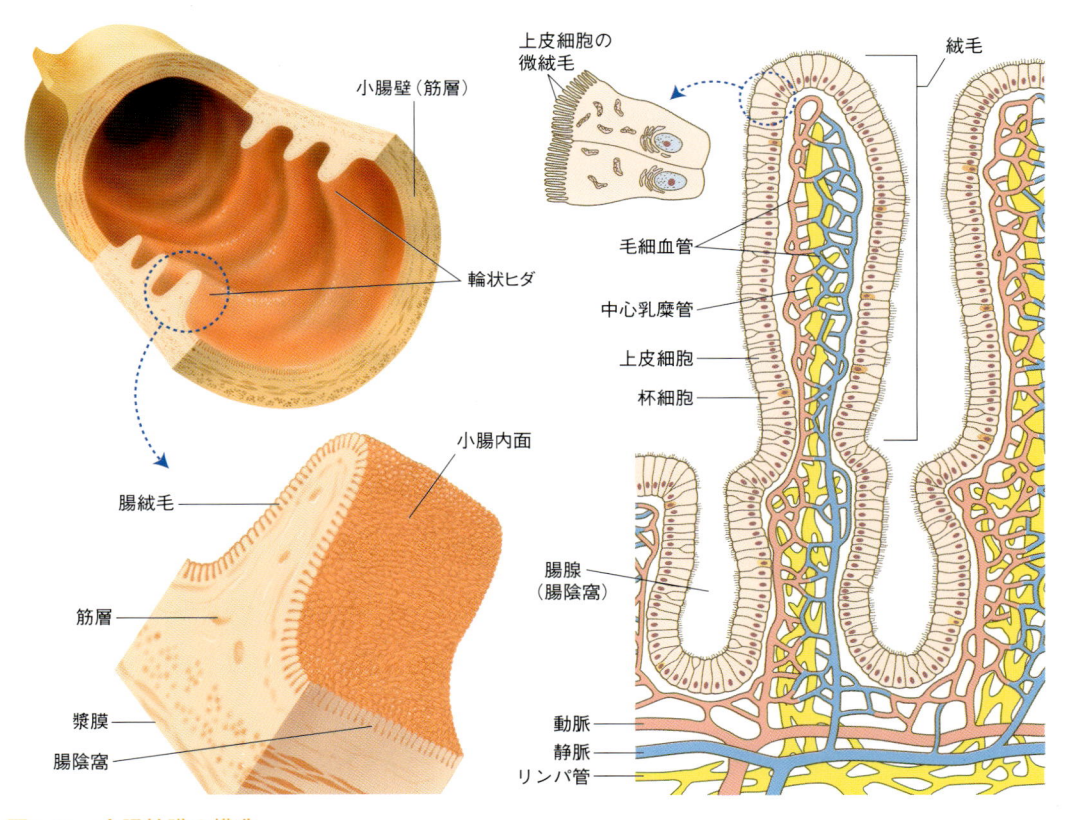

図5-11　小腸粘膜の構造

（用）（語）（解）（説）
消化管の蠕動運動：消化管は平滑筋という、自分の意思では動かすことのできない筋肉でできている。輪状に走る輪走筋と縦に走る縦走筋の2つの筋層からなる。胃では胃壁の中輪走筋（平滑筋）が肥厚し、括約筋となり幽門弁を作る。消化管の動きは自律神経とホルモンによって調節され、食物が入ってくると、収縮する箇所が口から肛門へと向かって移動する。これを蠕動運動という。

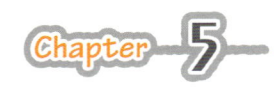

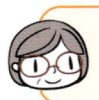
小腸での吸収を化学的に助けるのは、胆汁と膵液です。それぞれどこから出されるか、わかるかしら？

えーと、胆汁は胆嚢から、膵液はもちろん、膵臓ですよね

じゃあ、胆汁はどこでつくられると思う？

えっ、胆嚢じゃないんですか

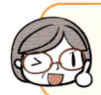
違います。正しくは肝臓。胆嚢は胆汁を濃縮して放出するだけなのよ

胆嚢

　胆汁は胆嚢でつくられると思いがちですが、つくっているのは肝臓です。胆嚢はその胆汁を蓄え、放出する器官に過ぎません。

　肝臓で胆汁がつくられるとまず、胆管を通って胆嚢へと流れていきます。胆嚢の長さは7〜9cmで、幅は2〜3cm。30〜50mLほどの容量があり、肝臓で作られた胆汁を蓄えておくことができます。

　胆嚢は、送られてきた胆汁から水分や塩分を吸収し、濃縮します。こうして5〜10倍に濃縮された胆汁は、粘液とともに、十二指腸に放出されます。

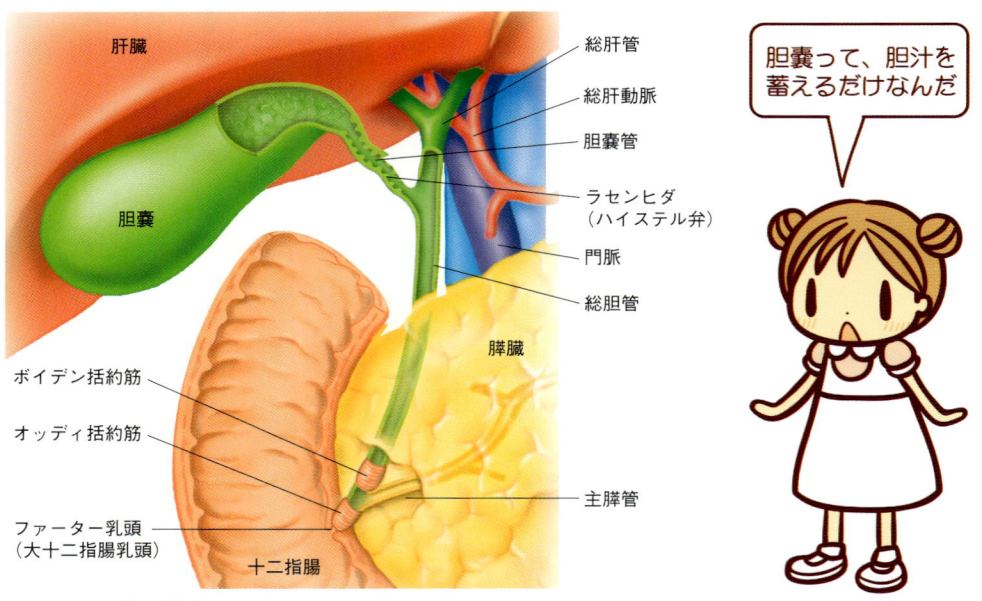

図5-12　胆嚢の構造

胆嚢って、胆汁を蓄えるだけなんだ

胆嚢は、胆汁を放出するタイミングをどうやってはかっているんですか

それにはね、コレシストキニンというホルモンが関係しているの

 コレシストキニン？

消化管ホルモンの一種で、食物が入って来たのを察知すると、十二指腸や空腸から分泌されます。胆嚢を収縮させて、胆汁を絞り出す働きがあるの（**図5-13**）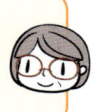

消化管ホルモンか、よし覚えておこう

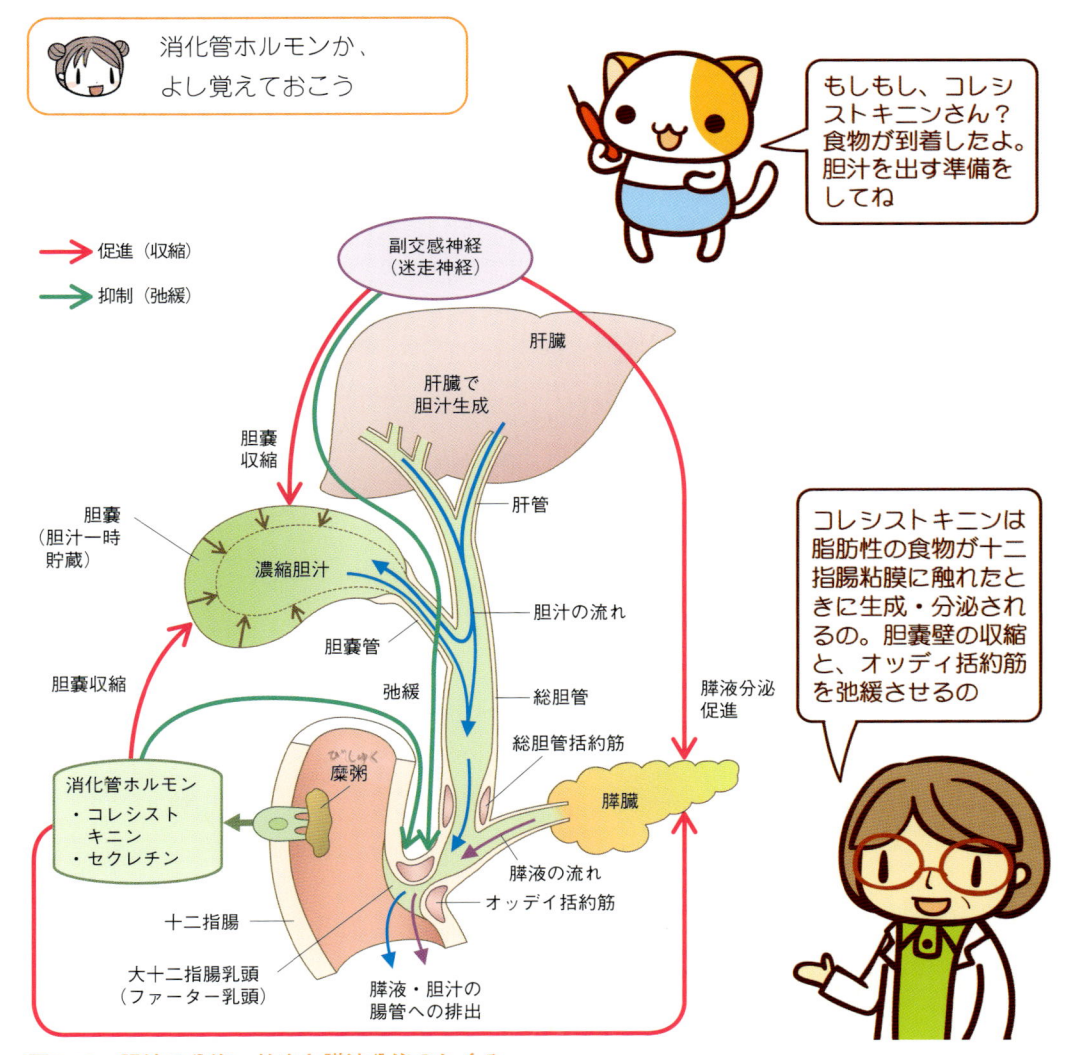

図5-13 胆汁の分泌・放出と膵液分泌のしくみ

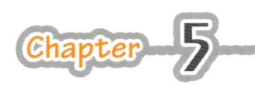

胆汁の成分と脂質を乳化する胆汁酸の働き

　意外なことに、胆汁の97%は水分です。含まれているのは、ほかに胆汁酸やビリルビン、コレステロールなどがあります。胆汁が黄色く見えるのは、このビリルビンによるものです。

　胆汁は、おもに脂質の分解に関係しています。ただし、胆汁が直接、脂質を分解しているわけではありません。分解を助ける役目をしているだけです。

　食物から摂取する脂質の大部分は、グリセロールというアルコールに、脂肪酸が3つ結合した**中性脂肪**です。トリアシルグリセロール（triacylglyserol）あるいはトリグリセリド（triglyceride）といい、略してTGとよんでいます。

　TGを分解するのは、リパーゼという消化酵素です。胆汁は、このリパーゼを助けることで、間接的に消化を促します。　*TG ⇒ 中性脂肪*

　消化管を通るTGは、水と分離した形で存在しています。消化酵素のリパーゼは水の部分に溶けていますので、このままの状態だと、水と接している部分しか、リパーゼの作用を受けることはできません。これでは消化が十分に進まないため、胆汁に含まれる胆汁酸の働きで、分離していた脂肪分を小さな滴にして水中に分散させます。これは、分離していたドレッシングをよく混ぜて、牛乳のように白く濁った状態にするのと同じで、**乳化**といいます（**図5-14**）。乳化によって、TGが水と接する表面積は格段に大きくなり、リパーゼの作用を受けやすくなります。

　胆汁とリパーゼの働きで、グリセロールと脂肪酸に分解された成分は、小腸の粘膜から吸収され、小腸の細胞に入った後、再び脂肪に合成されます。

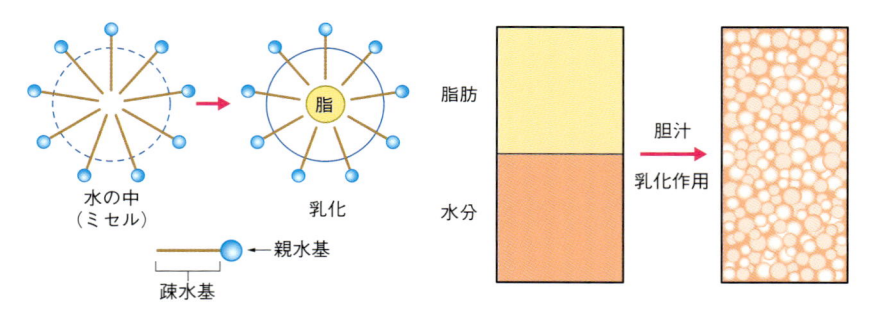

図5-14　乳化

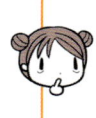
いったん分解してから再合成するなんて、どうしてそんな、面倒なことをするんだろう？

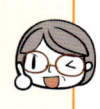
それはね、グルコースをまず使ってもらい、脂肪は後からゆっくり使ってもらうためなの　*糖*

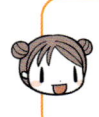
なるほど。非効率的に見えることも、ちゃんと理由があるんですね

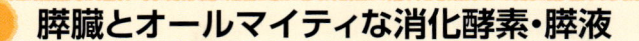

膵臓とオールマイティな消化酵素・膵液

膵臓は、腹部の最も深い位置にある臓器です。十二指腸が「C」の字に走る、その真ん中あたりにはまりこんでいます。

膵液を運ぶのは膵管です。その先は十二指腸に開いていて、胆汁を運ぶ胆管は膵臓にもぐり込み、十二指腸に開く直前で膵管に合流しています。

膵臓から分泌される膵液は、多量の重炭酸イオンを含むアルカリ性で、酸性の胃液を中和する働きをもっています。また、膵液には糖質やタンパク質、脂肪を分解するための、たくさんの酵素が含まれています。

たとえば、膵液に含まれるトリプシノゲンとキモトリプシノゲンは、小腸に入るとそれぞれ活性化され、トリプシンとキモトリプシンになって、タンパク質を分解します。

膵リパーゼ（ステアプシン）は中性脂肪を脂肪酸とグルセロールに、膵アミラーゼ（アミロプシン）はデンプンや、唾液によって途中まで分解された多糖類を、麦芽糖にまで分解します。

膵液にはヌクレアーゼという、核酸を分解する酵素も含まれています。このように、膵液はなんでも分解できるオールマイティな消化液なのです。

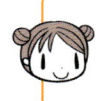

それだけの消化酵素を分泌して、膵臓自体は大丈夫なんでしょうか

そこがポイントなの。膵臓は、トリプシンなどの消化酵素を前駆体の形で分泌し、それらは小腸の中に入ってはじめて、活性化されます。だから、たくさんの消化酵素をもっていても、自分は安心というわけね

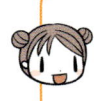

なるほど。で、膵液の分泌は、どこがコントロールしているんですか

それもやっぱり、消化管ホルモン。食物が十二指腸に入ってくると、その刺激で複数の消化管ホルモンが放出されて、それが膵臓に「膵液を出せ」と命令するのよ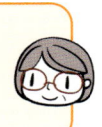

消化に欠かせない消化管ホルモン

　ホルモンは、細胞から血液へ分泌される液性の化学物質です。産生される臓器やその種類によって、成長や代謝を促したり、水・電解質のバランスを整えたりするなど、さまざまな働きを担っています。

　ホルモンのうち、消化に関係するものを**消化管ホルモン**とよびます。消化管ホルモンはいったん血液中に分泌され、体内をめぐった後、再び分泌された近くの消化管に作用します。かぎられた部分にしか働かないため、局所ホルモンともよばれます。

　消化管ホルモンは、食物それ自体の流れによって刺激され、分泌されます。食物が胃の中に入り、胃の中のpHが上昇すると、それが胃細胞を刺激して、ガストリンが分泌されます。ガストリンはさらに胃腺を刺激して、タンパク質分解酵素の前駆体（ペプシノゲン）や粘液、塩酸の分泌を増加させます。

　粥状になった食物が十二指腸へと移動すると、内容物に含まれる塩酸などの刺激によって、十二指腸や空腸の一部からコレシストキニンやセクレチンなどのホルモンが分泌されます。これらのホルモンは血中を経て膵臓に作用し、最も多くの消化酵素と重炭酸イオンを含む膵液を分泌させます。

　さらに、セクレチンは肝臓を刺激して胆汁の分泌を増加させ、コレシストキニンは胆嚢を収縮させて、胆汁の排出を促します。

　消化管ホルモンは、消化を促すだけではなく、抑制する働きもしています。たとえば、セクレチンは膵臓に作用し膵液の分泌を促しますが、同時に、胃から分泌される消化酵素や粘液、塩酸の分泌を抑制します。

　このように、十二指腸内の酸性度に対して、胃と膵臓を介する2つのフィードバック機構が働くことによって、正常な分泌・消化を保っているのです。

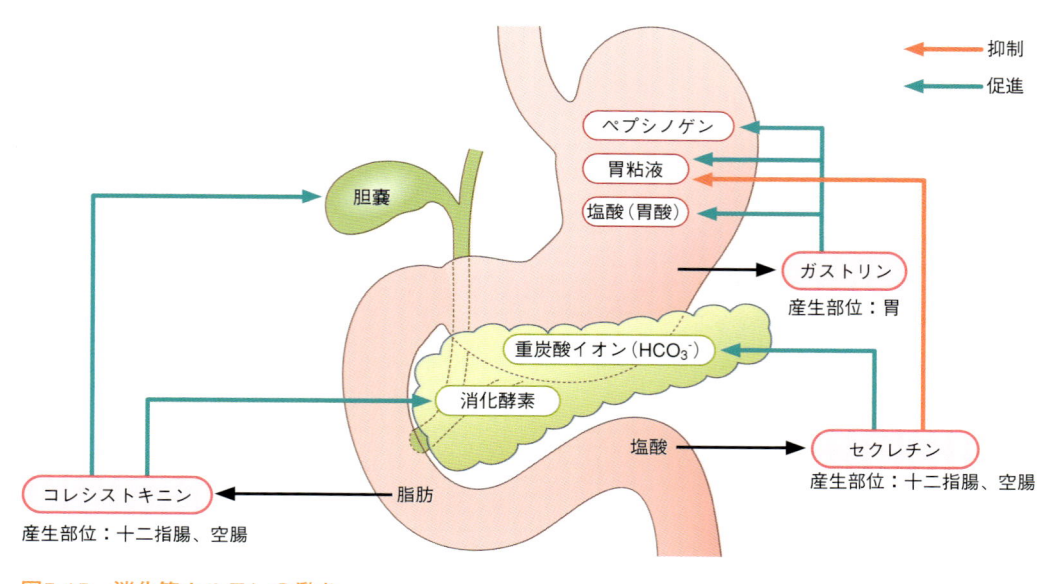

図5-15　消化管ホルモンの働き

 さて、いよいよ関所に向か
う頃ね

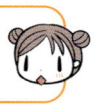 関所なんてあるんですか

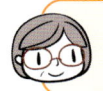 関所というのは、モノのた
とえ。肝臓のことよ

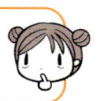 肝臓がどうして、関所とよ
ばれるんだろう

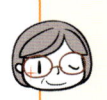 それはね、小腸で栄養分を吸収したすべての血液は、
一度、肝臓へ集められるから。肝臓は、血液の流れを
チェックして、その中に危険なものは含まれていない
か、流れる量は適切かなどを見ながら、コントロール
しているの

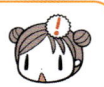 なるほど、だから関所
なんだ

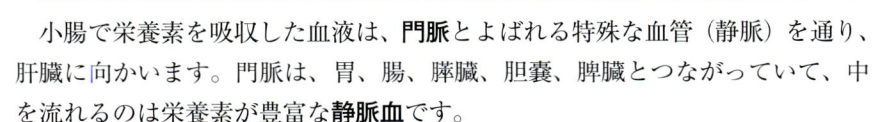 小腸から門脈、肝臓へ

　小腸で栄養素を吸収した血液は、**門脈**とよばれる特殊な血管（静脈）を通り、肝臓に向かいます。門脈は、胃、腸、膵臓、胆嚢、脾臓とつながっていて、中を流れるのは栄養素が豊富な**静脈血**です。

　焼き鳥屋さんでレバーを食べたことがる人はわかると思いますが、人間の肝臓もあれと同じ、赤褐色をしています。何しろ、毎分1.5Lの血液が肝臓に流れ込み、肝臓が含む血液の量は全体の10〜14％にもなります。血液が豊富なのは、肝臓の大きな特徴です。

　肝臓には、肝動脈から血液が流れ込みますが、その量は肝臓全体に流れ込む血液のわずか5分の1に過ぎません。肝臓を満たしているのは、ほとんどが小腸から流れ込む静脈血です。

　血液をたっぷり含んだ肝臓は人体の臓器のなかで最も重く、成人で1,400gほど。肝鎌状間膜を境に、右葉と左葉に分かれた構造をしています。

　肝臓はとても我慢強い臓器で、少々の障害を受けても症状が現れません。別名「沈黙の臓器」ともよばれ、その70％近くを切り取っても再生できるほど、再生能力の高い臓器でもあります。

　半面、障害が80％程度に及ぶと機能不全になるともいわれています。我慢強いだけに、症状が出た頃にはすでに手遅れ、ということもしばしばです。

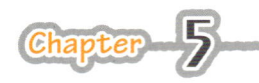

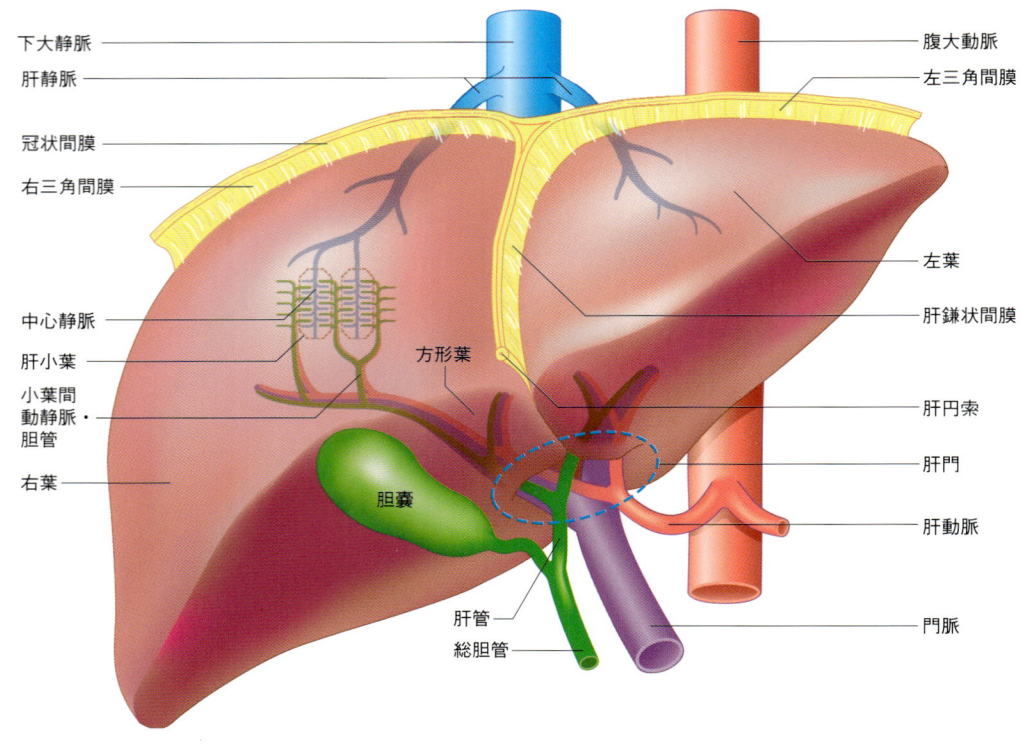

下大静脈
肝静脈

冠状間膜
右三角間膜

中心静脈
肝小葉
小葉間
動静脈・
胆管
右葉

方形葉

胆嚢

肝管
総胆管

腹大動脈
左三角間膜

左葉
肝鎌状間膜

肝円索
肝門
肝動脈

門脈

図5-16　肝臓の構造

 ねえ、ちょっとこの顕微鏡を覗いてみて

 小さな六角柱の模様がたくさん見えます

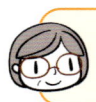 それは肝小葉というの

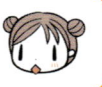 肝小葉？

 肝臓組織の最小単位よ

肝小葉

　肝臓の組織を顕微鏡で覗くと、肝細胞がたくさん集まって六角形のかたまり（ブロック）をつくっているのが見えます。これは**肝小葉**とよばれ、肝臓の組織の単位になります。

　肝小葉を立体的にとらえると、肝細胞が1層に並んだ板状の壁（肝細胞索）が放射状に集まったような形をしています。この壁と壁の隙間に迷路のように走っているのが洞様毛細血管（類洞）。類洞の内面には**クッパー星細胞**とよばれる大食細胞が常在していて、血液の中に異物が侵入してくると、それを貪食

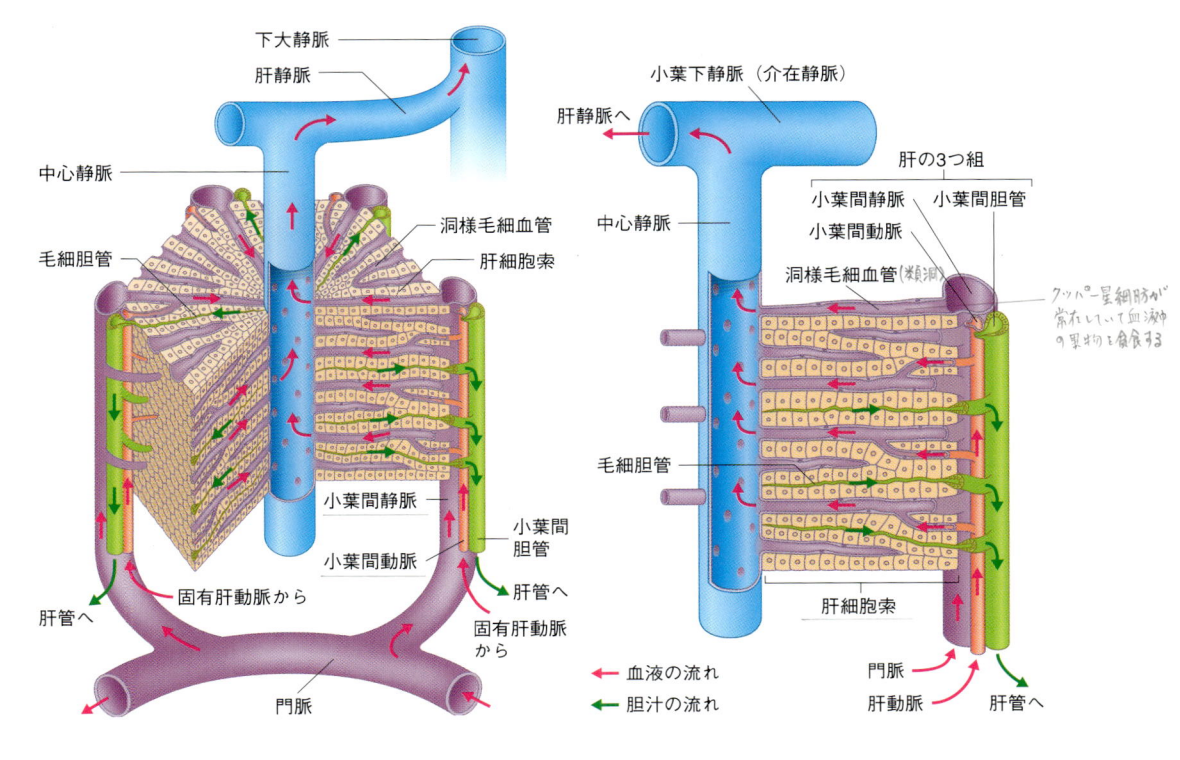

図5-17 肝小葉

してくれます。

　また、肝小葉内の肝細胞索と類洞の間にはディッセ腔という隙間があり、この隙間を介して類洞と肝細胞との間で物質交換が行われています。

　ちなみに、肝小葉を構成する肝細胞は約50万個です。

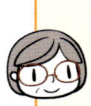
肝小葉における体液の流れは大きく２つあります。１つは血液によるもので、血液は小葉間動脈と小葉間静脈を通って、肝小葉の周辺部から中心に向かって流れ、肝細胞と酸素や栄養素、老廃物などの交換をします

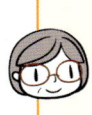
それは胆汁によるもの。肝細胞で作られた胆汁は中心部から周辺部へ、つまり血液とは逆の方向へ流れます

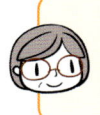
肝細胞の隙間（毛細胆管）を運ばれ、グリソン鞘内の小葉間胆管に入ります

もう１つの流れは？
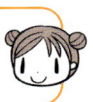

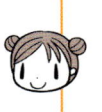
血液と胆汁の流れる方向は逆なのか……。で、中心から周辺へ流れた胆汁は、その後どこへ向かうのですか

肝臓が持つさまざまな機能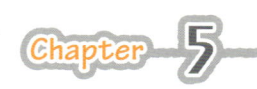

日本語には、いちばん大事で中心になることを「肝心かなめ」という古くから伝わる言葉があります。この言葉が示すとおり、肝臓は身体の中で大変重要な働きを担っている臓器です。

肝臓がもつおもな機能を、以下に示しました（図5-18）。

❶ 栄養素の作り替え

肝臓は、植物性の貯蔵糖質であるデンプンを動物性の貯蔵糖質であるグリコーゲンに作り替えたり、他の生物のタンパク質や脂質を人間に必要なタンパク質や脂質に作り替えています。

❷ 血糖調節

肝臓で貯蔵されたグリコーゲンはその後、必要に応じて血液中に送り出されます。血液中のグルコースが不足すると（血糖値が低下すると）、肝臓は貯蔵しておいたグリコーゲンを再びグルコースに変えて血液中に送り出します。

❸ 胆汁の生成

肝臓は、身体の中で最も大きい腺組織でもあります。胃から胃液が分泌されるように、肝臓の細胞からは胆汁が分泌されます。

❹ 解毒作用

肝臓は血液中に紛れ込んできた有害物質を分解して、無毒化しています。腸から吸収され肝臓に運ばれたアルコールは、肝臓内でアセトアルデヒドから酢酸へと分解され、最終的には二酸化炭素と水になって体外に排出されます。また、アミノ酸を分解する過程では、有害物質のアンモニアがつくられますが、アンモニアは肝臓に運ばれて尿素となり、尿中に排出されます。

❺ 血液凝固因子の生成

肝臓は、プロトロンビンやフィブリノゲンなど、血液凝固に重要な役割を果たす物質の大部分を生成しています。

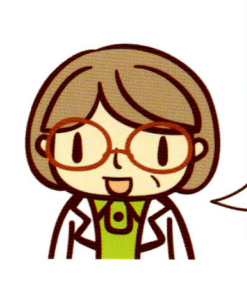
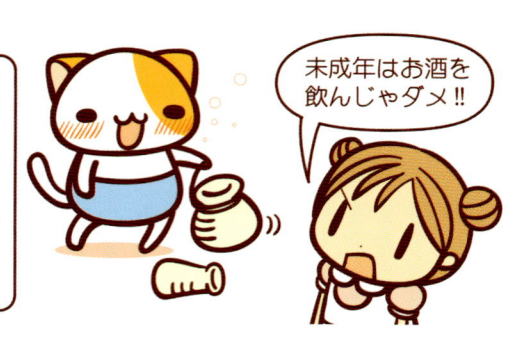

アセトアルデヒドは血管を拡張させるので、お酒を飲むと心拍数が増えたり、顔が赤くなるのはこのためよ。また、飲み過ぎてアセトアルデヒドが十分に分解されないと、二日酔いになるのよ

未成年はお酒を飲んじゃダメ!!

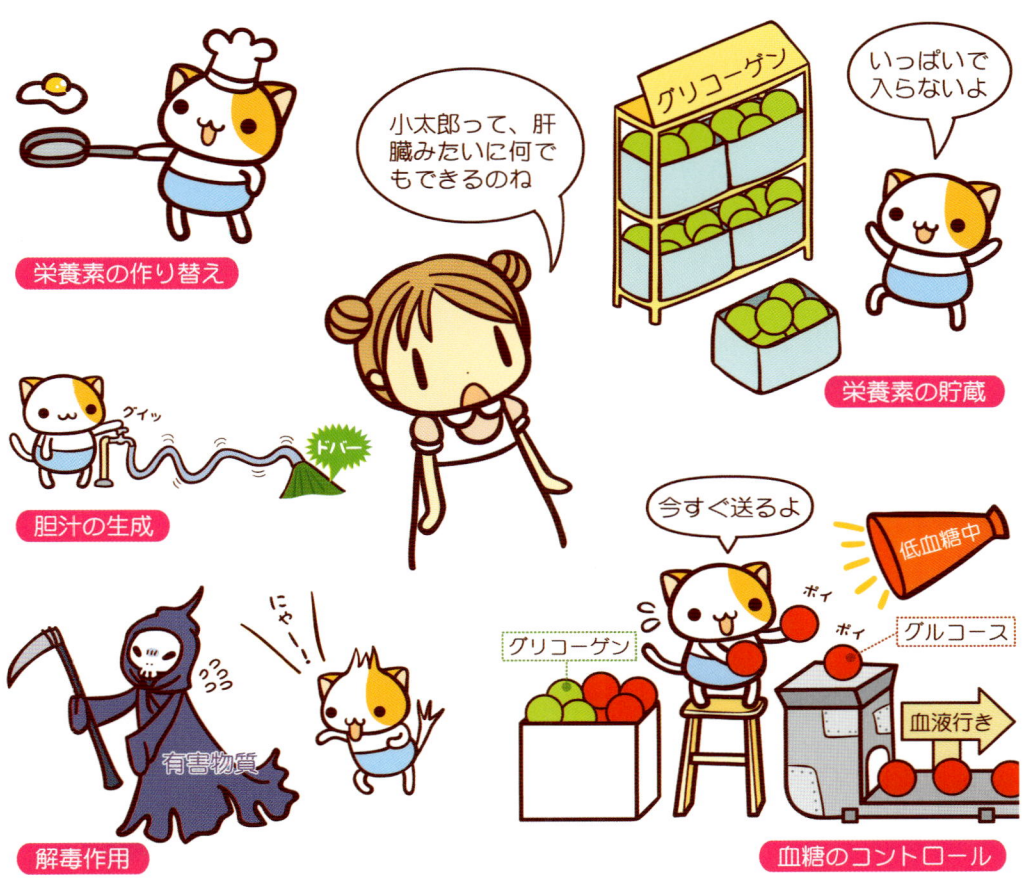

図5-18　肝臓の機能

肝臓は、ずいぶんとたくさんの機能をもっていますね

そうなの。身体を化学工場といいましたが、その工場の中心部分を担っているのが肝臓。食物に含まれる糖質、脂質、タンパク質を、身体に合うよう作り替えているのも、実は肝臓なの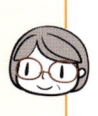

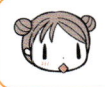
それは、すごい

肝臓の解毒作用は、薬にも発揮されます。たとえ薬でも、身体にとっては毒物ですからね。薬の飲み過ぎやお酒の飲み過ぎは肝臓を壊すモト。我慢強い臓器だからこそ、注意して休ませてあげないとね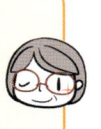

血糖値をコントロールする肝臓の働き

　肝臓は、貯蔵や解毒などさまざまな機能を担っています。ここでは、その貯蔵機能が果たす役割に注目してみましょう。

　正常な血糖値は血液 1 dL あたり、100mg。肝臓は、この範囲内になるよう、血液内の糖（グルコース）濃度を調節し、余分なグルコースはグリコーゲンとよばれる多糖類にして、貯蔵します。そして、血糖値が低下したときには、蓄えておいたグリコーゲンを再び分子の小さなグルコースにして、血液の中へと放出しています。

　食事の直後に血糖値を測ると一瞬血糖値は高くなりますが、しばらくすると正常な範囲に落ち着きます。血糖値が高くなっても、せいぜい 1 dL あたり120mg程度。疾患でもないかぎり、それ以上は高くなりません。

　反対に、食間や夜間には血糖値は下がりますが、それでもせいぜい、1 dL あたり70〜80mgまでです。夜間、食事をしなくても血糖値がそれほど下がらないのは、肝臓が日中蓄えておいたグリコーゲンをグルコースに分解し、血液中に放出してくれているからです。

　肝機能が成熟していない乳幼児や肝臓が発達していない小動物は、この血糖値をコントロールする機能が弱いため、「少し食べては寝る」を繰り返す必要があります。

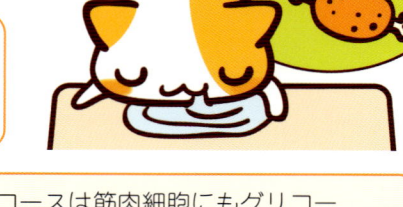

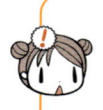
夜、お腹が空くこともなく、安心して眠っていられるのは肝臓のおかげだったんだ

ちなみに、余分なグルコースは筋肉細胞にもグリコーゲンとなって蓄えられます。ただし、こちらはどんなにお腹が空いても、血液中に放出されません
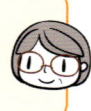

どうしてですか

筋肉の細胞には、分解されたグルコースを細胞外へ出すグルコース-6-ホスファターゼという酵素がありません。それに、筋肉のグリコーゲンはあくまでも、からだを動かして食物を取るためのもの。血糖維持に使われてしまったら、いざというときに動けなくて困るでしょう？

肝臓を作る胆汁の成分

胆汁には、**ビリルビン**という黄褐色の色素が含まれています。このビリルビン、実は古くなって壊された赤血球の残骸です。

骨髄で生まれ、血液内に入った赤血球の寿命は、約120日といわれています。赤血球は、自分より直径の小さい毛細血管の中を通るとき、中央のへこんだ部分から「く」の字に折れ曲がります。しかし、老化して寿命が近づくと、こうした変形する能力が低下し、酸素をうまく運ぶことができません。

老化した赤血球は肝臓や脾臓の網目構造の中を通過できず、マクロファージ（大食細胞）によって貪食され、破壊されます。壊れた赤血球からはヘモグロビンが放出され、ヘムという色素とグロビンというタンパク質に分かれます。

グロビンはその後アミノ酸に分解され、タンパク質合成に再利用されます。一方、ヘムは鉄と分離し、ビリルビンという物質に変化します。このとき分離した鉄は、赤血球の生成のために再利用されます。

この時点でのビリルビンは水に溶けない、すなわち不溶性（間接型ビリルビン）ですが、血漿中のタンパク質と結合して肝臓に運ばれると、水溶性（直接型ビリルビン）に変化します。

水溶性となったビリルビンは胆汁に混じって腸内に分泌され、腸内細菌の作用でウロビリノゲンという物質に変化し、大部分は便と一緒に排出されます。

便に混じらなかったウロビリノゲンは、小腸から栄養素と一緒に吸収され、門脈を通って肝臓に戻り（胆汁の**腸肝循環**といいます）、その一部は腎臓で尿中に排泄され、体外へ排出されます。

したがって、肝機能が弱まったり、胆汁が流れ込む胆管が詰まると、いわゆる下水があふれたような状態になります。こうなると、胆汁が血液のほうに流れ込んでビリルビンが血液の中に溜まり、いわゆる**黄疸**という症状が出ます。

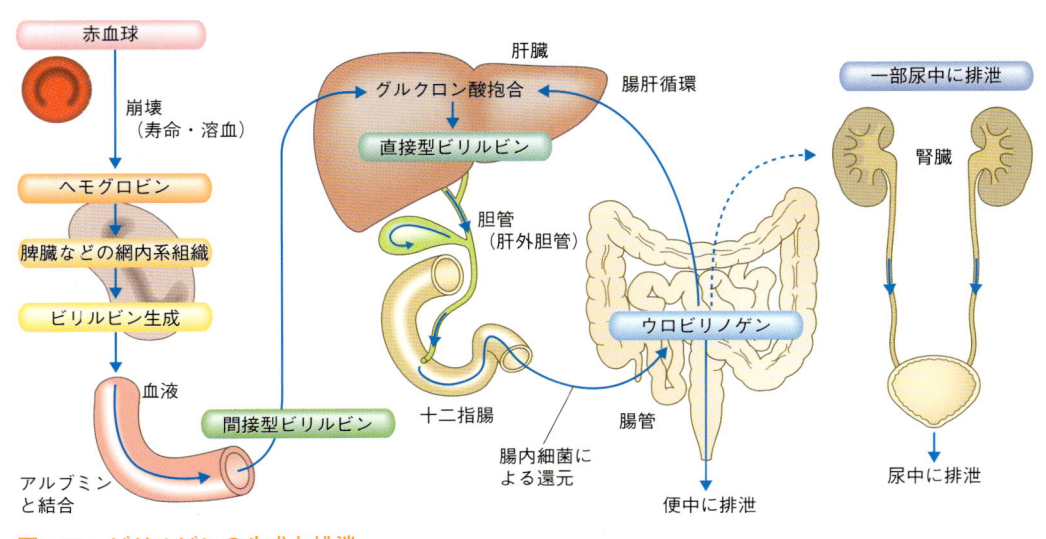

図5-19　ビリルビンの生成と排泄

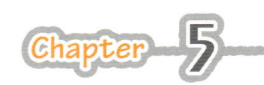

ところで、こんなにたくさんの仕事をこなしている肝臓は、いったいどれくらいの酵素をもっていると思う?

きっと、膨大な数ですよね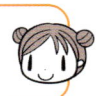

なんと、その数2,000種類! GOTとか、GPTって聞いたことないかな?

あっ! それ、うちのお父さんが気にしてました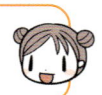

多分、どこかで肝機能の検査を受けたのね

それと肝機能が、どう関係するんですか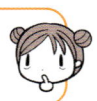

GOT、GPTというのは肝臓にある酵素の名前。最近では、AST、ALTともよばれています

肝機能検査と酵素の関係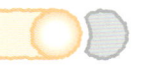

　代謝や解毒など、肝臓の化学作用には酵素が欠かせません。最もポピュラーでなじみのある酵素は、**GOT**（グルタミン酸オキザロ酢酸トランスアミナーゼ）と**GPT**（グルタミン酸ピルビン酸トランスアミナーゼ）でしょう。このほかには、ALP（アルカリホスファターゼ）やγ-GTP（ガンマ-グルタミン・トランスペプチターゼ）とよばれるものもあります。

　肝臓に障害があると、壊れた細胞から血液中に酵素が大量に流れ出てくるため、血中にある酵素の数を調べると肝機能の善し悪しがわかります。

　GPTは他の臓器よりも肝臓に多く存在している酵素ですが、GOTは肝臓のほか、心筋や腎臓、骨格筋にも含まれています。したがって、心筋梗塞や筋ジストロフィーなどの場合にも、血液中のGOTの値が上昇します。

　GOTやGPTは**アミノ基転移酵素**といって、不要なアミノ酸からアミノ基を移動させて必要なアミノ酸に作り替える働きがあります。最近呼び方が変わり、GOTは**AST**（アスパラギン酸アミノトランスフェラーゼ）、GPTは**ALT**（アラニンアミノトランスフェラーゼ）とよばれるようになりました。

　GOT、GPTはアミノ基が移動する前の名前を基準にした呼び方で、AST、ALTは、アミノ基が移動した後の名前を基準にした呼び方です。知っておくと、検査データを読む際に役に立ちます。

脂質の行方

さて、グルコースやアミノ酸は小腸で吸収され、門脈を通って肝臓へ送られる、とお話しました。では、もう1つの栄養素、脂質はどこへ向かうのでしょうか。

実は、脂質の通り道はちょっと変わっています。吸収された後、まっすぐ肝臓へ向かうのではなく、リンパ管を経て静脈に合流し、いったん心臓に戻ってから全身に運ばれるのです（**図5-20**）。

脂質だけ、どうしてこんな迂回ルートを通らなければならないのでしょう？理由はけっこう単純です。脂質はそのままだと分子が大きすぎて、毛細血管に入れないのです。

グリセロールと脂肪酸の一部は小腸の粘膜に吸収され、そのまま門脈を通って肝臓に入ることもありますが、大部分は小腸で中性脂肪に再合成され、リンパ管へと入っていきます。そのため、同じタイミングで口に入っても、脂質が血液内を流通するタイミングは、糖質やアミノ酸に比べると遅くなります。

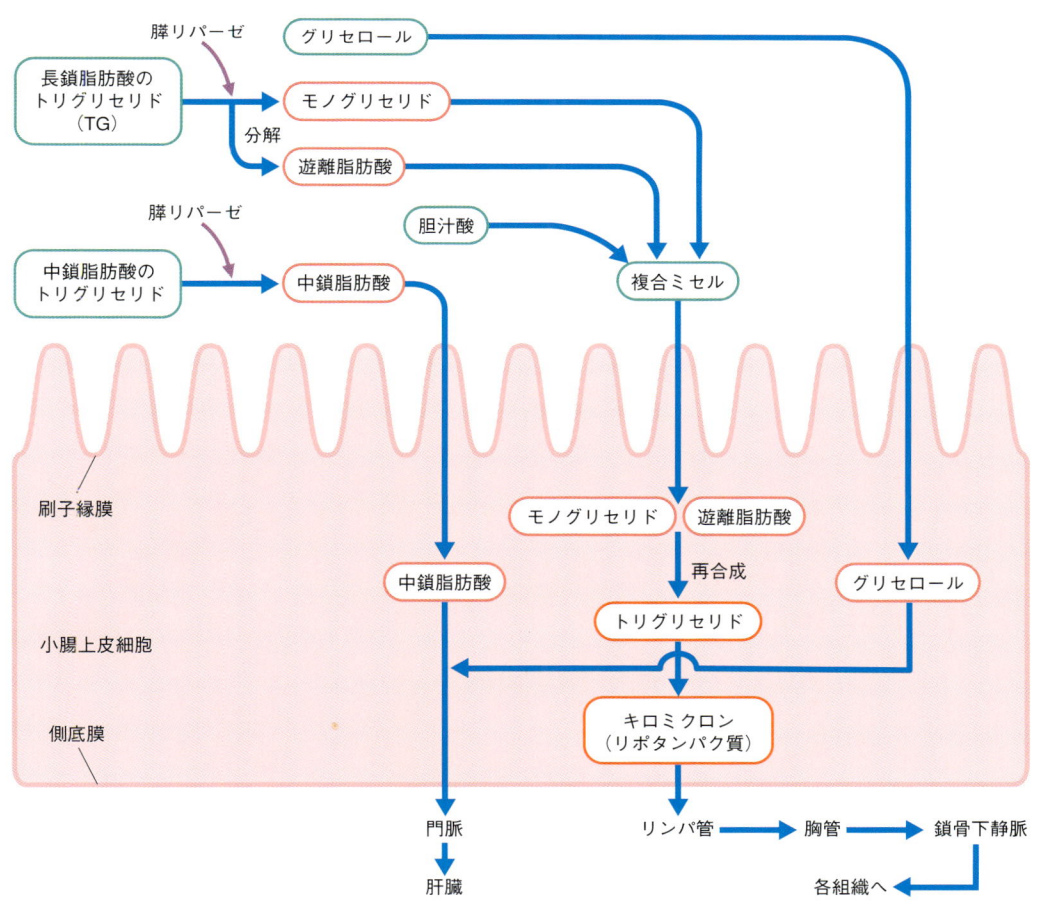

（武田英二監：栄養学。新クイックマスター、p.50、医学芸術社、2007より改変）

図5-20 脂質の行方

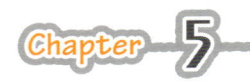

大腸から肛門へ

　小腸ですっかり栄養分を吸い取られた残りかす（食物残渣）は、大腸へと送られます。大腸は、カタカナの「コ」の字を逆にしたような形をした管で、盲腸、上行結腸、横行結腸、下行結腸、Ｓ状結腸、直腸と続きます。

　この管を通るうちに、残った水分はすっかり吸収され、粥状だった内容物は、固形状の糞便塊に変化していきます。大腸には多くの細菌が棲みつき、未消化の内容物を処理しています（これら細菌の働きについては、『Chapter10　守る』で再び説明します）。

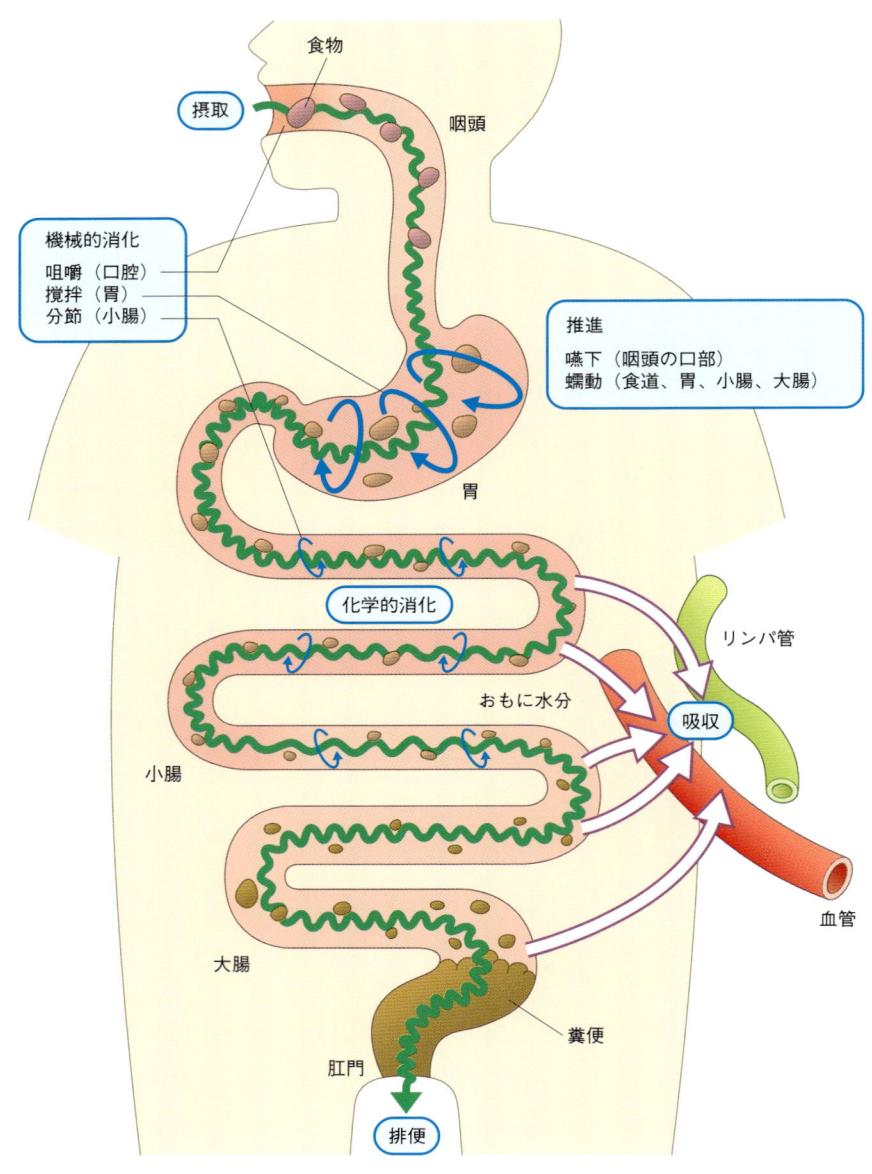

図5-21　消化管の働き

さあ、消化管の出口よ。固形状になった糞便塊は、肛門括約筋の運動によって、肛門から排泄されます

 久しぶりに外に出られるー

 最後に1つ。便意をもよおすのはどうしてか、知っているかしら？

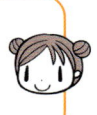 まさかそれも、ホルモンが命令するんじゃないですよね？

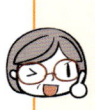 ハハハ、これは違うの。糞便塊が蠕動運動によって直腸に入ると、その刺激で壁が押し広げられるだけ。便意をもよおすと、反射的に直腸の壁の平滑筋が収縮して、排便できます

 じゃあ、我慢するときは？

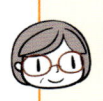 外肛門括約筋を収縮させて便が出ないようにするの。外肛門括約筋は骨格筋、つまり、自分の意思でコントロールできる筋肉だから、便意に逆らって働くこともできるのね

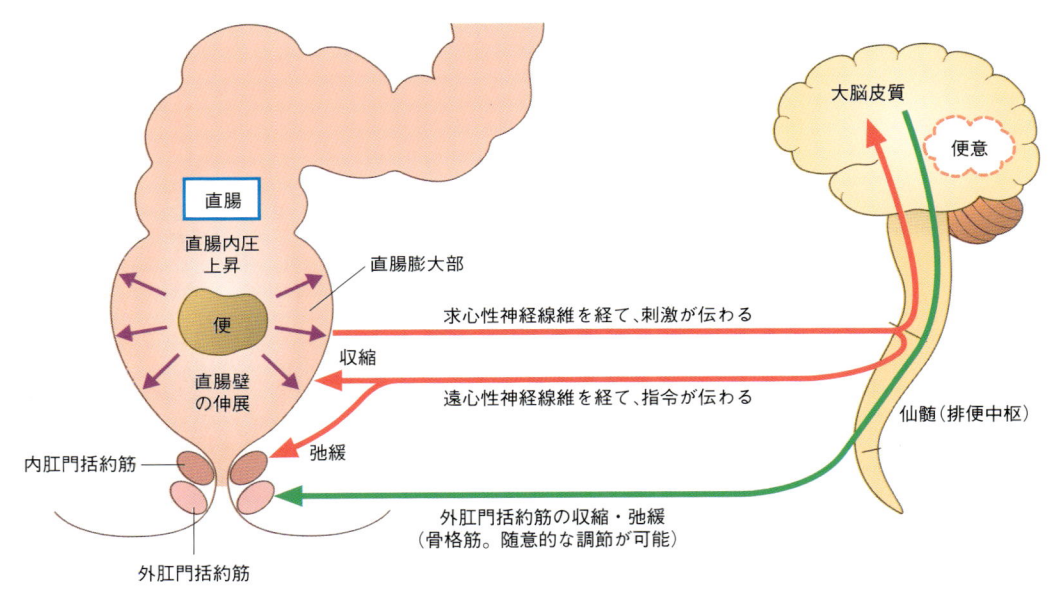

図5-22　排便中枢

肛門には、内肛門括約筋（平滑筋）と外肛門括約筋（骨格筋）がある。内肛門括約筋は自分の意思で収縮・弛緩させることはできない。一方、外肛門括約筋は自分の意思で収縮・弛緩させることができる

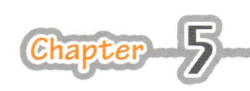

コラム
食欲はどこからわいてくる？

さて、食物の流れに沿った消化器系の旅は、いかがでしたか？　では、最後にちょっとおまけで、食欲と脳の関係についてお話します。

食欲をコントロールする中枢は、脳の視床下部にあります。1940年、ランソン（S. Ranson）とヘザリントン（A. W. Heatherington）は、ネコを使ってこんな実験をしました。視床下部のある部分に電極を刺し込み、電流を流して組織を破壊したのです。すると、どうでしょう。ネコはいくら食べても満足せず、ひたすらエサを食べ続け、ついには肥満となりました。

1951年、今度はアナンド（B. K. Anand）とブロベック（J. R. Brobeck）がラットを使い、視床下部の別の部分を破壊しました。すると、ラットは何も食べようとはしなくなり、そのまま放置すると餓死に至ることを観察しています。

これらの実験で確認されたのは、視床下部にある食欲中枢のうち、「おなかが空いたなぁ、何か食べたいよ」というサインを出す摂食中枢と、「もうおなかがいっぱい、食べられないよ」というサインを出す満腹中枢はそれぞれ別々であること。そして、摂食中枢は視床下部外側野、満腹中枢は視床下部腹内側核にある、ということです。

これを受けたメイヤー（Meyer）は1952年、いったい何がそれらの中枢にある細胞を刺激するのかを考え、1つの仮説を立てました。メイヤーは、食欲をつかさどる神経細胞は血糖値によって刺激され、セットされた血糖値が高ければ、いくら食べても満腹感が得られず、その値が低いとすぐに満腹感が得られるので、少食となってやせてくる、と考えたのです。

メイヤーの考えは間違いではありませんでしたが、十分ではありませんでした。その後の研究によると、食欲をコントロールする2種類の神経細胞は、血糖値だけではなく、インスリンや遊離脂肪酸によっても刺激を受けることがわかっています。

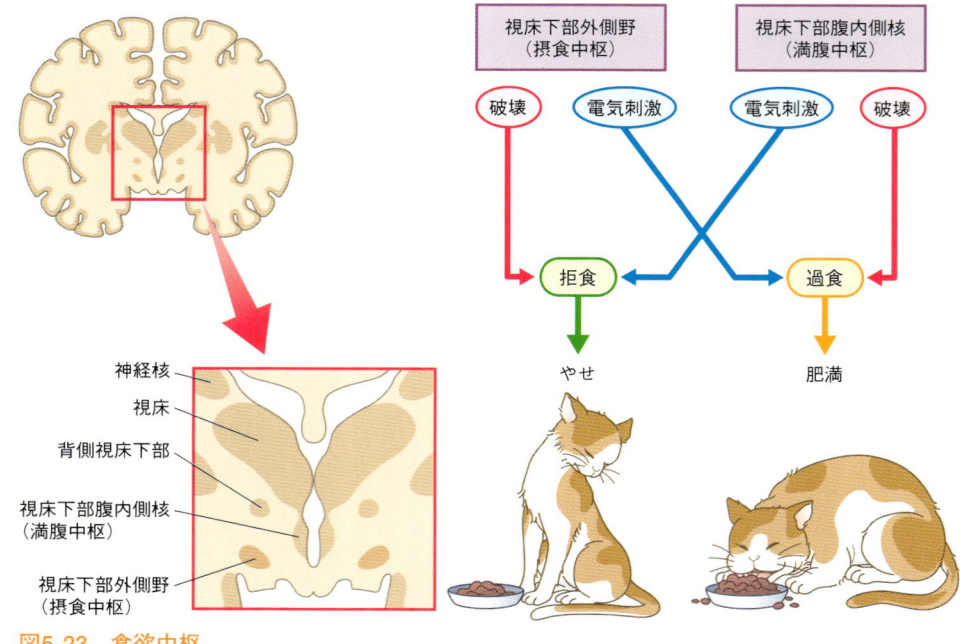

図5-23　食欲中枢

捨てる

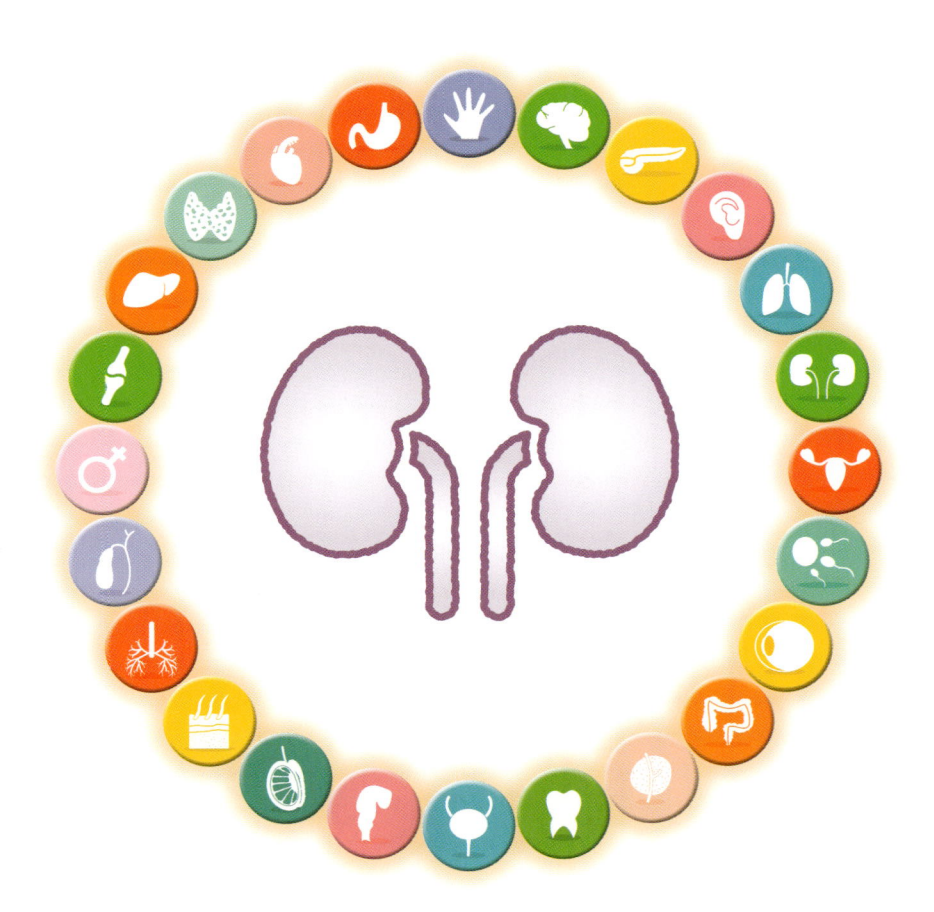

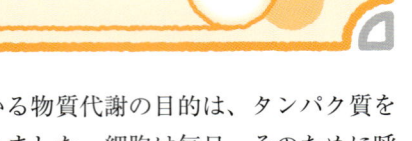

捨てる

身体を構成する細胞のなかで行われている物質代謝の目的は、タンパク質をつくり、エネルギーを取り出すことにありました。細胞は毎日、そのために呼吸し、栄養素を分解しています。

ところが、こうした作業にはゴミがつきものです。モノを燃やせば灰になりますが、体内でこれと同じ現象が起こると、水と二酸化炭素、そしていくつかの代謝産物ができます。これらは、いわば燃えカスです。燃えカスは、人間社会のゴミと同じように、できるだけ早く処理しなければなりません。

私たちの身体には、個々の細胞から出た燃えカスを回収し、その種類に応じて適切なゴミ処理場まで運び、体外に排出してくれる仕組みが備わっています。ここでは、こうした体内の清掃業務についてお話します。

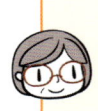
大きな街になればなるほど、ちょっとゴミを回収しなかったら、たちまち街がゴミだらけになります。人間の身体もこれと同じ。清掃業者がちょっとでも休んでいたら、大変なことになるのよ

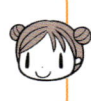
それにしても、身体から出たゴミは、いったい誰が回収しているんですか？

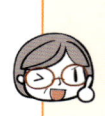
ゴミを集めるのは血液なの。血液は、個々の細胞に必要な物質を届けると同時に、不要な物質を回収しているのよ

血液が集めたゴミは、どこで処理されるんですか？

代表的なのは腎臓でしょ、それと肺、肝臓……皮膚や髪の毛というのもあるわね

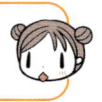
えっ、皮膚や髪の毛も？

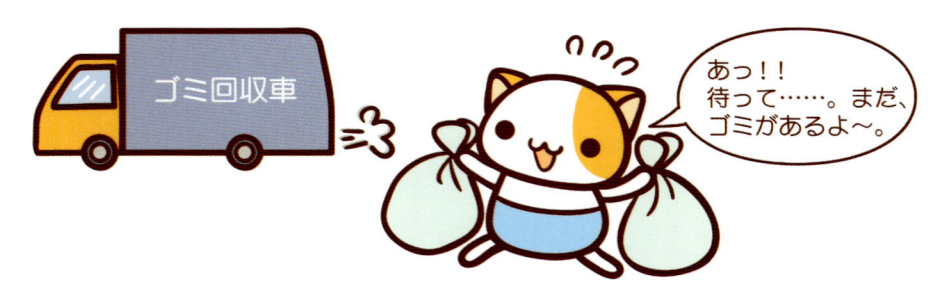
あっ！！待って……。まだ、ゴミがあるよ〜。

二酸化炭素の捨て場所——肺

　細胞の活動によって生じるゴミには、揮発性のものと不揮発性のものがあります。このうち、揮発性のゴミにあたるのが二酸化炭素です。

　グルコースなど炭素と水素でできた栄養素を、酸素を使って燃やすと、最終的には水と二酸化炭素ができます。1分子のグルコースを分解するには6分子の酸素が必要で、その結果できる水と二酸化炭素も、それぞれ6分子ずつです。

$$\text{グルコース }(C_6H_{12}O_6) + 6O_2 \rightarrow 6H_2O + 6CO_2$$

　こうしてできた水と二酸化炭素のうち、水はそのまま体内で再利用されます。二酸化炭素は血液によって肺へと運ばれ、呼吸運動によって肺から体外へ排出されます。

　細胞から出た二酸化炭素を集めて心臓の右心房に戻ってきた血液は、右心室の働きで、肺へと送られます。肺胞の周囲には毛細血管が張り巡らされており、この毛細血管の中を血液が通過するとき、運ばれてきた二酸化炭素は肺胞へと拡散し、呼気とともに空気中に捨てられます。このとき、同時に肺胞中の酸素が血液中に拡散することで、空気中の酸素が血液に取り込まれます。

　このような肺におけるガス交換の仕組みは、すでに『Chapter 4　呼吸する』でお話しました。忘れてしまった方は、もう一度戻って読んでみてください。

　赤血球のコンテナは、体内を1周するたびに、肺で二酸化炭素というゴミを捨て、空になったコンテナに、酸素を取り込んでいるの

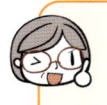
いちばん多いのは尿素。あと代表的なものはアンモニアね

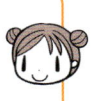
揮発性のゴミが二酸化炭素なら、不揮発性のゴミって何ですか？

あの、尿に含まれる、くさーい物質ですか？

そうよ

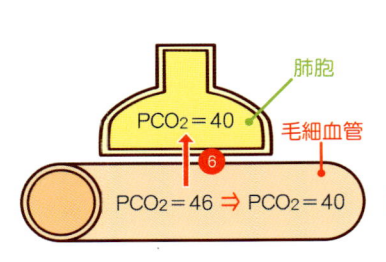
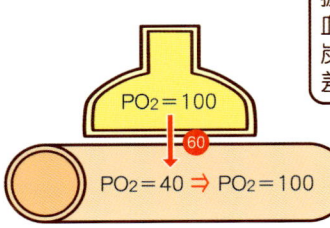

肺胞
毛細血管

$PCO_2 = 40$

$PCO_2 = 46 \Rightarrow PCO_2 = 40$

6

$PO_2 = 100$

$PO_2 = 40 \Rightarrow PO_2 = 100$

60

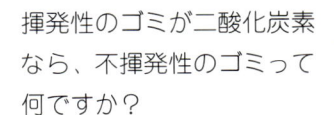
拡散によって酸素は毛細血管へ60mmHg、二酸化炭素は肺胞へ6mmHgの差で移動するんだ

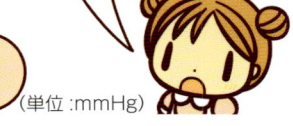

（単位：mmHg）

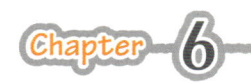

不揮発性ゴミの代表——アンモニア

タンパク質を体内で燃やすと、アミノ酸の窒素からアンモニアがつくられます。アンモニアは、生物にとってきわめて有害な物質です。だから、なるべく早く、からだの外に排出しないといけません。

アンモニアは肝臓に運ばれ、アルギナーゼとよばれる酵素の働きで、尿素に作り替えられます。尿素は水に溶けやすく、アンモニアよりもはるかに毒性が少ないため、これは肝臓の解毒作用の一種ともいえます。

ゴミを分別する腎臓

体内から出る不揮発性のゴミは、水溶性のものと不溶性のものに分けられます。水溶性のものはそのまま**腎臓**へ運ばれて尿となりますが、不溶性のものは肝臓で水溶性のものに変えられてから腎臓へと送られます。

ゴミには、窒素や硫黄、リンなども含まれています。これら元素の大部分は再利用できるため、ゴミを捨てる場合には、「リサイクルできるゴミ」と「リサイクルできないゴミ」にも分けなければなりません。

面倒なゴミの分別を担っているのは腎臓です。学生のみなさんは、腎臓で尿がつくられることはよくご存知だと思います。しかし、腎臓の重要な機能は尿をつくることではなく、この分別です。

必要なものは体内に残し、不必要なものを身体の外に出す、その手段がたまたま、尿なのです。

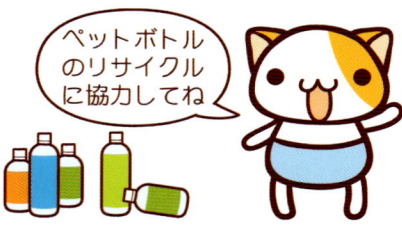

ペットボトルのリサイクルに協力してね

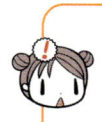 驚いた。私たちの身体はゴミをちゃんと分別して捨てているんですね

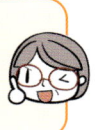 使えるものはちゃんと再利用するし、とってもエコロジーでしょ

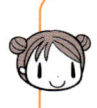 そういえば、古くなった赤血球から放出されたヘモグロビンも、最後はヘムとグロビンに分解されて再利用されるんでしたっけ

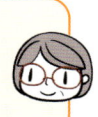 そうよ。ヘムから離れた鉄は、新しい赤血球のために、グロビンは新しいタンパク質のために利用されるのよね

腎臓の位置と血液量

皆さんは、腎臓が身体のどこにあるか知っていますか？

腎臓は下腹部にあるように勘違いされやすいのですが、実はもっと背中側の、腰より少し高めの後腹壁に付着しています。腹膜の中ではなく後ろにあるので、**後腹膜臓器**とよばれたりします。

腎臓は、脊柱の左右、ちょうど第11胸椎から第3腰椎の高さにあるソラ豆のような形をした左右一対の臓器です。右側は肝臓があるため、左の腎臓よりもやや低い位置にあります（**図6-1**）。

片方の腎臓の大きさはヒトの握りこぶしよりやや大きく、重さは120〜150g。左右あわせても300gと、腎臓はさほど大きい臓器ではありません。

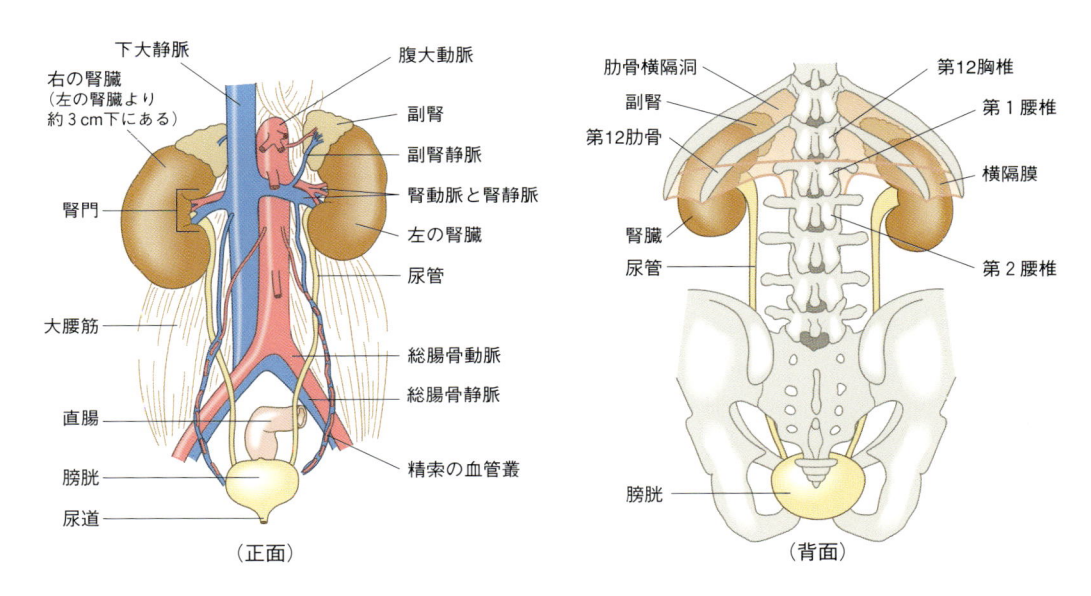

図6-1　腎臓の位置

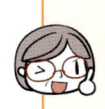 1分間に心臓から送り出される血液量（分時心拍出量）を5Lとすると、腎血流量（RBF：renal blood flow）は毎分1.25L。これを1日に換算すると、なんと1800L、ドラム缶10本分にもなるの

腎臓はそんなにたくさんの血液から、「いるもの」と「いらないもの」を選り分けているんだ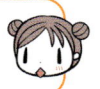

 そうよ。だから単純に見えて、けっこう重労働なのよ

腎臓の構造

　腎臓には、肝臓における肝小葉と同じ、**ネフロン**とよばれる構成単位があります（**図6-2**）。ネフロンは、**糸球体**と**尿細管**でできていて、その数は片方の腎臓だけで約100万個。それぞれのネフロンは、ほかのネフロンの助けを借りることなく、独立して機能しています。

　とはいえ、腎臓にあるすべてのネフロンがいつもフル稼働しているわけではありません。腎臓は通常、かなり予備能力を蓄えた状態で尿をつくっています。ですから、病気や生体腎移植で片方の腎臓を失った場合でも、残った腎臓のそれまで休んでいたネフロンが働き、腎臓の機能はほとんど低下しなくてすむほどです。

　ネフロンの一部である糸球体は、腎動脈から枝分かれした毛細血管のかたまりです。杯状に広がった尿細管の末端部分にあたる、**ボーマン嚢**が取り囲んでいます。顕微鏡で見るとちょうど毛玉（球）のように見えることから、糸球体という名がつけられました（**図6-3**）。

　腎動脈は1本の輸入細動脈となってボーマン嚢に入ると、毛細血管網となって糸球体を形成します。そして、糸球体で血液をろ過した後、再び集まって1本の輸出細動脈としてボーマン嚢を出ます。

　輸出細動脈は尿細管の周囲で再び毛細血管網をつくり、腎臓から出ると、下大静脈に注ぎます。このように、ごく短い間に毛細血管が2回直列に並ぶのは、腎臓の大きな特徴です（**図6-4**）。

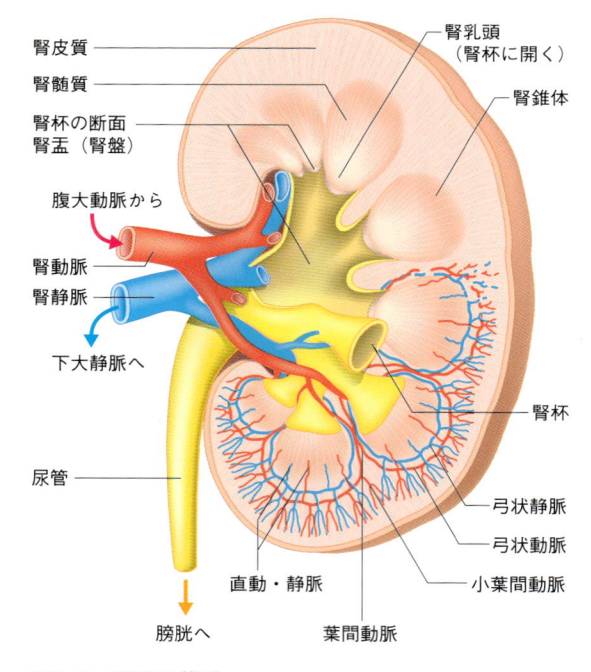

図6-2　腎臓の構造

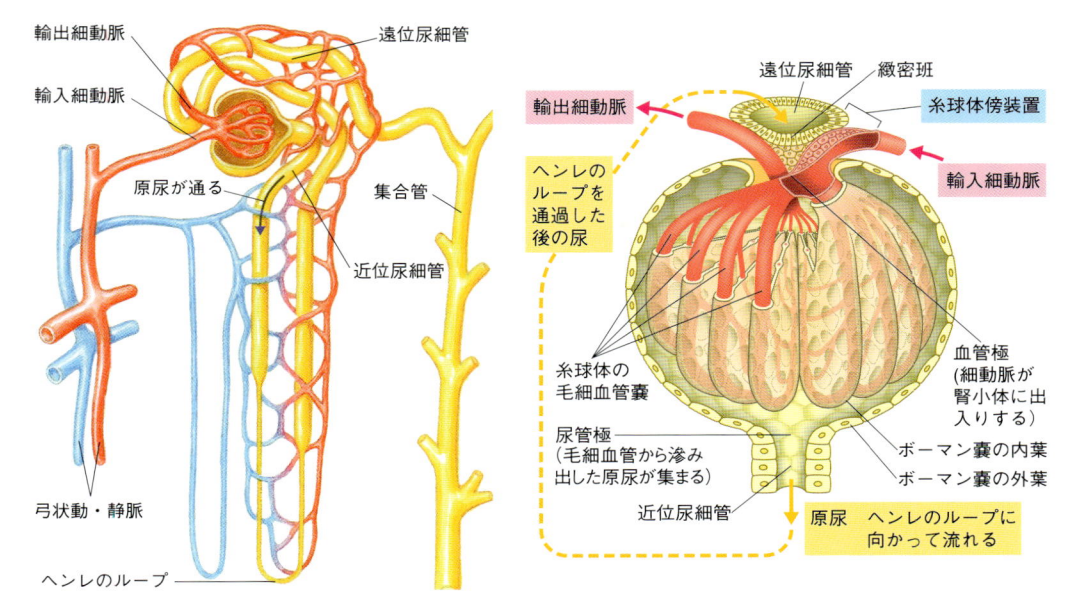

図6-3　ネフロンの構造

図中のラベル:
- 輸出細動脈
- 遠位尿細管
- 輸入細動脈
- 原尿が通る
- 集合管
- 近位尿細管
- 弓状動・静脈
- ヘンレのループ

- 遠位尿細管
- 緻密班
- 糸球体傍装置
- 輸出細動脈
- 輸入細動脈
- ヘンレのループを通過した後の尿
- 糸球体の毛細血管嚢
- 血管極（細動脈が腎小体に出入りする）
- 尿管極（毛細血管から滲み出した原尿が集まる）
- ボーマン嚢の内葉
- ボーマン嚢の外葉
- 近位尿細管
- 原尿　ヘンレのループに向かって流れる

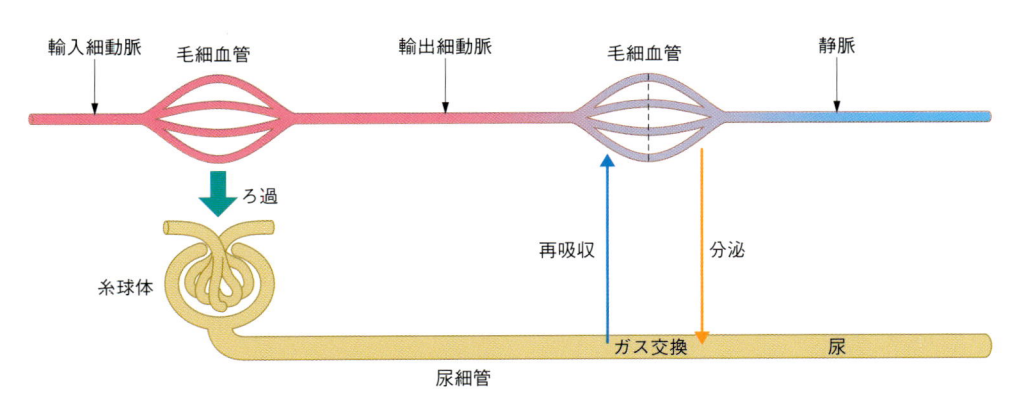

図中のラベル:
- 輸入細動脈
- 毛細血管
- 輸出細動脈
- 毛細血管
- 静脈
- ろ過
- 再吸収
- 分泌
- 糸球体
- ガス交換
- 尿
- 尿細管

図6-4　腎臓の毛細血管の特徴

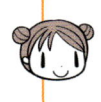 ネフロンは、糸球体と尿細管でできているっていいますけど、それぞれの形が違うっていうことは、役割も当然、違うんですよね？

糸球体はろ紙のようなもの。ほら、水道の蛇口に取り付ける、浄水器ってあるでしょ。あれを想像してもらうとわかるんだけど、グルグル巻きになった繊維の間を血液が通り抜けると、分子の大きなゴミは繊維にひっかかって、通り抜けられない。糸球体はつまり、分子の大小で、ゴミを選り分けているの

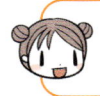 尿細管は何をしているんですか？

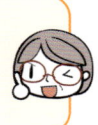 分子の大きさだけでは分類できないゴミを、エネルギーを使って分泌したり、再び吸収するためにくみ上げたりしているの

 能動輸送を使っているんだ

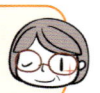 そうよ。だから、尿細管の細胞にはミトコンドリアがたくさん。それだけエネルギーを使っている証拠ね

ネフロンにおける尿の生成

腎臓に送られた血漿は、糸球体の毛細血管を通過する間に**ろ過**され、その20%がボーマン嚢に出てきます。このろ過液が尿のもと、すなわち**原尿**です。

糸球体では、「いるもの」と「いらないもの」を、物質の大小だけで判断します。いわば、目の大きなザルのようなものです。その目より小さいものは通り抜けるころができるのですが、大きいものは通り抜けられない仕組みになっています。

したがって、赤血球や白血球といった細胞、分子の大きなタンパク質はろ過されず、血漿の中に残ります。反対に、水分やグルコース、アミノ酸、電解質などはザルの目をくぐり抜け、原尿となります。

尿細管は、原尿に含まれる物質の中から必要なものを選別し、再吸収しています。同時に、血液中に残ったままになっているゴミを尿細管へ引き込む働きもしています。これを、分泌とよんでいます。

まとめると、腎臓の機能は「**ろ過**」「**再吸収**」「**分泌**」の3つ。これによって、確実に不要なものだけが、尿となって体外へ出て行きます（図6-5）。

用語解説

① **糸球体ろ過量**（GFR: glomerular filtrate rate）：1分間に糸球体でろ過される血液の量をのことで、正常な場合は100〜110mLである。

② **糖尿病と腎機能の関係**：血糖値が高いと、グルコースの糸球体ろ過量も多くなる。あまりに多量のグルコースがろ過されると、再吸収しきれずに尿に糖が混じることがある。これを糖尿という。血糖値が正常でも、尿細管の再吸収能力に障害が起これば、糖尿は起こる。腎臓の機能障害によって起こる糖尿を腎性糖尿という。

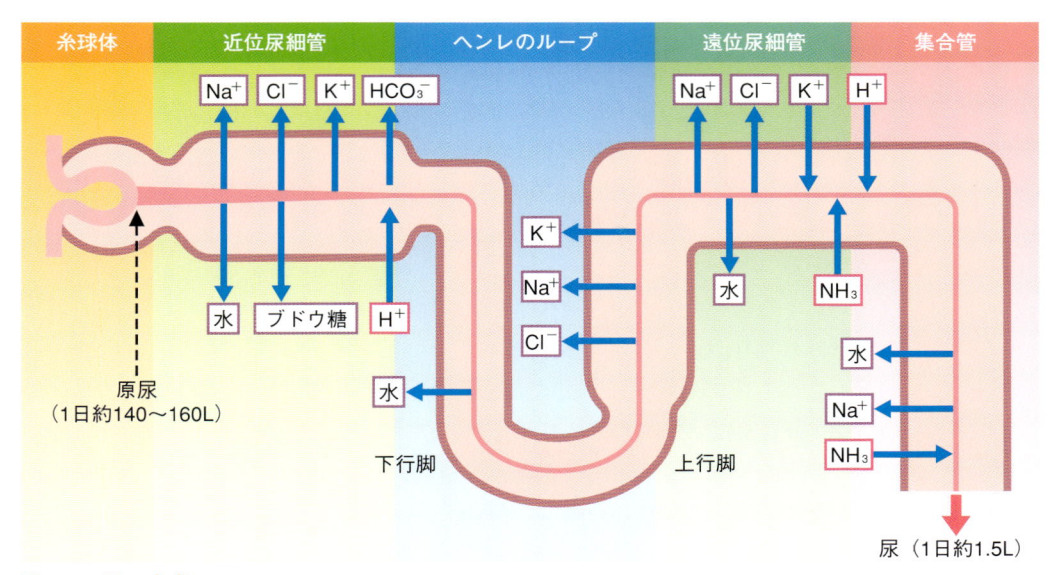

図6-5　尿の生成

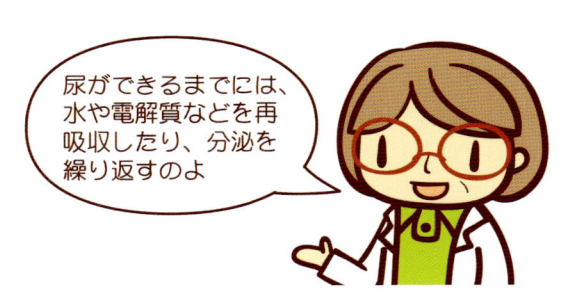
尿ができるまでには、水や電解質などを再吸収したり、分泌を繰り返すのよ

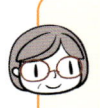
健康な人が1日にどれくらいの尿を排泄するか、知っていますか？

わかりません

だいたい1.5Lといわれています

大きめのペットボトル1本分、か……

ところが、糸球体で1分間にろ過される血液の量は100〜110mL。1日あたりに換算すると100mL×60分×24時間で、144Lにもなるの

ということは、144Lから1.5Lを引いた分が再吸収されているんですか？

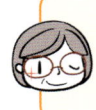
そうなの。だから、原尿といっても実際に排出される尿の量とはほど遠くて、その99%は、再び体内へと戻るのよ

 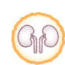

血圧と尿量の関係

尿生成の第1段階は、糸球体における血液のろ過だとお話しました。ろ過を可能にするのは、血圧の力です。

まずは、尿の生成と血圧の関係を示した**図6-6**を見てください。ポイントは、輸入細動脈は輸出細動脈よりも太いということです。入口が太くて出口が狭いということは当然、血液が押し合い・へし合いになり、血圧が上昇します。この高くなった血圧が、糸球体のろ過を助けるのです。

糸球体血圧は、一般の毛細血管血圧よりも高く、60mmHgぐらいです。一方、この血圧に対抗する力となる血漿タンパクの浸透圧は25mmHg、ボーマン嚢内圧は15mmHgです。

つまり、血漿がしみ出す力60mmHgに対して、合計40mmHgの圧力が血漿を引き止める力となり、ろ過にかかる圧力（有効ろ過圧）は次のようになります。

有効ろ過圧＝糸球体血圧－（血漿浸透圧＋ボーマン嚢内圧）
＝60－（25＋15）
＝20mmHg

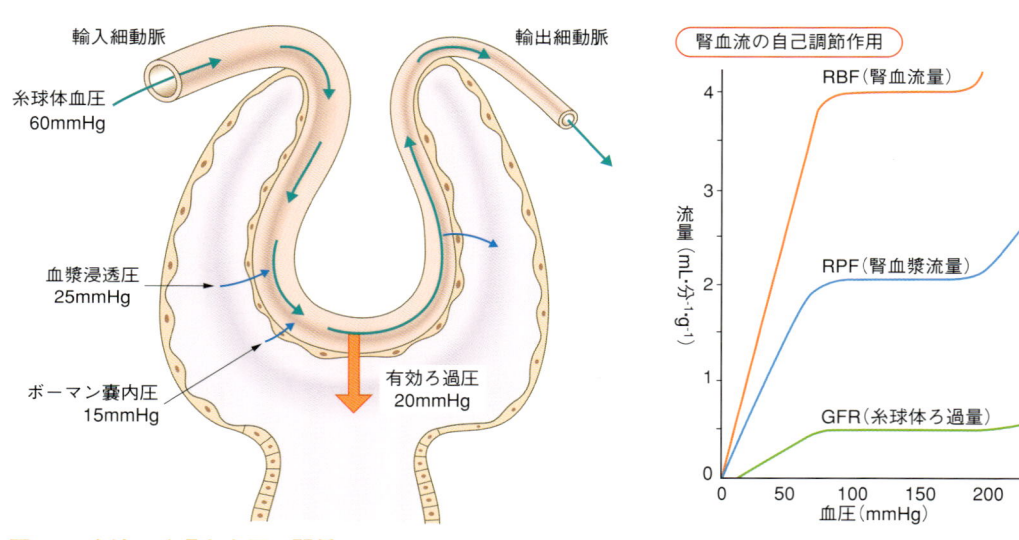

図6-6　血液のろ過と血圧の関係

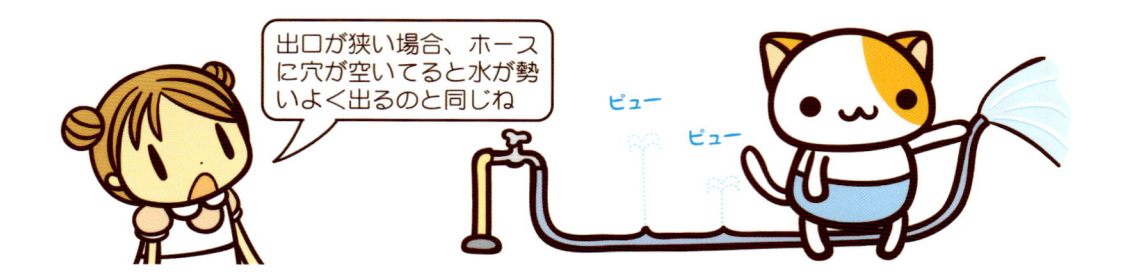

仮に、出血により血液量が減ったり、心不全で血圧が下がり、糸球体血圧が40mmHgまで低下すると、有効ろ過圧はゼロになります。そのため、尿はつくられなくなり、老廃物が体内に蓄積して、尿毒症とよばれる重篤な病態となります。また、血圧が正常でも、尿細管に腎臓結石ができるなどしてボーマン嚢内圧が35mmHg以上高くなると、理論上、ろ過は止まってしまいます。

　ところが現実には、腎動脈の血圧が80〜200mmHgの範囲であれば、血圧が上昇しても低下しても、腎血流量や糸球体ろ過量に変化はみられません。これは、腎血流の自己調節作用とよばれ、平滑筋自体の機械的な性質によるものだと考えられています（**図6-6**）。

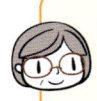
腎臓でゴミを捨てるのは、肺で二酸化炭素を捨てるほど簡単ではありません

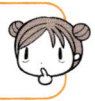
どういうことですか？

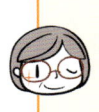
腎臓を通る血液は、心臓の左心室から送り出された血液全体の4分の1。残りの4分の3は腎臓を通らずに心臓に戻ってきて、そのまま再び全身に送り出されてしまうの

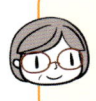
4分の1ずつ順番に腎臓を通って、最後はちゃんと捨てられます

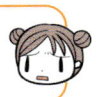
じゃあ、残った血液にあるゴミはどうするんですか？

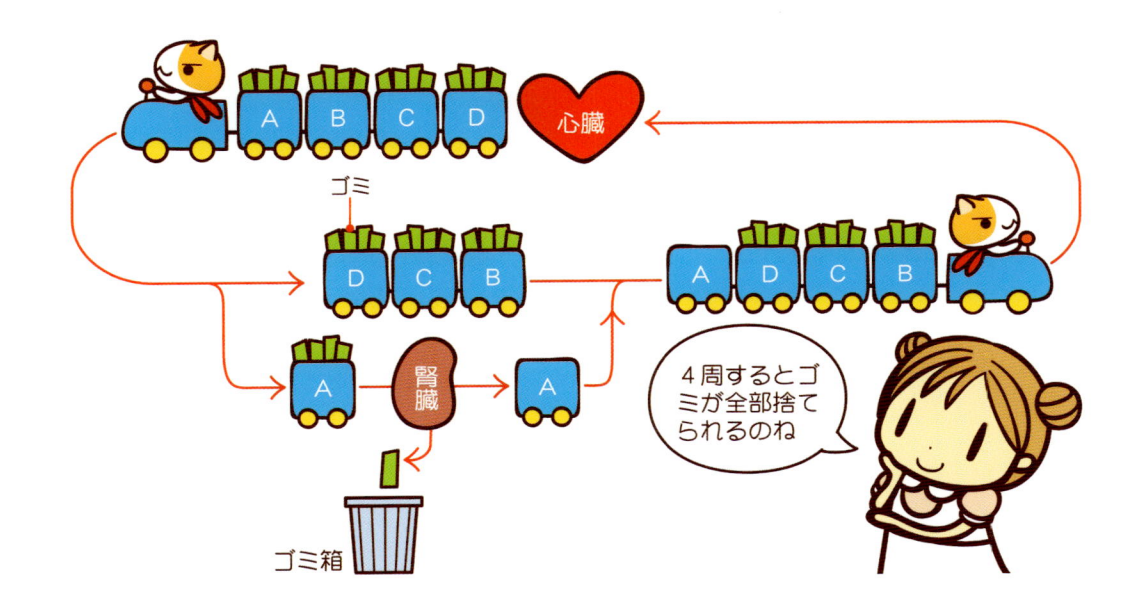

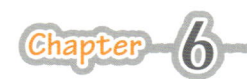

そのほかのゴミ処理業者

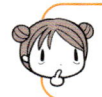 ところで、ゴミ処理業者には肺や腎臓だけじゃなく、肝臓や皮膚、髪の毛も含まれるって……？

そうね、最後にそれを説明しましょう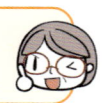

　肝臓が担当するのは、ちょっと変わった特殊なゴミです。肝臓に解毒作用があることは、すでに説明しました。肝臓は体内に入ってきた不溶性の物質を水溶性に変えることで無毒化し、胆汁に混ぜて小腸に分泌しています。赤血球中のヘモグロビンの分解産物であるビリルビンも、そうしたゴミの一種です。

　現代では、好むと好まざるとにかかわらず、食事からさまざまな有害物質を取り込んでしまうことがあります。水銀やカドミウム、ヒ素、鉛をはじめ、缶飲料や鍋や釜、食器などから溶け出したアルミニウムなど。髪の毛は、身体にとって有害なこれら重金属類を体外に排泄する働きももっています。

　1998年に和歌山市で起きた毒入りカレー事件では、被害者の髪の毛から大量のヒ素が検出されました。ヒ素が髪の毛のどの位置に含まれるかによって、ヒ素が体内に入った時期もわかったそうです。

　また、皮膚の汗腺からも、汗とともにさまざまな物質が排泄されます。皮脂腺からは、皮脂の油に混じって、油溶性の有害物質が排泄されています。

　皮膚からの排泄は、水分調節という意味でも注意が必要です。多量の発汗がある場合は、それだけ多くの水分や電解質が体内から失われるため、水分や塩分の補給が重要になります。

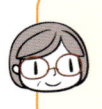 さて、身体がもっている捨てる機能については理解できたかしら？

肝臓も、腎臓も大変なんだなって、なんだかいとおしくなっちゃいました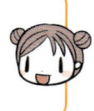

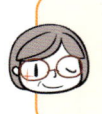 では、ゴミ処理がうまくいかない場合、体内では何が起こるのか、を少しだけお話しして、この章を終わります

少しだけ、ですかー

 詳しくは、病理学や病態学でまた勉強してね

アシドーシスとアルカローシス

　身体が正常に機能するためには、体液のpHは7.4±0.05という非常に狭い範囲に保たれていなければなりません。二酸化炭素の量はこのpHに深く関係しています。

　生理学では、体液が正常よりも酸性に傾いた状態を**アシドーシス**、アルカリ性に傾いた状態を**アルカローシス**とよんでいます。肺などの呼吸器が機能せず、二酸化炭素が体内にたまると、呼吸性アシドーシスとよばれる状態を引き起こします（**図6-7**）。

　どういうことか、説明しましょう。体内にある二酸化炭素は通常、血漿などの水に溶けた状態で存在します。二酸化炭素は水に溶けると、

$$CO_2 + H_2O \rightarrow HCO_3^- + H^+ \rightarrow CO_2 + H_2O \rightleftarrows H_2CO_2 \rightleftarrows H^+ + HCO_3^-$$

となって H_2CO_3（炭酸）を介して水素イオン（H^+）を放出し、体液を酸性にします。この反応は、状況によっては左にも進みます。

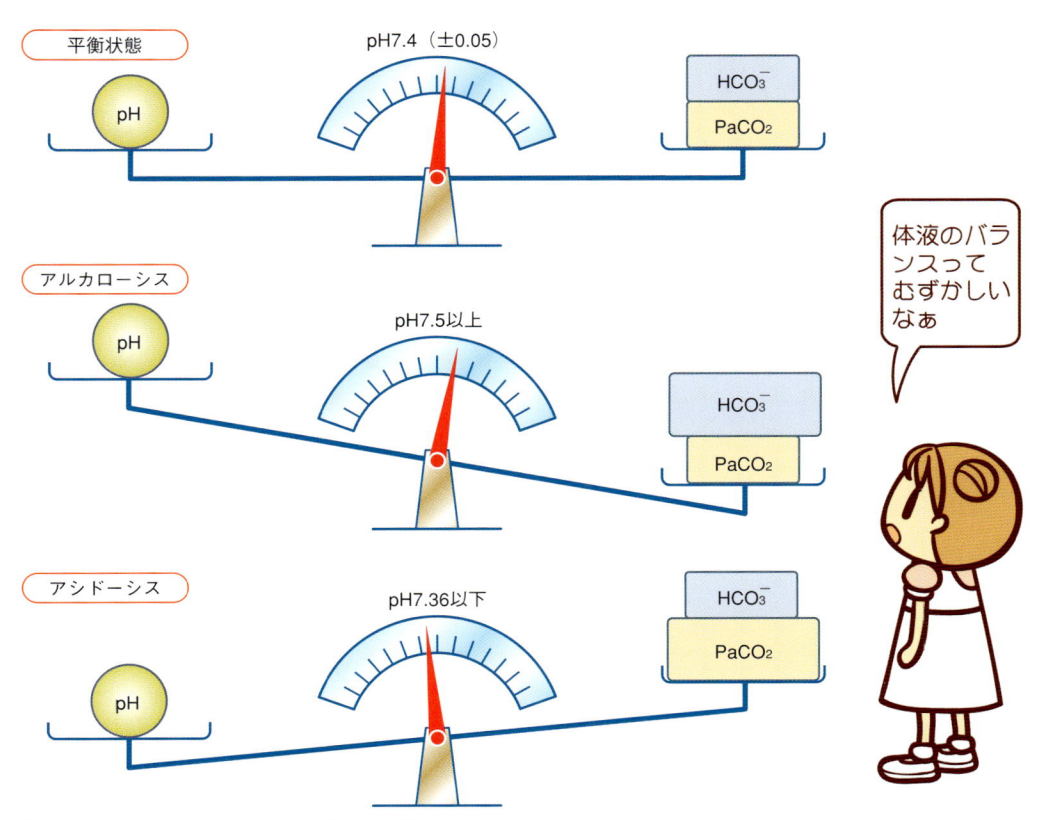

図6-7　アシドーシスとアルカローシス
代謝によって体液は酸性に傾くが、呼吸と腎臓の働きにより、絶えずアルカリ性に戻すように調整している。この酸塩基平衡のバランスが崩れ、体液が酸性に傾いた状態をアシドーシス、アルカリ性に傾いた状態をアルカローシスという

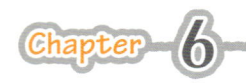

　軽度のアシドーシスでは、体内のセンサーがそれを探知し、脳の指令によって呼吸を速め、二酸化炭素の排出量を増やそうとします。しかし、重度のアシドーシスになるとそれも機能しなくなり、やがて昏睡に陥ります。

　反対に、ストレスなどで呼吸量が増えすぎると、先の反応が左に進み、二酸化炭素がどんどん体外へ排出されます。こうなると、水素イオンを失った体液はアルカリ性に傾き、アルカローシスとなります。

　アルカローシスを起こすと、呼吸をするのが苦しくなります。そしてますます呼吸を増やし、アルカローシスが増強します。こうした病態を**過換気症候群**といいます。

　過換気症候群の発作は、身体の中の二酸化炭素濃度が低下したことが原因なので、紙袋を口に当てて、二酸化炭素を多く含む呼気を吸い込むようにすれば治ります。重度のアルカローシスではけいれんを起こすこともあり、てんかん発作と間違われることもあります。

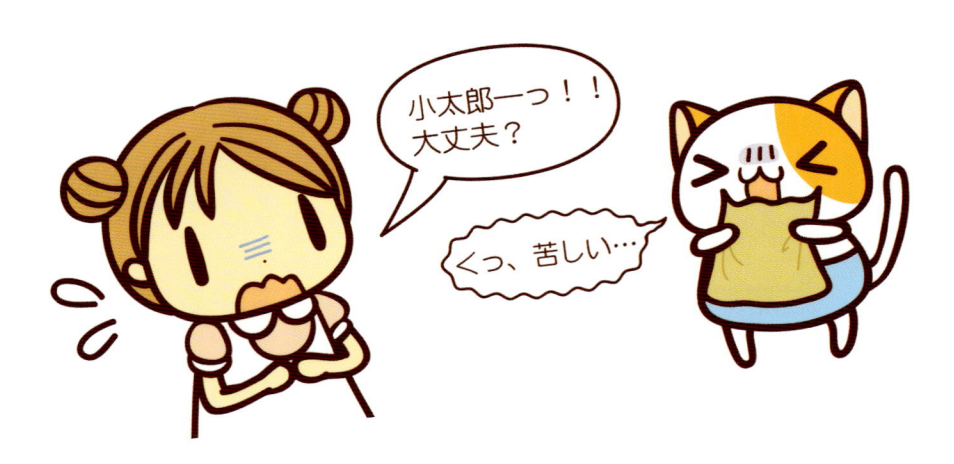

コラム

命にかかわる腎機能障害

　腎機能障害は、生命に重大な危機をもたらします。腎臓が尿を生成できないと、余分な水分、酸、カリウムなどの電解質、アンモニウムなどの有害物質が次々と体内にたまってしまうからです。

　こうした状態がもたらす重大疾患は尿毒症です。尿毒症になった場合、人工透析などの人為的な手段でゴミ処理を助けるしかありません。

　また、水分が体内に貯留し、それが肺に貯留すると肺うっ血や肺水腫に、酸の排泄が低下するとアシドーシスに、カリウムの排泄が低下すると、高カリウム血症になります。

　血液中のカリウム濃度が高くなりすぎると、心室筋が興奮しすぎて心室細動をきたすことがあります。高カリウム血症は頓死（あっけなく急死してしまうこと）の可能性を伴うきわめて危険な状態であり、治療によってすみやかに、カリウム値を下げなければなりません。

調整する

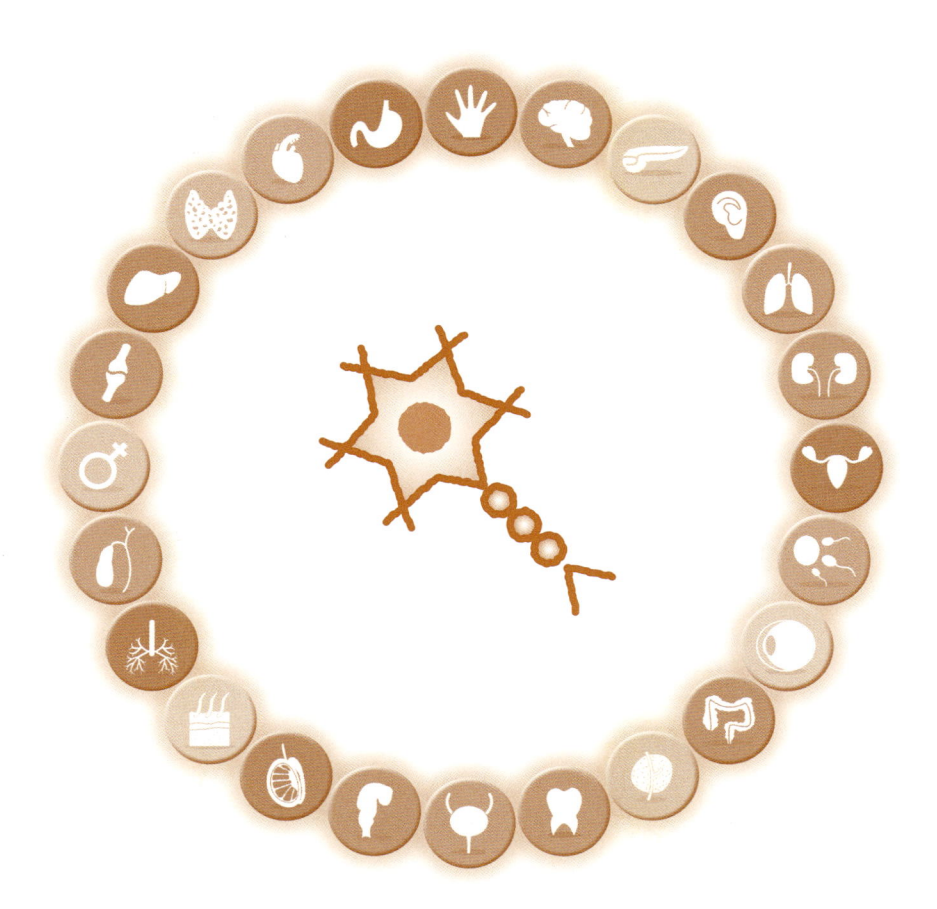

調節する

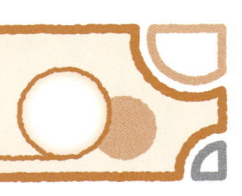

　私たちの身体には、大きな細胞もあれば、小さな細胞もあります。また、運ぶことが得意な細胞もあれば、壊すことが得意な細胞も、つくることが得意な細胞もあります。

　しかし、すべてをたった1つでこなせる万能細胞などありません。一つひとつがどんなに優秀でも、バラバラに動いていては「生きる」という大きな目的を達成することはできないようにできています。

　人は、他者とコミュニケーションすることによって互いに協力し合っています。直接会って会話することもあれば、電話や手紙、eメールなどを使うこともあるでしょう。いずれにせよ、意思の伝達を可能にしているのは、言葉の存在です。言葉がなくては、私たちは互いに理解し合うことはできず、社会がこれほどまでに発展することはありませんでした。

　私たちの身体を構成している細胞どうしも、実は「言葉」に似たコミュニケーション手段をもっています。細胞にとっての言葉とは、それはある微量の化学物質です。それはときに、**神経伝達物質**とよばれたり、**ホルモン**とよばれたりします。

　神経伝達物質を使うのは神経系、ホルモンを使うのは内分泌系です。人間が「話し言葉」と「書き言葉」をもつように、2つはそれぞれ長所と短所があり、補い合って機能しています。

　ここでは、神経系と内分泌系を中心に、細胞と細胞がどのようにコミュニケーションをして調和を保っているか、というお話をします。

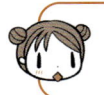
細胞が言葉をもっていたなんて、驚きです

言葉といっても、人間が使う言葉とは違うのよ。細胞はある種の化学物質を放出したり、受け取ったりしながら、自分が今、何をすべきかを感じとっているの

わかるようでわからないのが、細胞にとって連携することにどんな意味があるんだろうってことです。『協力し合わなければ生きていけない』といわれても、建て前ではわかるけど……、本音では自由に生きていきたいはず。細胞が自分を押し殺してまで、全体のために働く理由ってなんなんでしょう

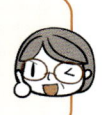

細胞は決して、自分を押し殺しているわけじゃないんだと思うの。調和することは、全体のためでもありながら、個々の細胞のためでもあるのよ

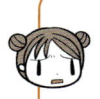

調和するのは細胞自身のため？ それって、どういうことですか

生命活動の基本——ホメオスタシス

　身体を構成する約60兆個の細胞はすべて、大きな1つの原則に従って動いています。その原則とは、恒常性を維持する、ということです。恒常性の維持とは、細胞自身が心地よく暮らすために、その生活環境（体液の浸透圧、pH、電解質の組成、酸素や二酸化炭素といったガス組成、栄養素の組成、温度など）を一定に保ち続ける、という意味です。

　これは、私たちが快適に暮らすために部屋を掃除したり、エアコンを使って室温を調節したりするのに似ているかも知れません。人間にとって、最も身近な環境とは部屋の中ですね。細胞にとって、その部屋に相当するのは、自分たちを取り囲む細胞外液です。

　フランスの生理学者クロード・ベルナール（Claude Bernard、1813〜1878）は1865年、細胞外液を生体の内部環境と位置づけ、「内部環境が一定に保たれることが生命維持にとても重要である」ことを指摘しました（**図7-1**）。

　1932年、アメリカの生理学者ウォルター・B・キャノン（Walter B. Cannon、1871〜1945）はベルナールの考え方をさらに発展させて、「内部環境はそれほど一定なものではなく、むしろ、ある範囲内で変動する」と発表しました。そして、生体が内部環境をある範囲内で維持する仕組みを**ホメオスタシス**（**生体の恒常性**）と名づけたのです（**図7-2**）。

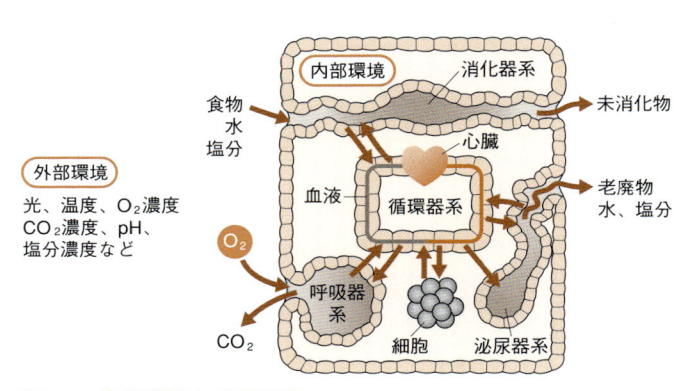

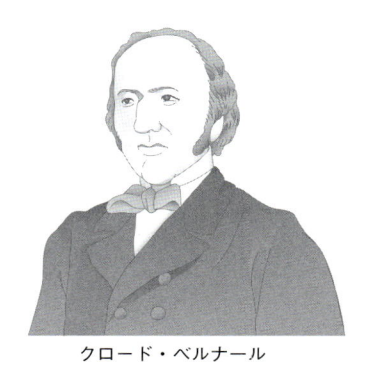

クロード・ベルナール

図7-1　内部環境と外部環境

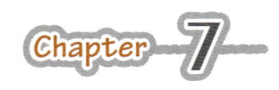

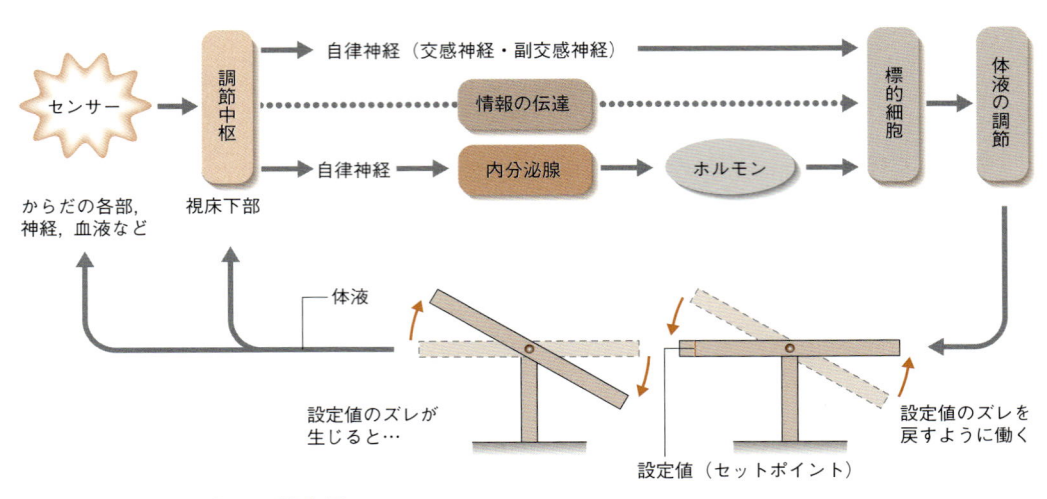

からだの各部,　視床下部
神経, 血液など

図7-2　ホメオスタシスの概念図

　ホメオスタシスとは、「同一」のを意味するホメオ（homeo）と、「状態」を
意味するスタシス（stasis）という、2つのギリシャ語を組み合わせた造語で
す。これによって、生体内の組成や物理的状態は細かな変動はあってもほぼ一
定に保たれていること、そして、そのために細胞どうしがさまざまな調節機能
を備えていることなどが、広く認識されるようになりました。

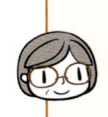 細胞は、内部環境が乱れると本来の機能を発揮できま
せん。ナスカさんだって、部屋がきたなかったら居心
地が悪いだろうし、街がゴミだらけだったら、イヤで
しょう？

それは、そうですけど……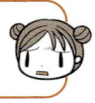

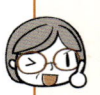 だから、細胞どうしが協力し合うのは、みんなのため
でもあるけれど、自分のためでもあるの。人間だって
本当は、好きなだけエネルギーを消費して快適に過ご
したり、好きなものを好きなだけ食べたりしたいけれ
ど、そればっかりだと、環境が破壊されてエネルギー
も枯渇してしまうでしょう。だからみんな、ちょっと
ずつ我慢して、地球環境を守りましょうといっている
じゃない？　細胞が内部環境を維持しようとするの
は、それと同じようなことかもしれないわね

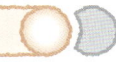

受容器と効果器を結ぶ神経ネットワーク

私たちの身体は、常に外部環境の変化にさらされています。気候や気温の変化はもちろん、食べ物が入って来ることさえ、環境変化の1つです。そうした変化があまりに大きいと、生体はそれに対応しきれず、さまざまな部分に異常をきたします。

体内の環境を一定に保つには、変化をキャッチする仕組みと、それに対応して反応する仕組みが必要です。前者を**受容器**、後者を**効果器**とよび、受容器と効果器をつなぐ通信ネットワークが、神経系の役目です。

神経系は、その分布や役割の応じて分類されます。受容器が受け取った刺激を情報処理し、どうのような対応をしたらよいのかを判断したうえで、指令を出すのが、脳や脊髄などの**中枢神経**です。これに対し、中枢に情報を送ったり、中枢の下した指令を効果器に送ったりする神経ネットワークは、**末梢神経**です。

この末梢神経は、情報が流れる方向に着目し、中枢に情報を入れる（入力）回路を**求心性神経**、中枢の指令を効果器に送る（出力）回路を**遠心性神経**に分けられます。

また、情報を受け取る効果器の違いによって、**体性神経**と**自律神経**とに分けられます。体性神経は**運動神経**ともよばれ、骨格筋の運動に関連しています。一方、自律神経はその名のとおり、生体の意思にかかわらず自律して働く神経で、おもに内臓の平滑筋を動かしています。

受容器の側からみると、体性神経はおもに外部の刺激に反応する神経で、自律神経はおもに内部の刺激に反応する神経と考えることができます。

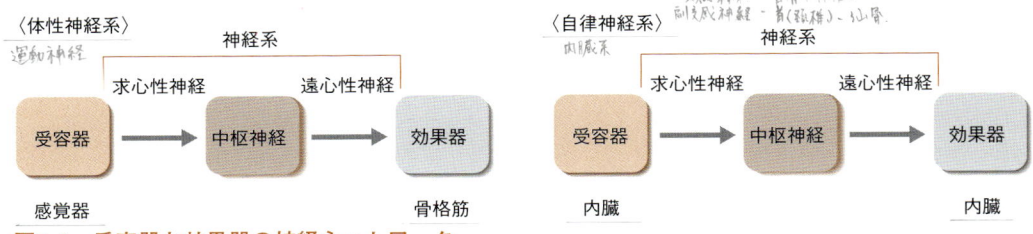

図7-3　受容器と効果器の神経ネットワーク

自律神経には、背骨（脊椎）から均等に出ている**交感神経**と、首（頸椎）・仙骨から出ている**副交感神経**の2種類があります

どうして、2つもあるんだろう？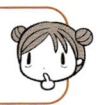

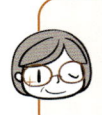
それは、この2つが全く正反対の作用をもっているから。交感神経は闘うための神経、副交感神経は、休むための神経なんて、いわれています

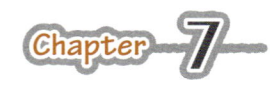

交感神経と副交感神経

　自律神経は、おもに内臓の働きを調節しています。交感神経が優位になると、心臓がドキドキしたり、血管が収縮して血圧が上がり、消化管の働きを抑えて体を活動的な状態に整えます。

　反対に副交感神経が優位になると、心臓の拍動が緩やかになって、血管も拡張して血流がよくなり、消化管の働きを活発にします。

　したがって、消化を助けるには、副交感神経が優位の状態になっていたほうがよい、ということになります。

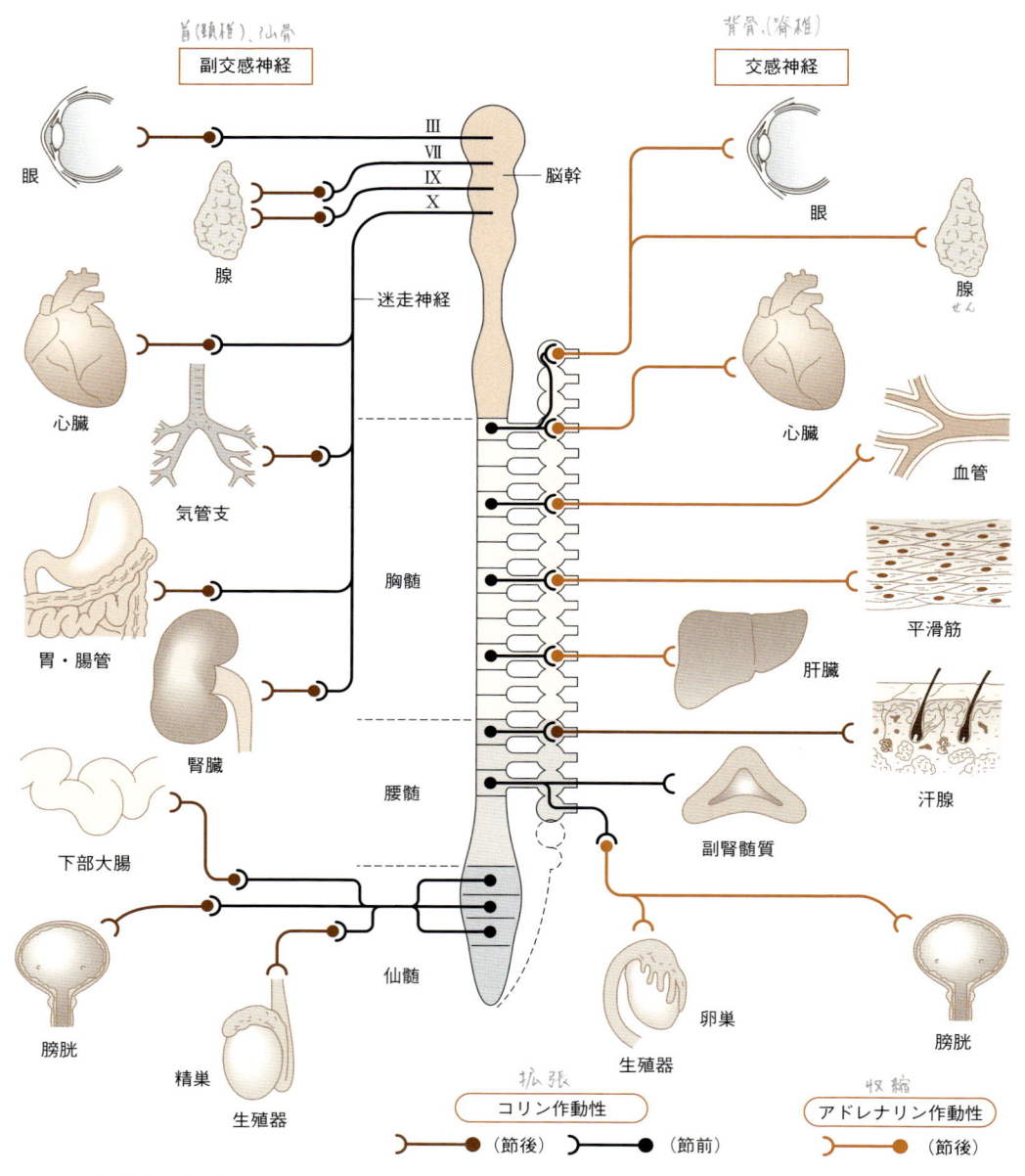

図7-4　交感神経（右）と副交感神経（左）

表7-1　自律神経系のおもな機能

支配器官		交感神経系	副交感神経系
眼	瞳孔散大筋	収縮（散瞳）	—
	瞳孔括約筋	—	収縮（縮瞳）
	毛様体	—	収縮（遠近調節）
	涙腺	—	涙分泌の増加
唾液腺		粘液性唾液の分泌	漿掖性唾液の分泌増加
頭部の血管		収縮（顔面蒼白）	拡張
心臓	心筋	心拍数の増加 心筋収縮力の増加 伝導速度（興奮性）の増加	心拍数の減少 心筋収縮力の減少 伝導速度（興奮性）の減少
	冠状動脈	血管の拡張（コリン作動性）	血管の収縮
肺	気管支	拡張	収縮
	血管	やや収縮	—
消化器	胃・小腸	括約筋の収縮（筋緊張の増強） 腸管の蠕動運動の抑制	括約筋の弛緩（筋緊張の減弱） 腸管の蠕動運動の亢進
	膵臓	膵液の分泌抑制	膵液の分泌増加
	肝臓	グリコーゲンの分解	グリコーゲンの合成
	胆嚢	弛緩	収縮
	下部大腸・直腸	括約筋の収縮	括約筋の弛緩
泌尿器	腎臓	レニンの分泌増加	—
	尿管	収縮	—
	膀胱	排尿筋の弛緩 内尿道括約筋の収縮	排尿筋の収縮 内尿道括約筋の弛緩
生殖器	男性生殖器	射精	勃起（血管拡張）
	女性生殖器	子宮の収縮	子宮の弛緩
副腎髄質		カテコールアミンの分泌	—
汗腺		発汗の増加	—
立毛筋		収縮	—
皮膚・筋の血管		収縮（アドレナリン作動性）	—
		拡張（コリン作動性）	—

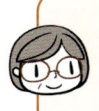

交感神経と副交感神経はいつも、どちらか一方ではなく、同時に、しかもシーソーのように拮抗（きっこう）しあって働いています

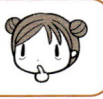

どういうことですか？

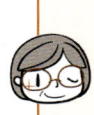

どちらか一方のスイッチが入っているのではなく、常に両方ともスイッチは入りっぱなし。状況によって、それぞれのボリュームが上がったり下がったりすると考えればいいの。ちなみに、片方のボリュームが上がることを、「優位になる」というわよ

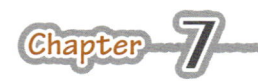

インパルスは神経系共通の言語

　神経系における情報は、**電気的な信号（インパルス）** によって伝わっていきます。これは、身体の中にあるどの神経細胞でも、基本的には同じです。皮膚で感じる痛みを脳に伝える信号も、内臓の筋肉を動かすための指令も同じ、電気信号です。

　さらに、こうした信号は人間にかぎらず、他のさまざまな動物の神経系でも使われています。そのため、神経系の仕組みや働きを研究するためには、しばしば動物実験が行われています。インパルスは種を問わず、すべての神経系に共通する"体内言語"なのです。

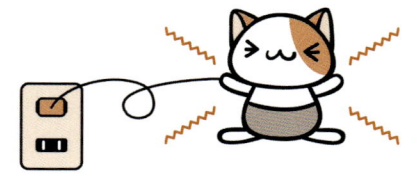

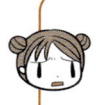 身体の中を電気が走るなんて、にわかには信じられません

うーん、そうかしら

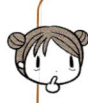 だって、私たちの身体には、電源もコンセントも付いていませんよ。それでどうして、電気が流れるんですか？

電源やコンセントか。いわれてみればそのとおりね。じゃあ、電気が流れる仕組みをナスカさんもわかるように説明してみましょう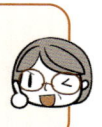

インパルスを起こすのは神経細胞の興奮

　神経の情報伝達は、血糖値の変化など内部環境の変化をキャッチした神経細胞が興奮することによって始まります。つまり、刺激が細胞を「**興奮**」させ、それが電流を発生させるのです。

　神経細胞が興奮して起こる電流は、**活動電位**とよばれます。活動電位とは「細胞内外に存在する電解質溶液の間に生じる電位差の変動」と説明されます。これでは、わかりにくいですね。では、もう少し噛み砕いてお話しましょう。

　細胞膜には、カリウムイオンやナトリウムイオンを選択的に通す孔（チャネル）がいくつも存在しています。細胞内液にはカリウムイオンが多く、細胞外液にはナトリウムイオンが多いことを覚えていますか？　チャネルは、それら陽イオンの通り道になるわけです。

　細胞膜のチャネルは、必要に応じてゲート（門）を閉じたり開いたりしなが

ら、イオンの出入りを調節しています。一方、ポンプはエネルギーを使ってナトリウムイオンを細胞外へくみ出したり、カリウムイオンを細胞内に取り込んだりしています。

　ポイントは、自然な状態ではナトリウムイオンのチャネルのゲートは閉じているので通り抜けできませんが、カリウムイオンは開いているチャネルがあります。拡散によって、カリウムイオンは濃度の高い細胞内から濃度の低い細胞外へと流れ出ます。結果、細胞膜の内側は細胞の外側に対して陽イオンが少なく、マイナスの電位を帯びた状態になります。このように膜を挟んでプラスとマイナスの極に分かれている状態を**分極**とよんでいます。

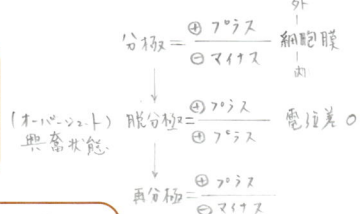

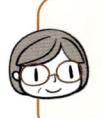 拡散によって、カリウムイオンが細胞の中から外へ出ていく。これによって細胞の内側の電位が変化するのが分極。ここまではわかったわね？

わかりました

 でも、この分極はそう長くは続かないの。次はこの分極の状態からどうやって抜け出すか、を説明するわね

● 脱分極を引き起こす神経伝達物質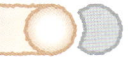

　分極状態に変化を起こすのは、アセチルコリンやノルアドレナリンなどの**神経伝達物質**です。神経細胞の末端には**シナプス小胞**という小さな袋があり、そこに刺激が伝わると、その袋が破れて神経伝達物質が放出されます。

　神経伝達物質を、ここでは単純に、リレーのバトンのようなものだと思ってください。興奮した神経細胞の組織では、細胞から細胞へ、このバトンが次々と受け渡されます。

　放出された神経伝達物質は細胞膜を刺激して、ふだんは開きにくいナトリウムイオンチャネルのゲートを開かせます。すると、細胞外に多くあるナトリウムイオンが一気に細胞内に流れ込み、電位差が少なくなり0に近づきます。0は分極していない状態なので**脱分極**といいます。細胞に入るナトリウムイオンが多いと、細胞内の電位はマイナスからプラスへ一気に逆転します。これを**オーバーシュート**といい、ここまできてはじめて興奮したことになります。

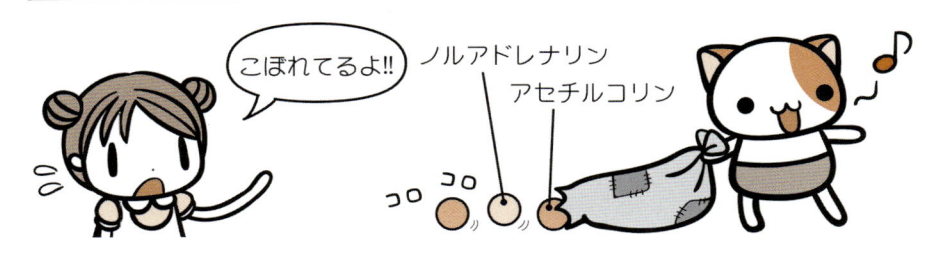

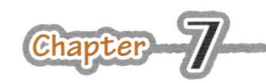

 分極と脱分極かあ。なんだか難しくなってきました

神経細胞の興奮は、脱分極では終わりません。そのままだとと、今度は流れ込んだナトリウムイオンのせいで細胞内の電位がプラスに傾いてしまう。だから、今度は拡散の法則に従い、細胞内に残っていたカリウムイオンが細胞の外へと出て行くの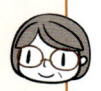

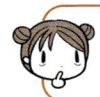 出たり入ったり、ずいぶんと忙しいですね

そうね。脱分極が終わると、細胞の内側はプラスから再びマイナスの電位へと戻ります。これを、専門用語では**再分極**というの。神経細胞の興奮とは、この分極から脱分極、再分極という流れが、1つの細胞から次の細胞へと波打つように伝わっていく現象を指しているの

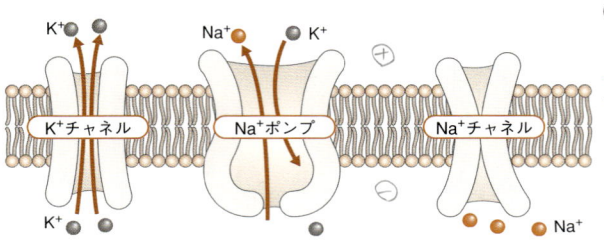

図7-5 脱分極と再分極　　　　(石川統ほか編著：ダイナミックワイド図説生物。p.101、東京書籍、2004より改変)

カリウムイオンの出入りはいつ、止まる？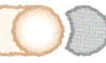

　カリウムイオンは通常、濃度の高い細胞内から、濃度の低い細胞外へ、濃度勾配（こうばい）に従って拡散していきます。しかし、カリウムイオンが細胞の外へと出て行くと、その分だけ細胞内は負に荷電し、今度はこの電位勾配が陽イオンであるカリウムイオンを細胞内へ引き戻そうとする力となります。

　したがって、カリウムイオンの出入りは、この濃度勾配と電位勾配の2つの力が釣り合ったところで止まります。このときの細胞膜の内外での電位差を**静止膜電位**といい、多くの細胞では−50〜−100ミリボルトです。

カリウムイオン ── 陽イオン ⊕

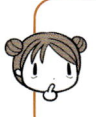
ところで、さっきの話の中で出てきたシナプス小胞ってなんですか？

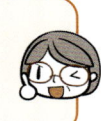
そうか、シナプスの説明をまだしていなかったわね。実はね、神経細胞と神経細胞の間には、ちょっとした隙間があるの

隙間？

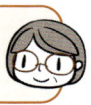
そう、それを**シナプス間隙（かんげき）**とよんでます

シナプスでのバトンタッチ

　神経系では、神経線維がすぐ近くの細胞まで伸びて、シナプス間隙（かんげき）とよばれる隙間をつくっています。シナプスは、ある神経細胞から別の神経細胞へと情報が受け渡される場所です。

　神経を流れる情報は当初、電流という形で流れていきます。しかし、電流はシナプス隙間を超えることができず、そのままでは、次の細胞へと情報を伝えることはできません。

　そのため、電流がシナプスに達すると、その情報は電気信号から化学物質に置き換えられ、この化学物質を介して神経細胞どうしの情報交換は行われます。この化学物質こそが神経細胞どうしをつなぐ言葉であり、**神経伝達物質**とよばれるものです。

　アセチルコリンやノルアドレナリンは、この神経伝達物質の一種です。ふだんは、神経細胞末端のシナプス小胞とよばれる袋の中に入っていて、神経線維の中を伝わった電流がシナプス小胞に届くと、その刺激で袋から放出されます。

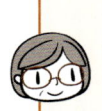 「神経系の情報は、電気信号→神経伝達物質→電気信号というように、電流というデジタルな信号を化学物質というアナログな信号に置き換えることによって、必要な情報が必要な細胞へと流れていく仕組みになっているの

神経伝達物質を渡す細胞と、受け取る細胞はあらかじめ決まっているんですか？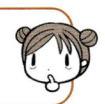

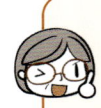 いいところに気がついたわね。神経の情報伝達は、電話と同じように、かけた相手にしか通じません。しかも、流れは完全に一方向よ

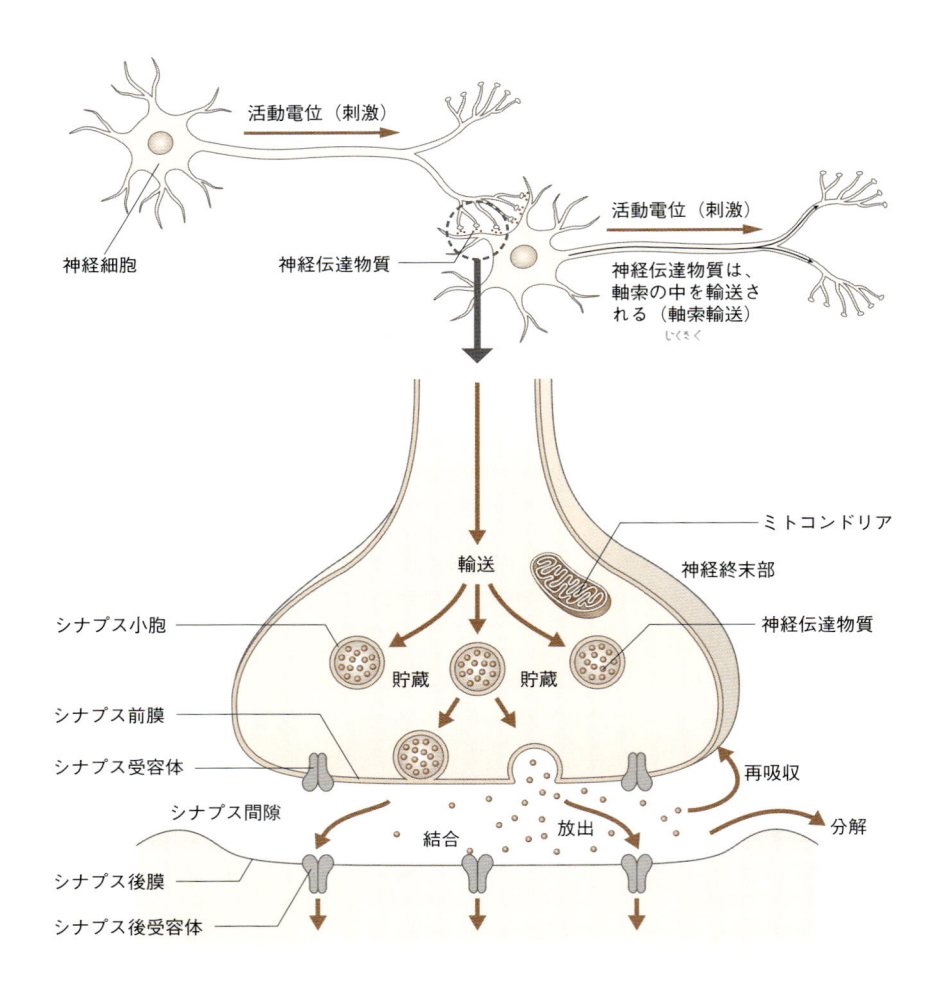

図7-6　シナプス

新幹線より速い神経の伝達速度

　神経線維という電線のある場所では、電気信号という高速の伝達手段を使って情報を伝え、電線のない場所では、それを化学物質というアナログに翻訳して情報を受け渡す。この一見するとややこしく感じる仕組みが、神経系の特徴です（**神経性調節**、図7-7）。

　神経線維の中を電流が伝わる速度は、最高で1秒間に100m。時速に換算すると360kmで、なんと、新幹線より高速です。

　身体が危険にさらされるような、急を要する事態が起こると、この速さがモノをいいます。体温が急速に低下すると、手足の血の気が引いてブルブルとふるえ出しますね。これは、自律神経のネットワークが生命の危険をすばやくキャッチし、末端の血管を収縮させ熱が逃げないようにすると同時に、筋肉運動によってエネルギーを産生し、体温を維持しようと働くからです。

　また、はげしい運動をするときは、できるだけたくさんの酸素を取り込もうと呼吸が荒くなり、取り込んだ酸素を一刻も早く全身の細胞へ届けようと、心臓の鼓動もはげしくなり、血液の流れもよくなります。

　いずれも、自分の意思で「そうしよう」と思ってコントロールしているのではなく、自律神経が勝手に働いて調節しているだけのことです。というより、考えるよりもずっとスピーディにからだが反応している、といったほうがよいかも知れません。

長時間、持続的に働くホルモン

　スピードを持ち味とする神経系の情報伝達ですが、それにはある重大な弱点があります。神経細胞が蓄えておく神経伝達物質にはかぎりがあるため、長時間、情報を流し続けることはできないのです。

　こうした弱点を補うのが内分泌系です。人間社会でいうと、「電話だけじゃ伝わりにくいから手紙も書こう」という感じでしょうか。ホルモンによる情報伝達は、神経ほど迅速ではありませんが、持続的に効果を発揮することができます（**液性調節**、図7-7）。

　ホルモンを分泌する器官は、**内分泌系**とよばれ、からだのあちこちに分散しています。内分泌とは、身体の内側、つまり血液に向かって放出されるという意味です。したがって、ホルモンは神経線維のような専用通路ではなく、赤血球や白血球と同じように血液によって運ばれ、血管の中を通って、特定の細胞にまで運ばれていきます。特定の細胞には、それに呼応した特定のホルモンにだけ結合する受容体があり、その受容体と結合することではじめて、ホルモンが作用する仕組みになっています。

　神経よりも広い範囲に一度に信号を送ることができるのも、ホルモンの特徴です。

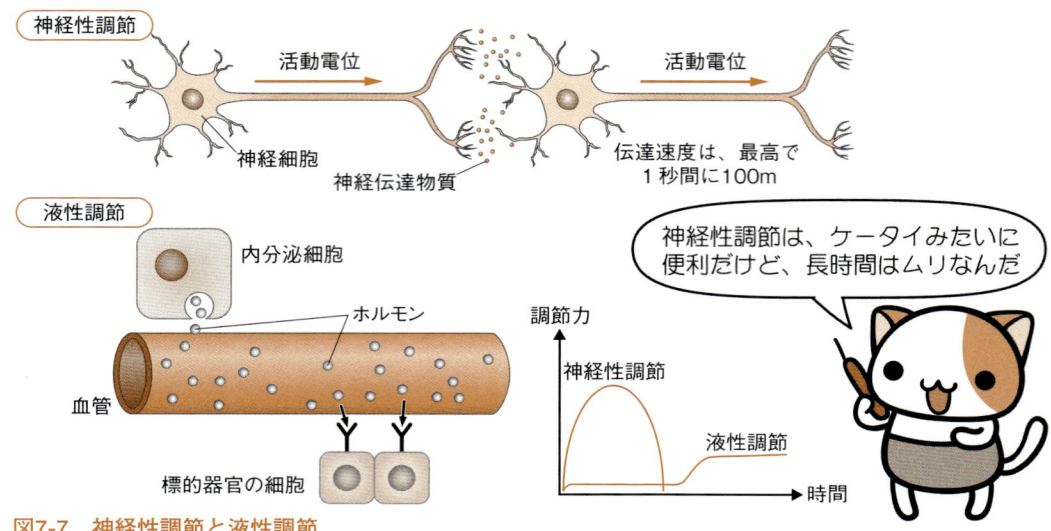

神経性調節

活動電位　　　　　　　　　　活動電位

神経細胞

神経伝達物質

伝達速度は、最高で
1秒間に100m

液性調節

内分泌細胞

ホルモン

血管

標的器官の細胞

調節力

神経性調節

液性調節

時間

神経性調節は、ケータイみたいに
便利だけど、長時間はムリなんだ

図7-7　神経性調節と液性調節

コラム
ホルモンの名前と略号

　ホルモンの名称には、分泌腺を冠したものとそのホルモン固有のものがあります。甲状腺から分泌されるホルモンを甲状腺ホルモンといいますが、この甲状腺ホルモンには、サイロキシンとトリヨードサイロニンという2種類があり、この2つのホルモンの性質はとてもよく似ています。一方、膵臓のランゲルハンス島から分泌されるホルモンにはインスリンとグルカゴンがありますが、2つの働きは全く正反対です。

　ホルモンはしばしば、略号でよばれます。ADH（下垂体後葉から分泌される抗利尿ホルモン）、GH（下垂体前葉から分泌される成長ホルモン）、TSH（甲状腺刺激ホルモン）、ACTH（副腎皮質刺激ホルモン）、FSH（卵胞刺激ホルモン）、LH（黄体形成ホルモン）などはぜひ、覚えておきましょう。

内分泌と外分泌

　ホルモンは、内分泌腺から放出される微量な化学物質です。内分泌の「内」とは血液の中のこと。つまり、細胞から血流に向かって放出される、という意味です。

　これに対し、外分泌とは化学伝達物質が生体の「外」に放出されること。これにかかわるのは、汗腺、唾液腺、涙腺などの分泌腺です。外分泌腺には導管があり、腺細胞でつくられた外分泌物は導管を経て身体の外面や消化器などの体腔内に放出されます。

　それに対して、内分泌腺は導管をもたず、分泌物は血液中に放出されます。皮膚や消化管は体外と通じているのに対して、血管は体内で閉じた系なので、「内」というわけです。

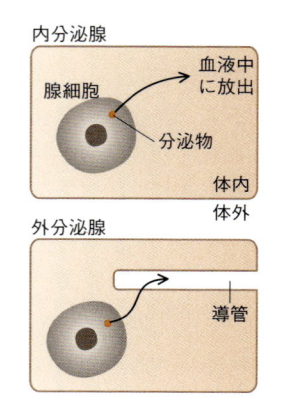

内分泌腺

血液中
に放出

腺細胞

分泌物

体内

体外

外分泌腺

導管

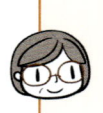
ホルモンという名前は「刺激する」という意味のギリシャ語hormaoに由来しています。実は、神経とホルモンの関係は密接で、2つの働きは、1つの細胞の働きから分化したものじゃないか、ともいわれているの

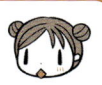
へえ、そうなんですか

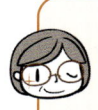
おそらく、最初に発達したのがホルモンで、後になって発達したのが神経系ね

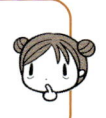
そういえば、ホルモンも神経伝達物質も、どちらも化学物質なんですよね？

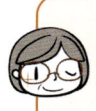
そうよ。大きな違いは伝わるルート。神経細胞は神経細胞しか興奮させないけれど、ホルモンは血液中に放出されるため、すべての細胞がホルモンと接触します

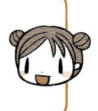
ということは、すべての細胞がホルモンの影響を受けるんですか？

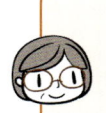
ところが、そうじゃないの。ホルモンは必ず、ある決まった器官でのみ、その効果を発揮します

いったい、どういうことですか？

ホルモンは標的細胞を刺激する

　ホルモンは血液に乗って全身を循環するため、すべての細胞がホルモンと接触できます。しかし、ホルモンが作用するのは、ある特定の臓器・器官（細胞）だけです、と話しました。これはどうしてなのでしょうか？

　ホルモンが作用するためには、細胞に仕組まれた“鍵”を開けなければなりません。この鍵にあたるのが「**受容体**」です。それぞれの家の鍵が微妙に違った形をしているように、受容体の形は細胞によって微妙に違っています。それぞれの受容体にぴったり合う鍵（ホルモン）でなければ、細胞の扉は開かないのです。

　血流によって運ばれたホルモンが**標的器官**（標的細胞＝受容体をもつ細胞）に到達すると、鍵が鍵穴に入るようにホルモンは受容体と結合します。これが「刺激」となり、標的となる器官に特定の作用を引き起こします。

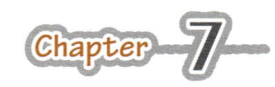

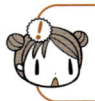すべての細胞と接触するのに、特定の細胞にしか働かないのは、自分に合う受容体としかダメなんだ

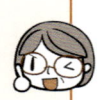便利なのは、器官によってホルモンが作用する強さや時間も変えられることなの。ある器官はすごく微量なホルモンでも反応しますが、別の器官はかなりの量がないと反応しなかったりします。そういう時間差の調整ができるのも、ホルモンのいいところね

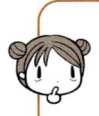ところで、ホルモンの受容体って、細胞のどこにあるんですか？

受容体の多くは細胞膜にある

受容体の多くは細胞の表面、つまり細胞膜上に存在します。水溶性のホルモンは、この細胞膜にある受容体と結合し、その結果、環状AMPがつくられ、この働きによって細胞内の酵素が活性化されて、特定の反応が起こるしかけになっています（**図7-8**）。

一方、脂溶性のステロイドホルモンは、細胞膜にある受容体ではなく、核内にある受容体と結合します。その結合体によって遺伝子が活性化され、特定のタンパク質（酵素）が生成されます。

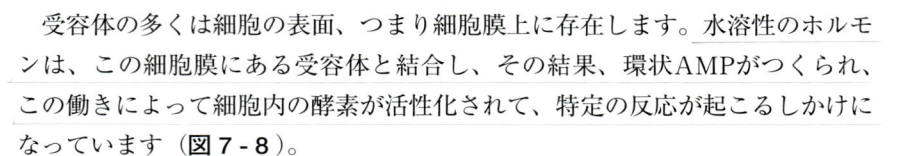
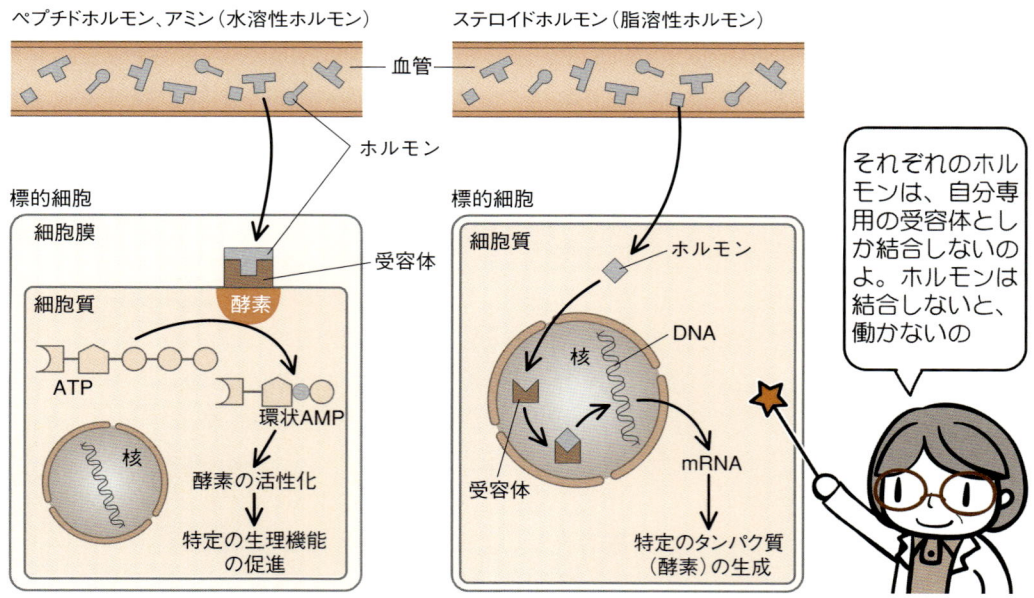

図7-8　水溶性ホルモンと脂溶性ホルモン

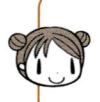

ホルモンには、水に溶ける
ものと、溶けないものがあ
るんですね

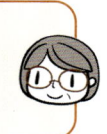

そうよ。それに、原料から
見て行くと、ホルモンの種
類は3つに分類できるの

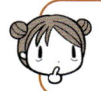

それぞれ、なんとよばれて
いるんですか？

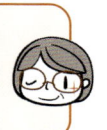

ペプチドホルモンにステロ
イドホルモン、それにアミ
ンよ

3つの原料からつくられるさまざまなホルモン

原料からみて、ホルモンの種類は大きく3つに分けられます（**表7-2**）。最も多いのは、**ペプチドホルモン**です。材料は、タンパク質のもとになるアミノ酸で、それが数個から100個以上結合してつくられます。膵臓のランゲルハンス島から分泌されるインスリン（血糖値を下げる）や下垂体前葉から分泌される成長ホルモン（骨や筋肉の成長を促す）は、このペプチドホルモンです。

脂質の一種であるコレステロールからは、**ステロイドホルモン**がつくられます。副腎から分泌される副腎皮質ホルモンはステロイドホルモンであり、それを化学的に合成したものは、膠原病やアレルギーなど免疫疾患、気管支喘息、湿疹などの治療にも使われます。

また、睾丸から分泌されるテストステロン（男性ホルモン）や血液中のカルシウム量や骨の量を調節するビタミンDも、ステロイドホルモンです。

アミノ酸誘導体からは、**アミン**とよばれるホルモン群がつくられます。アミノ酸のチロシンが2個くっつき、それにヨードが3個または4個つくと、甲状腺ホルモンになります。副腎髄質ホルモンもアミンの仲間で、アドレナリン、ノルアドレナリンという名前がついています。

（膵臓 すいぞう）
胃の背後にある消化腺
膵液とホルモンを分泌し
消化と糖分の代謝を行う

（脾臓 ひぞう）
脊椎動物の胃の近くにある
海綿状の器官
リンパ球をつくる

表7-2　原料からみたホルモンの種類

内分泌系	原料	ホルモン
ペプチドホルモン	アミノ酸	インスリン、グルカゴン、成長ホルモン、オキシトシン、抗利尿ホルモンなど
ステロイドホルモン	コレステロール	副腎皮質ホルモン、性腺ホルモン、ビタミンD など
アミン	アミノ酸誘導体	副腎髄質ホルモン（アドレナリン、ノルアドレナリン）、甲状腺ホルモン

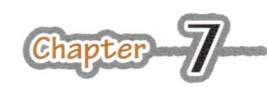

 あれっ、ノルアドレナリンって、神経伝達物質じゃなかったんですか？

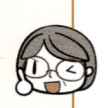 いいところに気がついたわね。ノルアドレナリンは、神経系で放出される物質だけど、副腎髄質から分泌されるホルモンでもあるの。つまり、神経とホルモンが密接な関係にあるのよ。

ホルモンの世界は、完全なタテ社会

・細胞どうしの伝達方法
神経系→神経伝達物質
内分泌系→ホルモン ｝2系統

・松果体(しょうかたい)
脳の中心 間脳の後側に
あり脳下垂体と同じような
後側に突きている器官

・脳下垂体(のうかすいたい)
脳の中心 間脳の
視床下部の下側に
ぶらさがるように
ついている器官で
ホルモンの分泌量を
コントロールしている

ホルモンを分泌する内分泌細胞は、下垂体をはじめ、甲状腺や上皮小体、副腎、松果体、胸腺、膵臓など、からだのあらゆる部分に散らばっています。身体の中では、1つのホルモンが独立して働いていることはまれです。多くは、複数のホルモンが協力して、連携しながら働いています。

下垂体前葉は「内分泌の支配人」ともよばれ、多くの内分泌腺は、この下垂体前葉から出される指令（ホルモン）によって、ホルモンの分泌量を増やしたり、または抑えたりしています。このように、他のホルモンの分泌を調節するホルモンを、上位ホルモンとよびます。

上位ホルモンによる命令は、会社における社長命令のように絶対です。しかし、命令によってあまりに大量のホルモンが放出され、その血中濃度が上がると、今度はその情報がフィードバックされて、上位ホルモンの放出が抑制されます。ホルモンによる調節機能は、タテの関係がかなりしっかりした管理社会ですが、下からのフィードバック機能もちゃんと備わっているのです。

 ところで、神経系と内分泌系は多くの場合、単独ではなく、お互いに並行して機能しています

 バラバラではなく、一緒に働いているんですか？

 そうよ。その目的はからだのホメオスタシスを維持すること。その具体例を、いくつか紹介しましょう

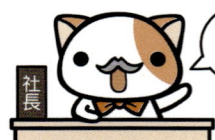 ボクの命令は絶対だよ〜

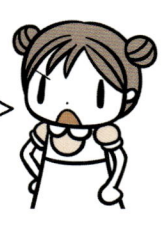 それは上位ホルモンのことよ！そんなにイバってていいの、小太郎？嫌われても知らないよ

血糖値の調節

神経系、
内分泌系

　両者による調節が機能する代表例に、血糖値の調節があります。正常な場合、血糖値は80〜100mg/dLに維持されています。血糖値がこの範囲を大きく下まわった場合、身体は緊急事態発生という赤信号を発し、神経系と内分泌系の2つのルートを使って、血糖値をなんとかもとの範囲に戻そうとします。

　血糖値が異常に低下するとまず、間脳の視床下部にある特定の中枢（血糖値の変化に反応する）が興奮し、その興奮が交感神経と下垂体に伝わります。交感神経の興奮は副腎髄質を刺激し、そこからアドレナリンが分泌されます。アドレナリンは蓄えられているグリコーゲンをグルコースに分解するよう肝臓に働きかけ、血糖値の低下を抑えます。

　ただし、これは応急処置のようなものなの。グリコーゲンの貯蔵量にはおのずと限界があり、持続的な効果は期待できません。

　神経系が「貯えた糖を放出しろ」と働きかける一方で、内分泌系は、「新たに糖をつくれ」という指令を出します。副腎皮質から分泌される糖質コルチコイドは、脂肪やタンパク質を分解させ、肝臓に働きかけて、分解産物であるアミノ酸やグリセロールをグルコースに作り替えるよう指示します（図7-9）。

　こうして糖を新たに作り出すことで、持続的な血糖補給が可能になるのです。

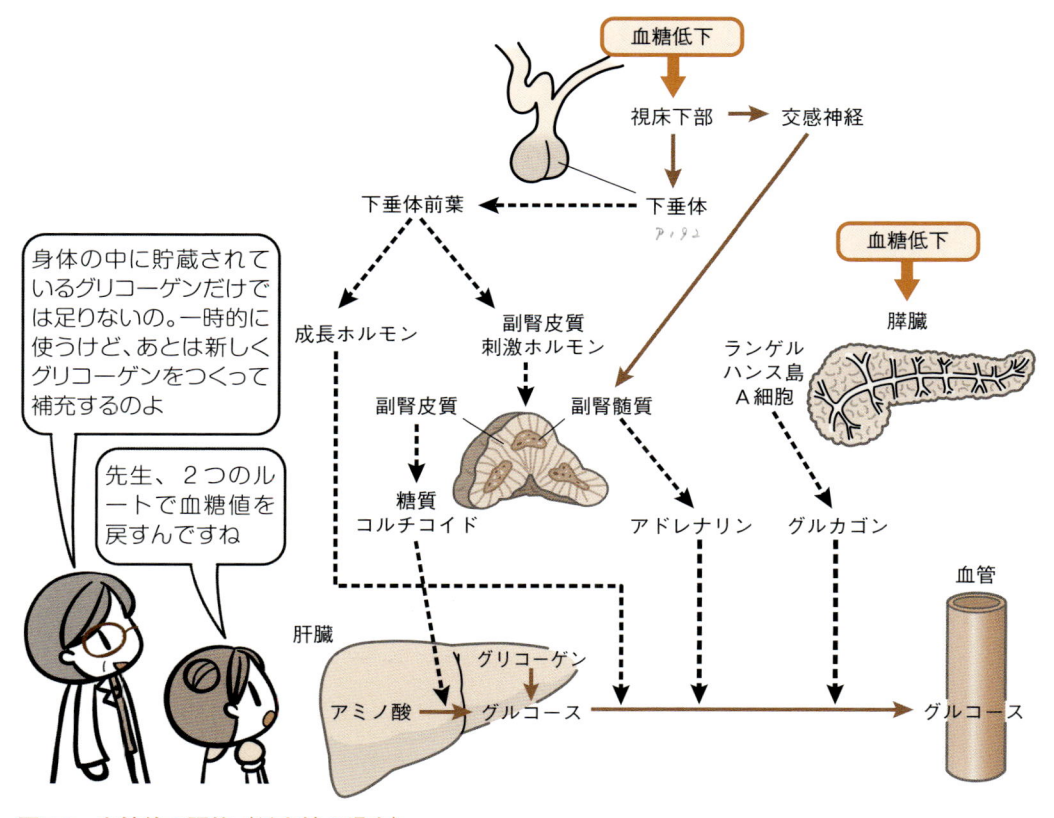

図7-9　血糖値の調節（低血糖の場合）

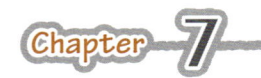

 脂肪やタンパク質から糖を作り出すことを、糖新生といいます。これも、肝臓の機能の1つね

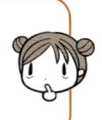 血糖値が正常より低くなってしまった場合の反応はわかりましたが、血糖値が異常に高くなった場合は、どうやって調節するんでしょうか？

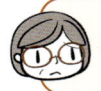 うーん。そこが、弱点よねぇ

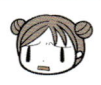 弱点？

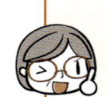 私たちの身体はどうも、血糖値が高くなりすぎた場合をあまり想定していなかったようなの。その昔、人間にとっても、食べ物とはもともと、いつ手に入れられるともわからない、不確かなものだったでしょう。だから、身体にとって、血糖値が下がって困ることはしょっちゅうあったの。でも、上がりすぎて困ることは想定外だったのよ

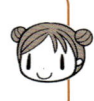 なるほど。じゃあ、上がりすぎた血糖値を下げる手段はないんですか？

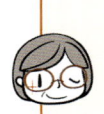 いいえ、あることにはあります。血糖値を下げるのは、膵臓のランゲルハンス島から分泌されるインスリンだけ。インスリンは、細胞による糖の取り込みを促進することで、血糖値が上がりすぎるのを防いでくれています

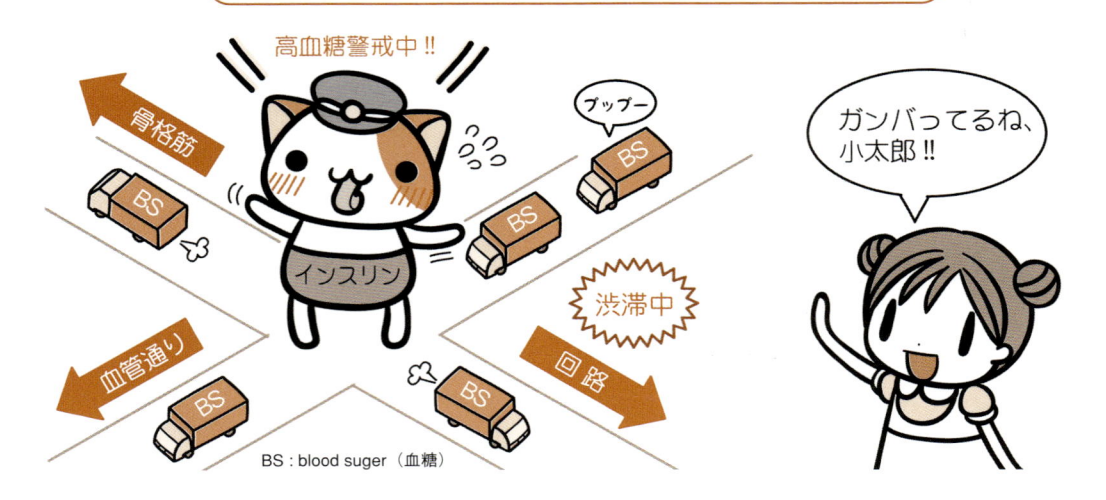

BS : blood suger（血糖）

血圧の調節

交通事故に遭い、大量出血で血圧が急速に低下し、命の危険にさらされている患者さんがいる、と仮定しましょう。

こんな場合、生体内ではまず、神経系ルートが血圧を上げようと働きます。

血圧の低下をキャッチする受容器は、大動脈弓と頚動脈洞、腎臓にあります。大動脈弓は全身に血液を送る最初のポイントであり、頚動脈洞は脳に血液を送るポイント、腎臓は先にも説明したように、血圧とは切っても切れない関係にある臓器です。

大動脈弓と頚動脈洞でキャッチされた「血圧低下」のSOSはまず、延髄へ送られます。延髄は交感神経を興奮させ、心臓の収縮力を高めて拍動を増やします。同時に、脳や心臓へ優先的に血液が流れるよう、手足など末端の血管を収縮させます。交感神経はさらに、副腎髄質を刺激し、アドレナリンと少量のノルアドレナリンを分泌させます。これらの情報伝達物質は、血管に作用して細動脈を収縮させます。

しかし、これはあくまで緊急処置に過ぎません。持続的に血圧の低下を防ぐには、ホルモンによる指令が必要になってきます（**図7-10**）。

ホルモンが働きかけるのは腎臓です。腎臓の受容器が血圧低下をキャッチするとまず、糸球体近くの細胞から**レニン**というタンパク質分解酵素が分泌されます。レニンは、血液中に待機していたアンジオテンシノゲンという物質を**アンジオテンシンⅠ**に変化させます。アンジオテンシンⅠは、次に**アンジオテンシンⅡ**に変化し、それが末梢血管を収縮させます。

アンジオテンシンⅡは同時に、副腎皮質を刺激し、アルドステロンの分泌も促します。アルドステロンは、腎臓におけるナトリウムの再吸収を促すホルモンです。

血圧を上昇させるのに、どうしてナトリウムを再吸収する必要があるのか、と思うかも知れません。思い出してほしいのは、ナトリウムには水を引きつける力がある、ということです。ナトリウムを再吸収するということはすなわち、水分を再吸収すること。水分を再吸収するということは、血管を流れる血漿の量を増やすことにつながります。

血圧は血管の抵抗と血液の量に比例します。したがって血液の量が増えれば、血圧も上がります。ナトリウムの再吸収を促すのは、血液量を増やすと同時に、血圧を維持するためにでもあります。

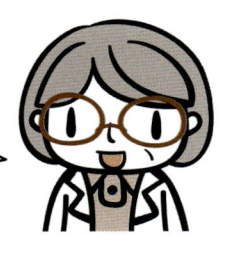

血圧＝血液量 × 末梢血管抵抗。大量に出血すると、血圧が下がるのもこのためよ

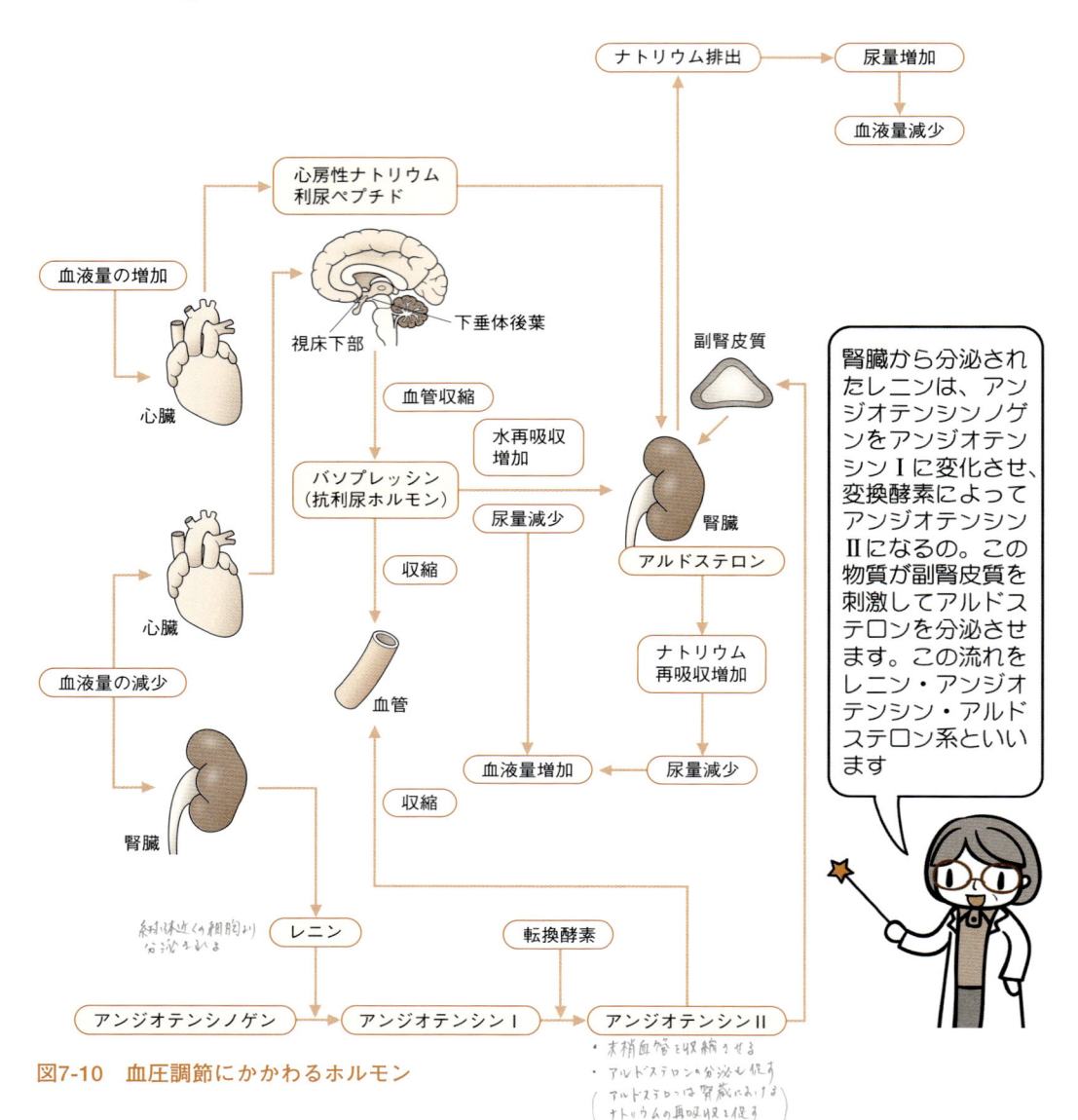

図7-10 血圧調節にかかわるホルモン

（図中のラベル）

ナトリウム排出 → 尿量増加 → 血液量減少

心房性ナトリウム利尿ペプチド

血液量の増加 → 心臓

視床下部／下垂体後葉

副腎皮質 → 腎臓

血管収縮

水再吸収増加

バソプレッシン（抗利尿ホルモン）

尿量減少

アルドステロン

心臓

収縮

血管

ナトリウム再吸収増加

血液量の減少 → 腎臓

収縮

血液量増加 ← 尿量減少

レニン

転換酵素

アンジオテンシノゲン → アンジオテンシンI → アンジオテンシンII

（手書きメモ）糸球体近くの細胞より分泌をする

（手書きメモ）・末梢血管を収縮させる ・アルドステロンの分泌を促す（アルドステロンは腎臓におけるナトリウムの再吸収を促すホルモン）

（吹き出し）腎臓から分泌されたレニンは、アンジオテンシノゲンをアンジオテンシンIに変化させ、変換酵素によってアンジオテンシンIIになるの。この物質が副腎皮質を刺激してアルドステロンを分泌させます。この流れをレニン・アンジオテンシン・アルドステロン系といいます

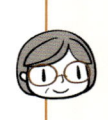血糖値と血圧について説明したけれど、調節しなければならないものは、まだまだたくさんあるの

まだあるんですか？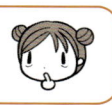

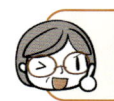たとえば体液。体液には何が含まれているんだっけ？

えーと、水分とタンパク質、それといくつかの電解質ですよね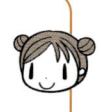

そう、その組成と比率が大事なのよ

体液を調節する腎臓の働き

排出器官としての印象が強い腎臓ですが、その機能の本質はむしろ、体液を調節することにあります。体液の量、組成、pH、浸透圧、すべてを一定に保つホメオスタシスこそ、腎機能の本質なのです。

細胞にとっての環境は、細胞外液だとお話しました。腎臓はこの細胞外液の量と組成、とくに電解質を調節する大事な器官です。　*電解質 → ナトリウム、カリウム*

細胞外液の量や電解質の濃度は、体内に張り巡らされたさまざまなセンサーでモニタリングされています。センサーからの情報をキャッチするのは脳の視床下部です。

大量の汗をかいたにもかかわらず、長時間水分をとらなかったりすると、細胞外液の電解質濃度は急上昇し、*血管の中べ(水分が引き込まれる量が増加する)*血液の浸透圧も上がってしまいます。脳の視床下部がそれをキャッチすると、視床下部から下垂体後葉へ**抗利尿ホルモン**　——　*尿を少なくする働き*（バソプレッシン：ADH）を分泌するよう、指令が出ます。抗利尿ホルモンは尿細管に働き、水の再吸収を増やすホルモンですから、水分をなるべく体内に留め、尿を少なくする働きがあります（**図7-11**）。

浸透圧が過剰に低下した場合も流れは同じです。脳の視床下部がそれをキャッチし、今度は反対に、抗利尿ホルモンの分泌を抑えます。

腎臓の糸球体が1日に150L近くの血液をろ過しているにもかかわらず、なぜ、そのほとんどを再吸収しているのか。おそらく、その理由もこの体液の調節機能と関係があります。

ろ過した原尿をそのまま排出すれば、たしかに効率はいいでしょうが、調整の幅はぐっと狭くなります。いったん大雑把にザルでこしておいて、後から必要なモノだけを取り出すほうが、水や電解質の調節幅を大きくできるのです。

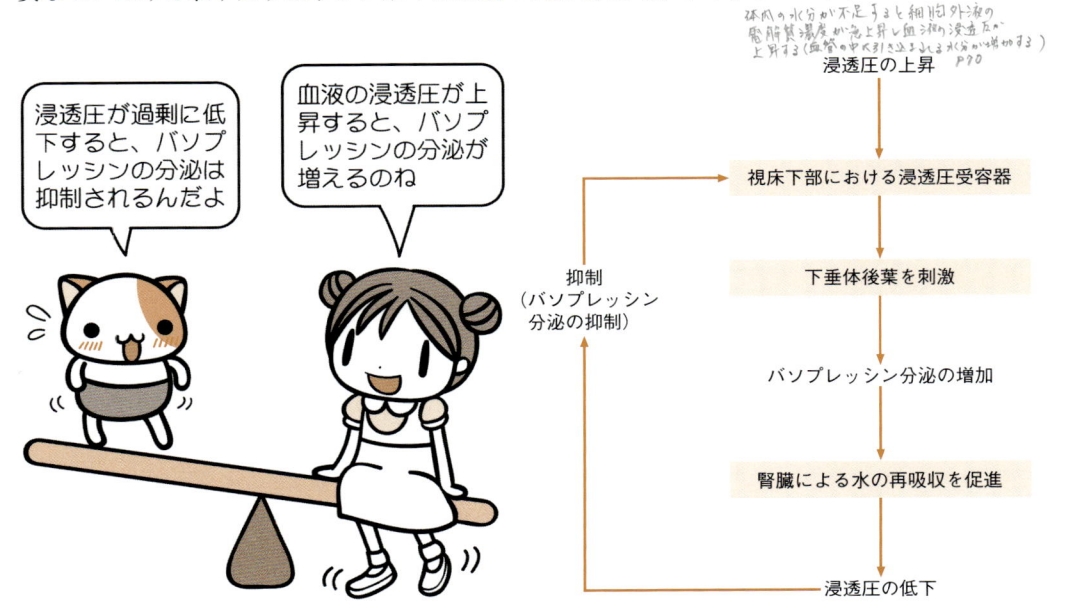

体内の水分が不足すると細胞外液の電解質濃度が急上昇し血液の浸透圧が上昇する(血管の中べ引き込まれる水(分)が増加する)　P70

図7-11　体液量の調節

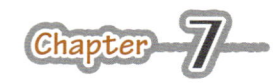
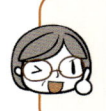

尿素の濃度が正常の10倍になったとしても、すぐに命にかかわるというわけではありません。むしろ、危険なのは電解質濃度が調節されないことなの

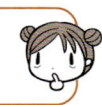

どういうことですか？

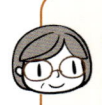

たとえば、体液のナトリウムイオンがほんの10％でも急速に低下してしまったら、意識をなくすことだってあるのよ

そんなに少しで、ですか？

細胞外液はナトリウムが多い

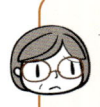

細胞外液のカリウムイオンはとても低く調節されていて、正常でも4 mEq/L。これが倍の濃度になるだけで、重篤な不整脈になり、命を落とす危険すらあります

電解質の乱れは命にかかわる、覚えておかなくちゃ

コラム
腎臓のその他の働き

　腎臓には、造血ホルモンであるエリスロポエチンや骨を丈夫にする活性型ビタミンDをつくる機能もあります。腎機能が障害を受けるとエリスロポエチンもあまりつくられなくなり、貧血になります。腎不全患者に貧血が多いのはこのためです（腎性貧血は人工的なエリスロポエチンの注射で治療可能です）。

　ビタミンDは体内に入り、肝臓と腎臓で活性型に変化して初めて、その効果を発揮します。した活性型ビタミンD
がって、肝臓や腎臓の機能が弱まると、どんなにビタミンDを摂取しても、その効果が発揮されなくなってしまいます。

　活性型ビタミンDは、腸管からのカルシウムの吸収を促進し、骨を丈夫にします。活性型ビタミンDが欠乏すると、くる病となり骨がもろくなります。

　血圧を上昇させるレニンは、エリスロポエチンとは違い、腎機能低下の影響をあまり受けません。しかし、腎動脈が動脈硬化などの原因で細くなると、血圧自体は正常なのに腎血流量が減少し、レニンが分泌されてしまうことがあります。これが理由で起こる高血圧を、腎血管性高血圧とよびます。

　高血圧は糖尿病、高脂血症とともに生活習慣病で最も頻度の多い病気です。心筋梗塞などの心臓病や脳出血、脳梗塞などの脳卒中も高血圧と関連があります。高血圧は腎臓に大きな負担をかけるので、放置すると腎臓に原疾患がなくても腎硬化症などを引き起こし、腎不全になる場合があります。

コラム

ホルモンの不足・過剰と機能障害

ホルモンには、局所的に作用するものと全身に作用するものがあります。下垂体でつくられる甲状腺刺激ホルモンは甲状腺にだけ作用しますが、甲状腺でつくられる甲状腺ホルモンは、全身の細胞に作用して細胞の成長を調節し、心拍数を制御し、エネルギー燃焼速度に影響を与えます。また、膵臓のランゲルハンス島でのインスリンも全身に作用し、代謝をコントロールします。

このように、ホルモンは全身の機能を調節するのに欠かせない役割を担っているため、それがなんらかの理由でつくられなくなったり、分泌されなかったりすると、全身のいたるところに機能障害を引き起こします。

たとえば、成長期に下垂体前葉から分泌される成長ホルモンの量が少ないと背が十分に伸びず、小人症となります。成長ホルモンはペプチドホルモンの一種であり、それを構成するアミノ酸もわかっています。したがって、早期に成長ホルモンを注射すれば、発育不良は未然に防げます。

反対に、成長期に成長ホルモンが過剰に分泌されてしまうと巨人症となります。さらに、大人になって骨の成長が止まってしまってから成長ホルモンが過剰に分泌されると、末端肥大症を起こします。末端肥大症のおもな原因は、下垂体にできた良性腫瘍です。腫瘍化した細胞ではホルモンが大量につくられ、骨が長軸方向に成長する骨端部は閉鎖しているため、行き場のないホルモンが先端部分に集中し、そこだけが突出して肥大化します。この場合、手術で下垂体の腫瘍を摘出する治療が一般的です。また、下垂体にかぎらず分泌腺細胞が腫瘍化すると、同様の分泌過剰が起き、さまざまな症状を引き起こします。

スポーツにおけるドーピングとホルモン

ホルモンはスポーツと関係が深い物質です。スポーツ選手が薬物などの不正な手段により競技成績を上げようとする行為をドーピングといいます。

ニュースなどでよく耳にするのは、タンパク同化ステロイド（摂取したタンパクを筋肉に変える作用がある）を使ったドーピングです。

オリンピックなど国際競技大会ではこれまで、選手の尿を検査することでドーピングを検査してきました。国や宗教によっては、採血行為に抵抗があったからです。ところが近年、エリスロポエチンを使用する例が増えてきたため、検尿に加えて血液検査も実施するようになりました。

腎臓でつくられるエリスロポエチンは、骨髄における赤血球の生産を促して、酸素供給能力を高めます。このホルモンを合成した薬物は本来、貧血などの治療で使用します。しかし、競技の数週間前から注射すると、赤血球が増え、競技時の酸素摂取量の増大から持久力を高めることもできます。

ちなみに、高地（酸素濃度の低い環境）でトレーニングすると、腎臓から大量のエリスロポエチンが分泌され、赤血球が増加し、酸素運搬効率が上がります。これがマラソンランナーが高地トレーニングする理由なのです。

体温を調節する

　私たちが物を食べるのは、新しい細胞をつくるためであると同時に、体温を維持するためでもあります。ガソリンなどの燃料を燃やすと熱くなって燃え出しますが、体内で起きているのも、これとほぼ同じ現象です。

　代謝で生じる熱量は、糖質とタンパク質が1gあたり4Kcalで、脂肪は1gあたり9Kcal。代謝で得た熱の60％は、体温維持のために使われています。

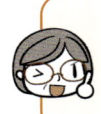 ところで、健康な人の体温はいつでも36℃前後。これって不思議だと思わない？

そういわれれば、そうですね

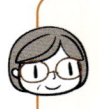 どんなに冷たい風が吹いて耳が凍えそうなときでも、体温を測ってみるといつもと同じ。これ、どうしてだと思う？

ひょっとして、これもホメオスタシスの一部ですか？

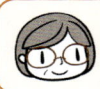 実はそうなの

体温を維持するのは、酵素のため

　身体のあちこちでは、食物を栄養素に分解したり、エネルギーに変えたりするなど、生命活動に必要な化学反応（代謝）が絶えず行われています。これらの化学反応は、体内にある数千種類もの酵素が触媒となって進みます。体温を維持しなければならないのは、この酵素の働きをよくするためです。

　まずは図7-12を見てください。これによると、酵素が触媒として反応する速度は、温度が増すにつれ、あるかぎられた範囲まで増大します。

　多くの生物学的反応速度は、温度が10℃上昇すると約2倍となり、10℃低下すると半分になります。

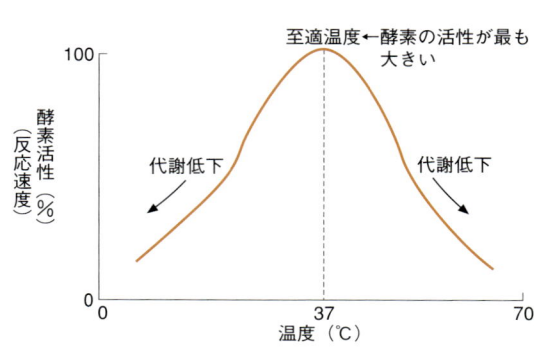

図7-12　酵素触媒反応速度に及ぼす温度の効果

しかし、酵素の反応は温度が高ければ高いほどよいということではありません。グラフを見てもわかるように、酵素が最も活性化する至適温度は36〜37℃。この温度を超えると、反応速度は急に減少します。

　酵素は一種のタンパク質ですから、熱を加えると変性しやすくなります。これは、熱したフライパンに卵を入れると固まってしまう現象と同じです。これでは、本来の機能を発揮できません。

重要なのは脳内温度

　ヒトは、体温を一定に保たないと生きていけない恒温動物です。しかし、ちょっと考えてみてください。体温を一定に保つといっても、どこの温度が基準になっているのでしょうか。

　図7-13は、身体の中で同じ温度をもつ場所を線で結んだものです。この線を等温線とよび、暑いときと寒いときでは、等温線は全く異なります。

　皮膚の温度を**皮膚温**、脳と同じ温度を保つところを**核心温度**、その中間を**外殻温度**としましょう。暑いときは皮膚温も36℃くらいまで上がり、皮下はからだの奥と同じ37℃くらいになっています。一方、寒いときは足の先などは30℃くらいで、腕の付け根あたりでも32℃くらい。いずれの場合も、脳の温度は37℃に保たれています。

　つまり、体温調節で最も重要なのは、脳内の温度を一定に保つことなのです。

　暑い場所で運動や作業をする際には、脳内の温度が40℃以上になることがあります。44℃以上になると脳は障害されます。反対に、脳内温度が33℃以下に下がると、私たちは意識を失ってしまいます。

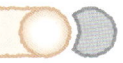

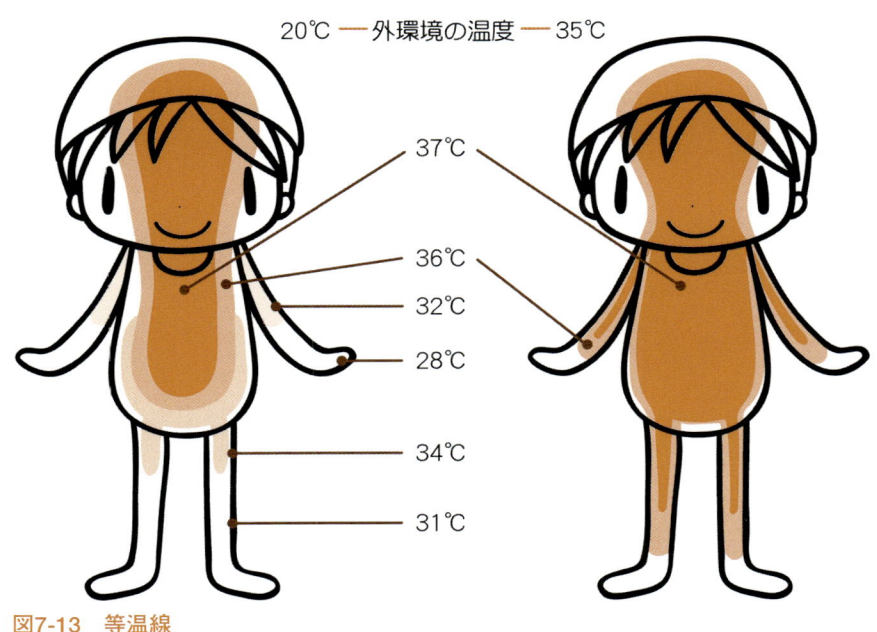

図7-13　等温線

体温を調節するのは視床下部

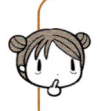 体温を調節するのは酵素のため、しかも、脳の温度が大事だってことはわかりました。けど、いったいどこが、その温度を調節しているんですか？

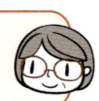 それも、やっぱり視床下部なの

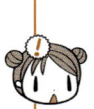 ということは、交感神経と副交感神経、内分泌、体温調節などの機能はすべて、視床下部が司令塔になっているんだ

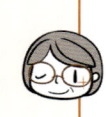 そう。視床下部がしている体温調節のメカニズムは、エアコンの自動調節機能に似ているのよ

 どういうことですか？

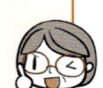 エアコンの自動調節機能は最初にまず適温が設定されていて、それより上がったり下がったりすると、自動的に動いて温度を調節してくれるでしょう？　視床下部の調節もこれと同じ。セットされた温度（セットポイント）に向かって、体内で産生する熱量（産熱量）と体外に放出する熱量（放熱量）の調節をしています

視床下部にある体温調節中枢には、放熱中枢（温中枢）と産熱中枢（冷中枢）があるのよ。温度受容器で感受されたものをセットポイントと比較して放熱・産熱しているわけ

セットポイント（中枢の基準値）　→核心温度を一定に保つ

皮膚の温度受容器（温点、冷点）

視床下部
体温調節中枢
（放熱中枢、産熱中枢）

発汗

熱産生

血管収縮

外環境の変化

図7-14　生理学的な体温調節

❶ 寒冷への適応

身体が体温よりも寒い環境にさらされると、脳の視床下部からは熱を逃がさないようにする指令と、熱を産出するための指令が出されます。

熱を逃がさない反応は毛細血管で起こります。皮膚の表面や手足の末端はもともと熱を放出しやすいため、寒い環境では毛細血管を収縮させて、熱を運ぶ血液が流れないようにするのです。

鳥であれば、次に毛を逆立てて空気の層をつくります。こうすると断熱材に似た効果が得られるからです。ヒトの場合も、寒くなってからだが凍えてくると、皮膚に鳥肌が立ちます（立毛）。これは進化の名残といえるかも知れません。

末端の放熱を防いでも体温が下がり続ける場合、視床下部は「熱をつくれ」と命令します。熱を発生させるのは筋肉のふるえです。寒くなるとからだが自然にブルブルとふるえ出すのは、視床下部からの命令が筋肉に伝わるからです。

❷ 酷暑への対応

身体が体温よりも暑い環境にさらされると、視床下部からは「熱を放出せよ」という指令が出ます。先ほどとは反対に、毛細血管を拡張させ末端の血流をよくすることで、熱放出を高めるのです。

それでも体温が下がらない場合、視床下部は「汗を出せ」と命令します。皮膚の表面で水分が気化して水蒸気になる際、皮膚表面の熱を奪います。これを気化熱といいますが、この気化熱を放出することによって、体温を下げようというのです。

このとき、皮膚の表面に空気の動きがあれば、熱放散は促進されます。夏の暑い日に扇子や扇風機を使うと涼しく感じるのは、このためです。

ちなみに、汗をかくことのできる恒温動物は人間だけだそうです。

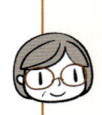

> 2つの物体の間に温度差があれば、熱は高いほうから低いほうへ移動します。通常は体温よりも外気温のほうが低いため、熱は身体の中から外へ出て行くの。ところが、外気温が体温以上になると、熱は外界から体内に入ってしまい、体温がどんどん上昇します

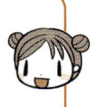

> 夏になると熱中症の患者が増えるのは、そのためだったんですね

用語解説

不感蒸散：表皮の組織液は、皮膚の表面を介して絶えず蒸発（気化）している。これは、人間が感じることのない放熱現象で、これを不感蒸散（または不感蒸泄）という。

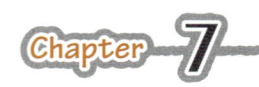

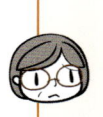とくに注意しなくちゃいけないのは、代謝が活発で運動量の多い子どもや体力のないお年寄りね。体内の熱量が増加して放熱量が追いつかないと、熱中症や脱水症状を起こします

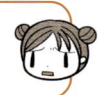車中に子どもを放置して、死亡する事故も多いですよね

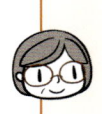冷房のかかっていない車内の温度は、夏場だと50℃近くまで上昇するといわれています。これは体温調節能力をはるかに超えた温度なの。気をつけないといけませんね

1日の間にも体温リズムはある

　私たちは夜になると自然に眠くなり、朝がくると自然に目が覚めます。この睡眠・覚醒のリズムにも、体温が関係しています。

　視床下部の調節機能によりほぼ一定に保たれている体温も、1日という短いスパンでみると微妙に変化しています。その幅は大きくてもせいぜい1℃くらい。体感することはまずありませんが、1日のリズムをつくってくれています。

　ヒトの体温は多くの場合、明け方、つまり目が覚める直前が最も低く、夕方頃にピークとなり、その後は再び低下していきます。

　裏を返せば、体温が上昇していくにつれ徐々に身体は目覚め、緩やかに体温が低下していくことによって眠りに落ちていく、ということ。体温は、生活のリズムを刻む「生物時計」でもあったのです。

　皆さんは、看護業務のなかに検温があるのはご存じですね。検温の時間がやってくると、体温だけではなく、脈拍や血圧も測定します。これは、患者さんの日々の状態を知るうえでとても重要な作業です。

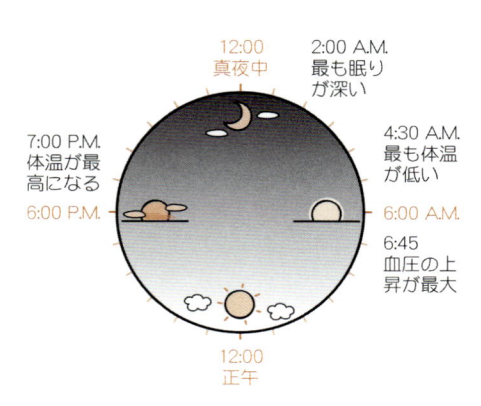

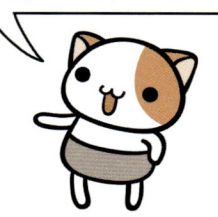生物時計は、概日時計やサーカディアンリズムともよばれてるよ。周囲の温度や食事時間、ストレス、運動などの要因によっても影響を受けているんだ

体温は毎日、ほぼ同じ時間帯で測定しないと比較の意味はありません。先に説明したように、体温は1日の間でも微妙に変化しますから、昨日の朝の体温と今日の夕方の体温を比べても、日内変動なのか、発熱なのか、区別できないということになります。

コラム
発熱のしくみ

　感染症などにみられる発熱は、体温調節中枢の設定温度が発熱物質などによって高い水準にセットされたために起こります。仮に、設定温度が40℃に上げられてしまうと、体温調節中枢はこの温度になるまで体温を上昇させようとするため、あたかも寒い環境に置かれたと同じ状況になります。発熱の際の寒気（悪寒）やふるえなどは、こうした対寒反応の一種です。

　解熱薬の効果などにより発熱の原因がおさまり、設定温度が37℃に戻ると、体温調節中枢はこの温度にまで体温を下げようと働きます。汗をかくと熱が下がるのは、身体の中で酷暑にさらされたと同じ反応が起こっているからです。

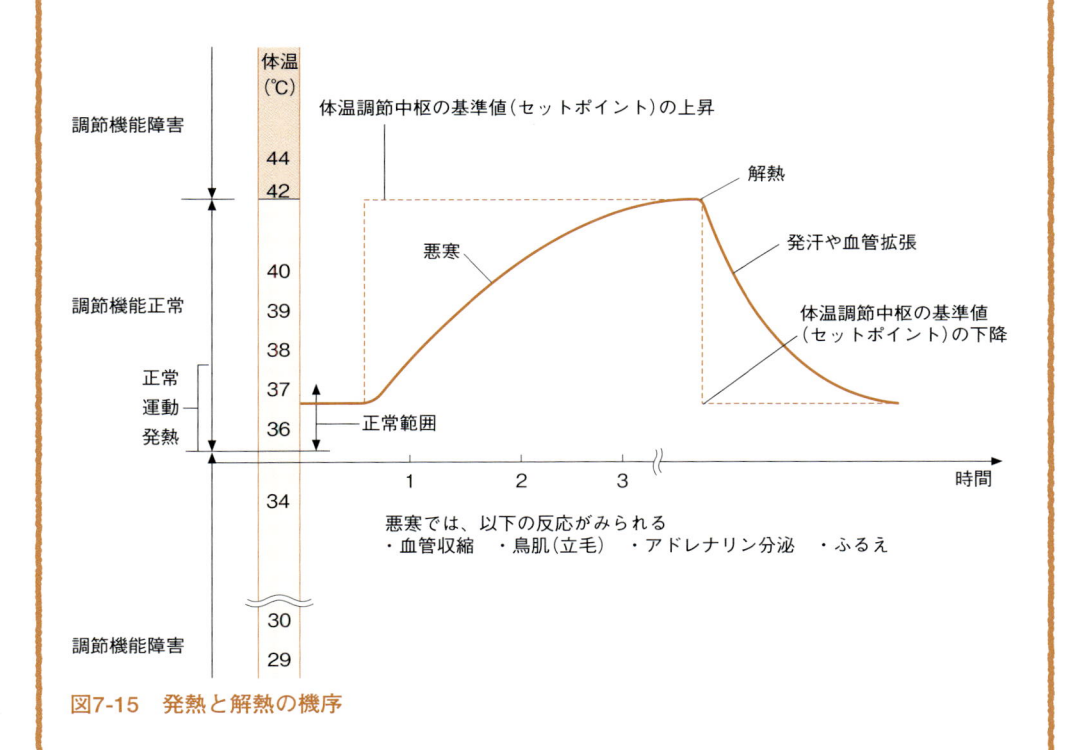

図7-15　発熱と解熱の機序

用語解説

平熱：一般に37℃が発熱の境界線のように思われているが、平熱には個人差もある。健康な日本人（青年男女）の腋窩で測定した体温の度数分布をみると、平均値は36.89±0.35℃だが、その変動範囲は35.2〜37.9℃に及んでいる。平熱が35.5℃の人が37.5℃になったら、平熱が36.5℃の人が38.5℃の熱を出しているのと同じ。また、子どもは大人に比べて代謝が活発なため、一般に平熱は高い。

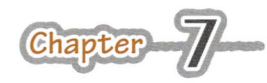

コラム
基礎体温を測ろう

　体温調節の仕組みについていろいろとお話してきましたが、読者が女性であれば、自分で基礎体温をつけるクセをつけておいてもいいかも知れません。基礎体温とは、もっとも体温の低い早朝6時頃の体温です。

　口腔で測定した女性の基礎体温をグラフにすると、月経周期に関連して体温が変動しているのがわかります。ポイントは、排卵を境として低温相と高温相に分けられることです。排卵後に卵巣から分泌される黄体ホルモンには体温を上昇させる作用があるので、体温測定という大変簡便な方法で、卵巣の機能がわかります。

　排卵のない場合には、高温相は現れません。排卵後の高温相の原因は、黄体ホルモンが視床下部の体温調節中枢に作用するためだと考えられています。

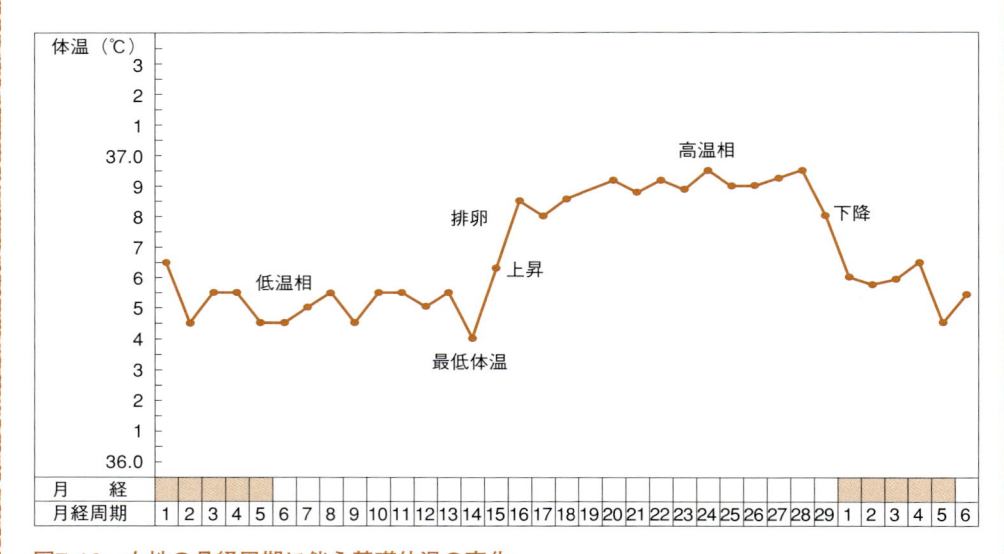

図7-16　女性の月経周期に伴う基礎体温の変化

体温と代謝の関係を利用した治療法 ── 超低体温療法

　体温を下げれば代謝が下がるということに着目した治療法「超低体温療法」が注目されています。

　事故による脳挫傷では、出血した血液の中の酸素が活性酸素という酸化力の強い形に変わり、生き残っている神経を死滅させる、といわれています。事故による脳の損傷は、そうした活性酸素によることが多いようです。

　超低体温療法は、体温を下げることで活性酸素の発生を少なくし、急激な組織のダメージを防ぐ治療法です。身体を冷やし脳の温度を33℃以下に下げると、活性酸素による神経の過度の刺激が起きません。障害部の反応が低下した頃、ゆっくりと体温を上げると、脳の損傷を最小限に抑え、機能をあまり損なわずに回復させることができます。

Chapter

8

感じる・考える

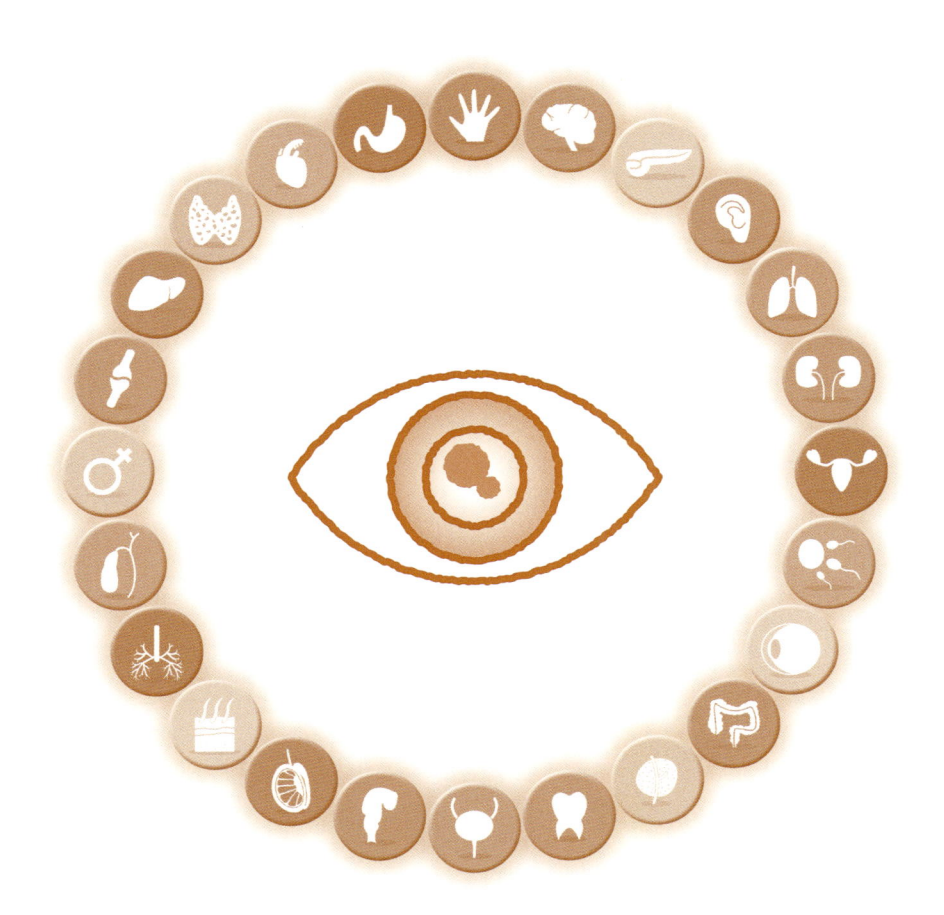

感じる・考える

古代、人間が暮らす環境はいまよりもずっと変化に富み、危険に満ちていました。雨風をしのぐコンクリートはありません。油断をすれば、野生動物などの外敵に襲われます。安定して食料を得るためには、風のにおいを嗅ぎ、雲の動きや星の動きを観察し、経験を記憶として蓄積する必要もありました。

視覚、聴覚、嗅覚、触覚、味覚といった感覚は、そのような環境のなかで発達を遂げたと考えられます。また、その感覚がとらえた情報を分析し、考え、身体を動かすコントロールセンターとしての役割を担ったのが脳や脊髄などの中枢神経でした。

神経細胞の発見とニューロン説

脳は神経細胞でできている――。この基本的な事実を最初に確認したのはイタリアの医学者、カミロ・ゴルジ（Camillo Golgi、1843〜1926）です。

ゴルジは、当時まだ確立されていなかった神経組織を染色する方法を発見し、これによってはじめて、脳内の神経細胞を視覚化することに成功しました。彼はまた、神経細胞どうしは網の目のように融合しているという「網状説」を打ち立てたことで、知られています。

スペインの神経解剖学者、サンティアゴ・ラモン・イ・カハール（Santiago Ramon y Cajal、1852〜1934）は、ゴルジの考案した染色法と光学顕微鏡を使って、神経細胞をさらに詳しく調べました。すると、それまで網のように融合していると考えられていた神経細胞が、実は一つひとつ独立しているのだ、ということに気づきます。カハールはこれを「ニューロン説」と名づけ、神経細胞を伝わる情報の流れは一方向性であると、発表しました。

1906年、ゴルジとカハールはその神経細胞に対する研究成果を讃えられ、同時にノーベル生理学賞を授賞します。現在ではもちろん、ゴルジが打ち立てた網状説は否定され、カハールの主張したニューロン説が正しいことがわかっています。

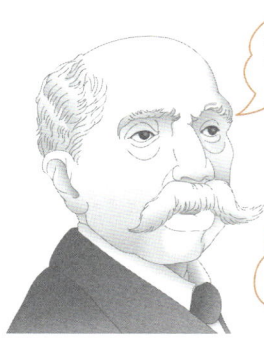

神経細胞は突起によってつながり、ネットワークをつくっている（網状説）

vs

神経細胞はそれぞれ独立した存在で、直接つながっていない（ニューロン説）

カミロ・ゴルジ

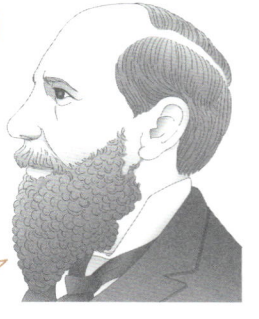

サンティアゴ・ラモン・イ・カハール

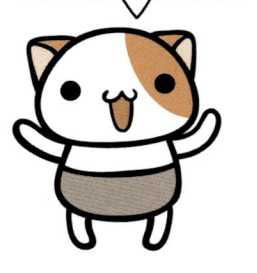

カハール先生の勝ち‼現在ではニューロン説が常識になってるよ

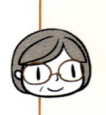

ゴルジとカハールが発見したように、脳や脊髄を構成
しているのは神経細胞です。でも、脳を構成している
のは神経細胞だけではないの。最近の研究では、神経
細胞よりずっと多い脳の細胞が注目を集めています

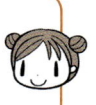

なんですかそれ？　もった
いぶらないで、教えてくだ
さいよ

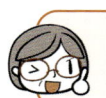

その細胞は、グリア細胞と
いいます

脳を構成する神経細胞とグリア細胞

　人間の脳には、1,000億個を超える**神経細胞（ニューロン）**があるといわれ
ています。脳は大きな楕円形のかたまりのように見えますが、もともとは身体
を前後に走る一本の管で、神経細胞の集まりに過ぎません。

　この神経管はのちに脊髄となり、進化とともに前方がさらに大きく膨らんで
脳ができます。脳と脊髄の神経細胞は、感覚器から情報を受け取り、それを分
析して内臓や手足などの筋肉に指令を出すため、中枢神経とよばれています。

　最近の研究によると、脳には神経細胞以外の重要な細胞、すなわち**グリア細
胞（神経膠細胞）**が存在し、さまざまな働きをしていることがわかってきまし
た（**図8-1**）。

　グリア細胞はもともと、神経細胞を固定したり、神経細胞に栄養を運んだり
するなど、神経細胞を手助けする脇役だ、と考えられていました。近年では、
神経伝達物質の受容体をもち、神経細胞と似たような働きをしていることも、

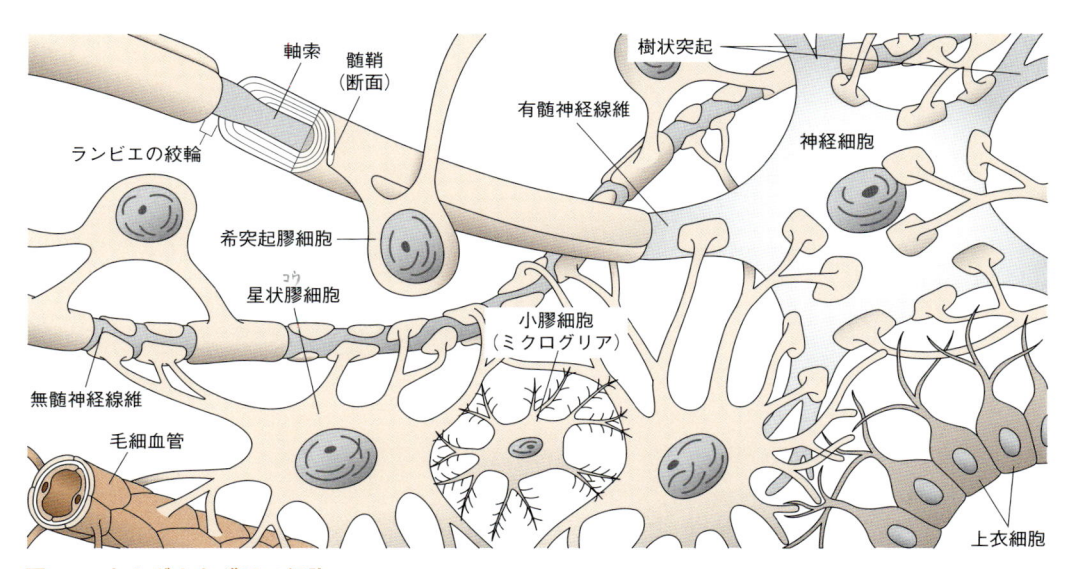

図8-1　さまざまなグリア細胞

膠　コウ（にかわ）動物の骨や皮を煮つめて作られ接着剤

明らかになっています。

　脳におけるグリア細胞の数は、神経細胞の10～50倍と見積もられ、記憶や学習という脳の高次機能を支えているのでないか、と考えられています。

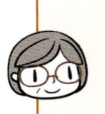

以前は、「ヒトは脳の10％くらいしか使っていない」と考えられていました。でも、それは残りの90％を占めるグリア細胞の機能がよくわかっていなかったからなのね

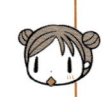

そういえば、「生まれた時点で神経細胞の数は決まっていて、あとは減っていくだけ」と習いましたけど、最近読んだ本には、「神経細胞も増える」って書いてありました。これって、どういうことなんでしょう？

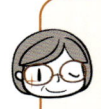

それも、最近の研究でわかったことね。でも、増えるのは記憶をつかさどる海馬の神経細胞とグリア細胞だけ。成人の神経細胞の大部分は分裂や増殖しません

細胞が減っても、頭はよくなる？

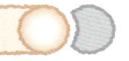

　ヒトの脳を構成する神経細胞のほとんどは胎生初期に分裂増殖を完成し、20歳を過ぎる頃になると、1日数万個単位で減っていきます。しかし、だからといって思考力が衰える、というわけではありません。

　また、生まれたばかりの赤ちゃんでは、わずか350gに過ぎなかった脳の重さが、成人になると1,500gほどに増えていきます。神経細胞が減っていくのに、重量が増えるのはどうしてなのでしょうか？

　その理由の1つは、神経細胞そのものが大きくなるからです。成長すると筋肉や骨格が大きくなるように、一つひとつの神経細胞も成長していきます。また、記憶量が増えると、それだけグリア細胞も増えるため、脳の重量が増えることがわかっています。

　神経細胞の働きにとってより重要なのは、その数ではなく「つながり」です。人間が成長し、神経細胞の数が減っていくと、その隙間を埋めるように神経細胞は新しい枝を伸ばし、ほかの神経細胞とシナプスを形成します。この神経細胞と神経細胞のネットワークづくりは30歳頃から活発になり、私たちの思考や判断を助けてくれます。

　神経細胞が減っても、それに比例して思考力が衰えるわけではないのは、このネットワークづくりのおかげです。バラバラにインプットした「知識」や「体験」がやがてつながり、すばらしいアイディアが生まれるように、神経細胞どうしのつながりが、より深い思考を可能にしてくれる、というわけです。

神経細胞って、頭のほうがどうしてたくさん枝分かれしたような形になっているのか、と思っていたんです。でも、さっきの説明を聞いて、その理由がわかりました。できるだけたくさんの神経細胞と、シナプスを形成するためなんですね

そうね。1個の神経細胞は1,000個から10,000個のシナプスでほかの神経細胞とつながっている、といわれています。つまり、たった1つの細胞が、少なくとも1,000個の情報源をもち、同じように1,000個の細胞に情報を流しているということになるの

神経細胞のかたち

　神経細胞の核は、星形のような神経細胞体のちょうど真ん中あたりにあります。枝分かれしているように見える部分は、**樹状突起**です（**図8-2**）。

　神経細胞体から細長く糸のように伸びているのは**軸索**（**神経突起**）です。神経細胞体が受け取った情報は、この軸索を伝って次の細胞へと伝えられます。カハールが指摘したように、樹状突起から神経細胞体、そして軸索へという情報の流れは一定で、変わることはありません。軸索は極細の線維のようなので、神経線維ともよばれます。

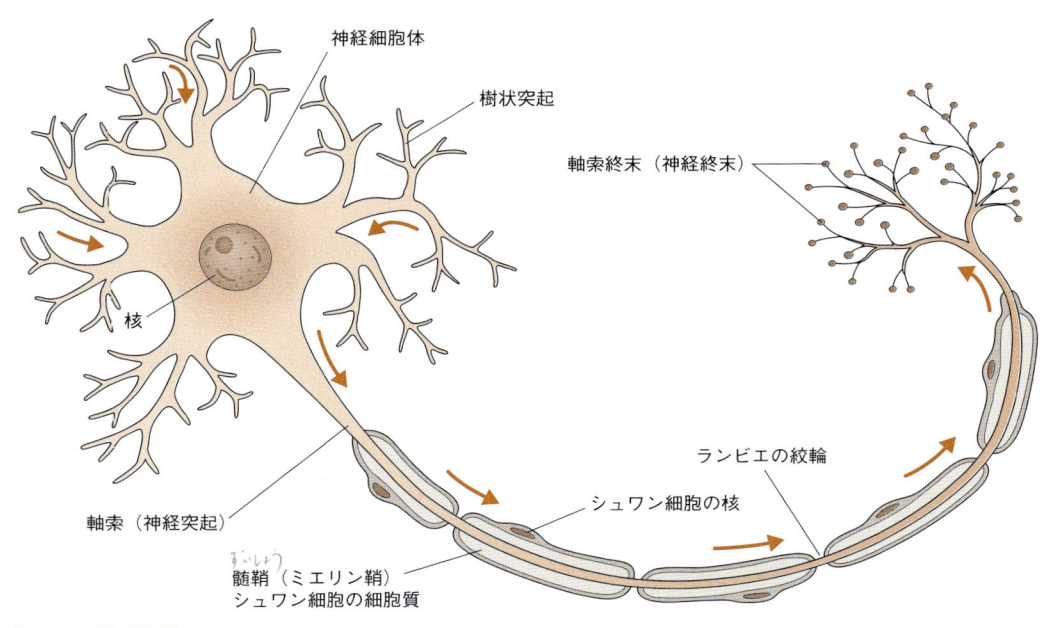

図8-2　神経細胞

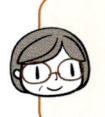
神経細胞どうしは、シナプスを介して情報伝達するのは覚えているわね？

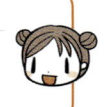
はい。神経線維を通った電気信号がシナプスに到達すると、シナプス小胞から神経伝達物質が放出されて、それが次の神経細胞へ伝わるんですよね

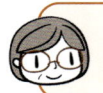
そう。まるでバトンリレーのようにね

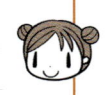
神経細胞が興奮するのは、電解質が細胞の中と外を出入りして、電位が変化するからでした

そうそう、それを活動電位といいました。ちなみに、活動電位を発生させるためには、ある程度の強さの刺激が必要です。それ以下の刺激では、神経細胞は興奮しませんし（＝0）、それ以上どんなに強く刺激しても、興奮の度合いは変わりません（＝1）

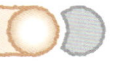

感覚受容器はAD（アナログ－デジタル）交換器

　目や耳、鼻などの感覚系が受けとる外部情報は、すべてアナログ情報です。私たちの視覚は、光を単なる「光」として認識するだけではなく、それが太陽の光なのか、蛍光灯の光なのか、または強い光なのか、弱い光なのかを、瞬時に識別することができます。

　また、私たちの聴覚は、流れてくる音がピアノの音色なのか、犬の鳴き声なのかはもちろんのこと、それが心地よい音なのか、耳障りな音なのか、なつかしい音なのかという細かな「感じ」まで、つぶさに感じることができます。

　ところがどうでしょう。それらの情報が神経細胞を伝わるとき、私たちが受け取った「感じ」は、「1」か「0」の組み合せしかないデジタルな信号に置き換えられています。

　神経細胞は「興奮している（1）」か「静止している（0）」か、の2つの状態だけで、それはまるで、「トン（短点）」と「ツー（長点）」の組み合わせで表現される、モールス信号のようなものです。

　このような無味乾燥なデジタル信号だけで、私たちはどうやって、複雑な「感じ」を実感することができるのでしょうか？

　その秘密は、身体に備わったAD変換機能、つまり感覚受容器にあります。

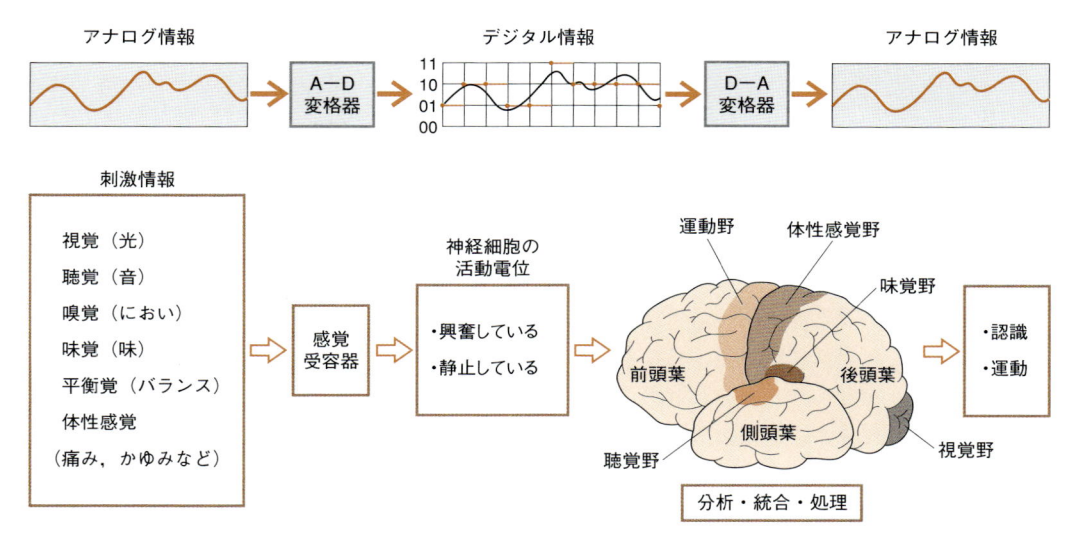

アナログ情報　　　　　　　　デジタル情報　　　　　　　アナログ情報

A−D変格器　　　D−A変格器

刺激情報

視覚（光）
聴覚（音）
嗅覚（におい）
味覚（味）
平衡覚（バランス）
体性感覚
（痛み，かゆみなど）

感覚受容器

神経細胞の活動電位

・興奮している
・静止している

運動野　　体性感覚野

味覚野

前頭葉　　　　後頭葉

聴覚野　　側頭葉　　視覚野

・認識
・運動

分析・統合・処理

図8-3　感覚受容器はAD交換器
アナログ→デジタル

　たとえば、先のとがったペンシルを手のひらに押しつけ、皮膚を圧迫したとしましょう。その度合いが強くなると、皮膚にある感覚受容器はインパルス（電気的な信号）の発生頻度を増加させることで、その「感じ」を脳へと伝えます。

　つまり、「刺激の強さ」というアナログな情報は、感覚受容器によって「発生頻度の増加」というデジタルな信号に置き換えられるのです（**図8-3**）。

　それだけではありません。デジタルに置き換えられた信号が脳へと到達すると、脳の神経細胞は信号が意味する内容ごとに分析して、再びアナログ情報に変換します。

　私たちはこうしてはじめて、実際に見たり、聞いたり、触れたりした「感じ」を、脳で実感することができるのです。

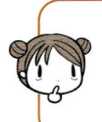
ということはつまり、感覚受容器が正常でも、受け取った情報を脳で再びアナログ情報に置き換えられないと、音も光も実感できない、ってことですか？

そうなの。ちなみに、私たちが利用するコンピュータも、実はこの情報伝達の仕組みを応用してつくられています。先端的なコンピュータが実は人間の機能を参考につくられたなんて、なんだか不思議でしょ
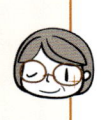

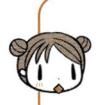
アナログからデジタル、そしてアナログへ、か。複雑だけど、よくできてますね

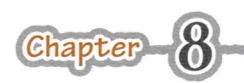

感覚によって人は行動できる

　人間には実にさまざまな感覚が備わっています。五感とは、解剖生理学でいうところの**特殊感覚**、つまり、頭部のかぎられた場所（眼、耳、鼻、舌など）で受け取る感覚のことで、視覚、聴覚、味覚、嗅覚、平衡覚がそれにあたります。

　私たちの身体では、五感以外にもたくさんの感覚が機能し、内外からの情報を受け取って中枢神経へと伝えています。全身の広い範囲で受け取られるこれらの感覚は、**一般感覚**とよばれます（**表8-1**）。

　それにしても、私たちはなぜ、このようにたくさんの感覚をもつに至ったのでしょうか。それはおそらく、植物と違い、自由に動きまわるためだと考えられます。自由に動きまわるということは、常に変化する環境に適応しなければならないということであり、それだけ危険も伴います。

　発達した感覚系は、危険を未然に防ぐ重要な手助けになります。また、私たちが起こす行動のきっかけとなるのも、眼や耳のような感覚器から入ってくる様々な刺激です。

　「光」「音」「におい」などの刺激は、感覚受容器で神経情報に変換され、中枢神経系において統合・処理されて一定の行動を起こす指令となります。そしてこの指令が、効果器である筋肉などに伝わって、さまざまな行動が発現します。

　感覚とは、行動を起こすきっかけになるもので、人間を刺激する重要なスパイスでもあるのです。

感覚が伝わるその仕組みは共通

　どんな刺激を身体のどこで受け取るかは、あらかじめ決まっています。たとえば、眼は光の刺激だけを受け取り、音には反応しません。反対に耳は音、つまり空気の振動だけを感受して光の刺激には感応しません。このように、ある感覚器にとって、最も敏感に応じうる刺激のことを適当刺激といいます。

　感覚器はそれぞれ、適当刺激を受けやすいように、独自の精巧な構造をもっています。しかしその一方で、感覚器が受け取る刺激が脳へと伝わるメカニズムは、驚くほど共通しています。

　感覚には、感覚器と受容器、そして受容器内にある感覚細胞（受容細胞）が関係しています。たとえば、聴覚の感覚器は耳ですが、その受容器は蝸牛（かぎゅう）の中の**コルチ器**とよばれる部分にあり、さらには、そのコルチ器にある有毛細胞が

表8-1　感覚の種類

特殊感覚	視覚、聴覚、嗅覚、味覚、平衡覚		
一般感覚	体性感覚	皮膚感覚	触覚、圧覚、温覚、冷覚、かゆみ、痛覚
		深部感覚	関節などの位置覚、筋の長さ、腱の張力、関節機械刺激、痛覚
	内臓感覚		痛覚、空腹感、満腹感、口渇感、嘔気、便意、尿意、体温、血圧

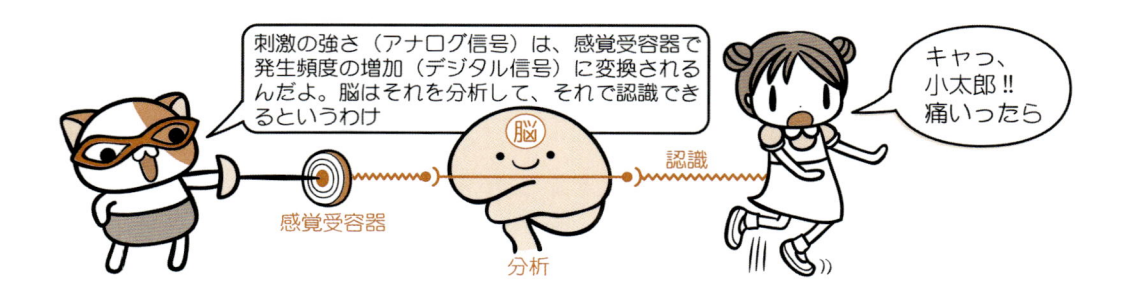

刺激を受け取る感覚細胞であるという具合です。

　感覚細胞が受け取った刺激は、電気信号となって末梢神経を通って中枢神経へと送られます。なかには皮膚における知覚装置のように、感覚細胞をもたずに神経線維の末端が直接刺激を受け取るものもあります。しかし、刺激が末梢神経を通って、それが中枢神経の脳へと届く流れは全く同じです。

　感覚には、順応とよばれる現象もあります。一定の強さの刺激を持続的に与えられると、一種の慣れが生じて、主観的な感じ方が弱くなったり、反応しなくなったりするのです。順応の程度は、感覚によって違います。嗅覚や味覚の順応は早いのですが、痛覚はほとんど順応しません。これは、痛覚が人間が生きていくうえでとても重要な感覚の1つであることの証でしょう。

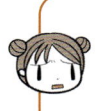
先生、ここで出てきた末梢神経という言葉がわかりません

神経系に、分類法なんてあるんですか？

そうか、神経系の分類について、まだ詳しく説明していなかったわね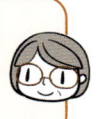

ええ。ここまで出てきた呼び方ではまず、**中枢神経**と**末梢神経**。これは、脳や脊髄などの中枢にある神経細胞と、それ以外の器官にある神経細胞を区別した呼び方。それ以外にも、分布や信号が流れる方向に注目した呼び方などいくつかあるので、**表8-2**をみてね

表8-2　末梢神経の分類

大分類	小分類	末梢組織	方向	性質
体性神経	知覚（感覚）神経	感覚器	求心性（上行性）神経	知覚性
	運動神経	骨格筋	遠心性（下行性）神経	運動性
自律神経（交感神経、副交感神経）		内臓など		

（田中越郎：イラストでまなぶ生理学。p.172、医学書院、1993より改変）

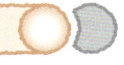

末梢神経と中枢神経

感覚器が受け取った「情報」を中枢神経である脳や脊髄へ伝えるのは末梢神経です。

中枢神経は、軍隊でいえば参謀本部にあたります。末梢神経を介して中枢神経へと伝えられた情報は、ここで分析・処理され、今度は「指令」となって末梢神経を伝わり、筋肉へと向かいます。

つまり、ここでの情報の流れは以下の（**図8-4、5**）のようになります。

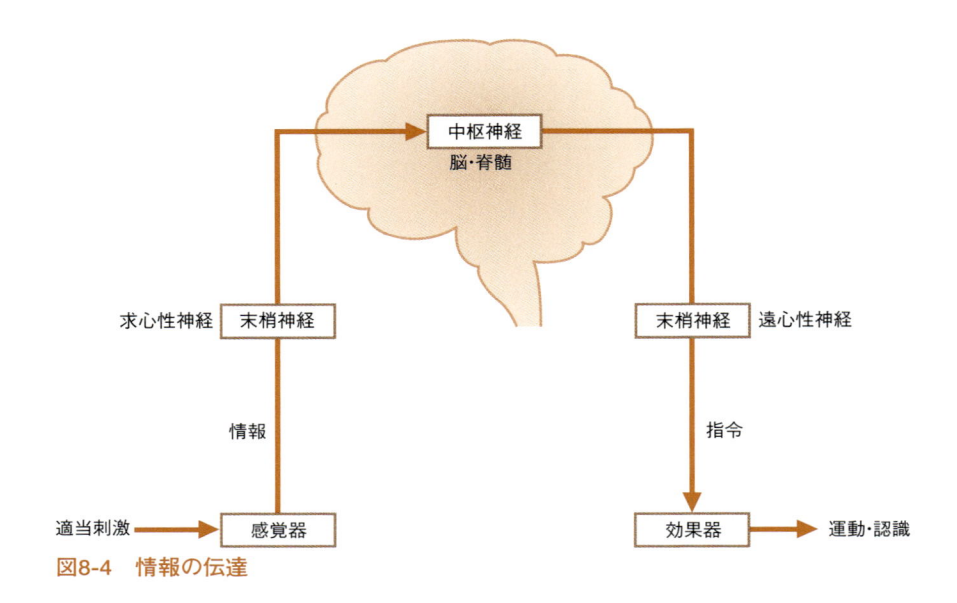

図8-4　情報の伝達

末梢神経の分類法

末梢神経の分類は、大きく以下の3つです。

1．信号の方向による分類：（求心性（上行性）神経・遠心性（下行性）神経）
　　　　　　　　　　入力回路　　　　　　　　　　　　　　　　　出力回路
2．分布先による分類：（運動神経・自律神経）
3．出入りする中枢神経による分類：（脳神経・脊髄神経）

1つ目の「求心性・遠心性」という分類は、流れる電気信号がどちらの方向に向かっているかに着目しています。中枢神経へ向かって信号を送るのが**求心性神経**、中枢神経が下した判断を末端の筋肉へと伝えるのが**遠心性神経**です。

これに対して、命令を下す先の効果器に着目して分類したのが2つ目。内臓に分布するのが**自律神経**、手足などを動かす骨格筋に分布するのが**運動神経**です。

3つ目は、出入りする**中枢神経**が脳なのか脊髄なのかによる分類です。脳に出入りする**脳神経**は左右12対あり、おもに頭部や顔面、頚部を支配しています。**脊髄神経**は左右31対で、それぞれ対応する脊髄の番号がつけられています。

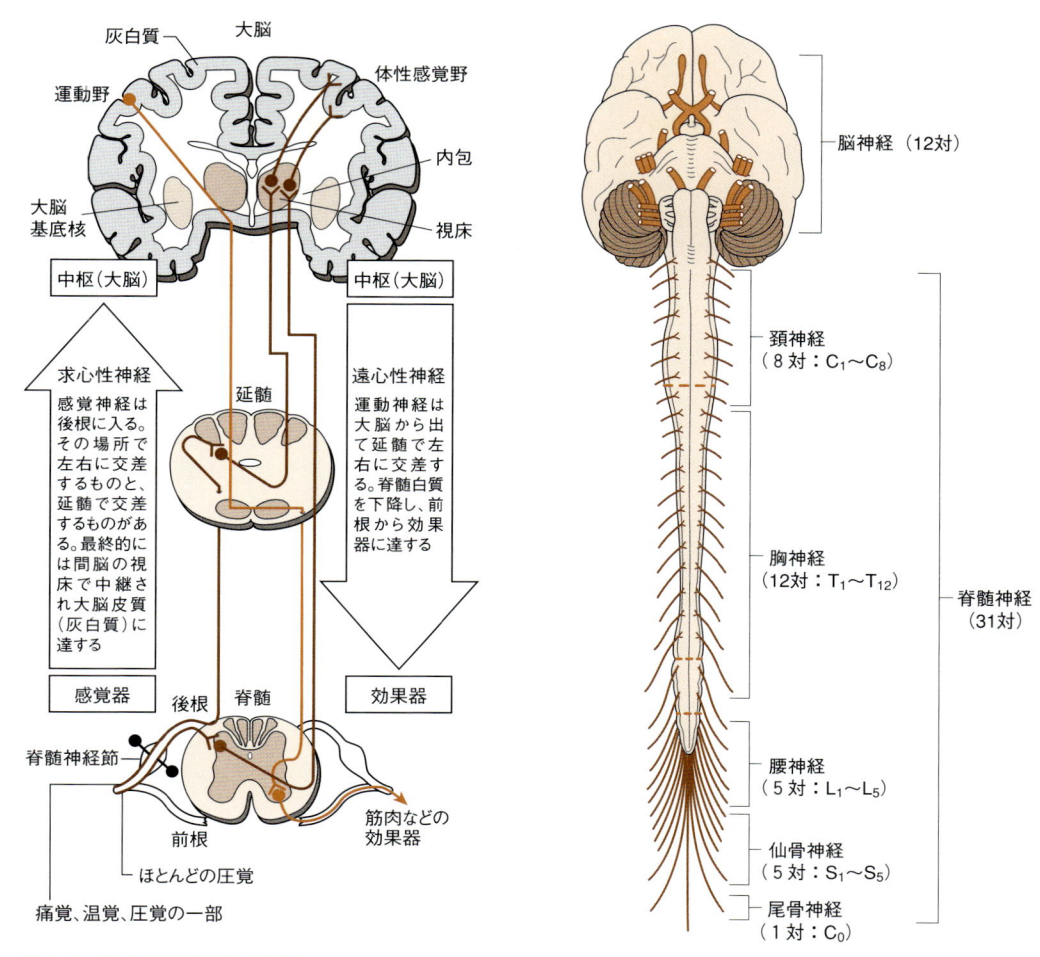

図中のラベル:

灰白質　大脳　体性感覚野
運動野　内包
大脳基底核　視床
中枢（大脳）　中枢（大脳）

求心性神経
感覚神経は後根に入る。その場所で左右に交差するものと、延髄で交差するものがある。最終的には間脳の視床で中継され大脳皮質（灰白質）に達する

遠心性神経
運動神経は大脳から出て延髄で左右に交差する。脊髄白質を下降し、前根から効果器に達する

延髄

感覚器　後根　脊髄　効果器

脊髄神経節
前根
ほとんどの圧覚
筋肉などの効果器
痛覚、温覚、圧覚の一部

脳神経（12対）
頚神経（8対：C_1〜C_8）
胸神経（12対：T_1〜T_{12}）
脊髄神経（31対）
腰神経（5対：L_1〜L_5）
仙骨神経（5対：S_1〜S_5）
尾骨神経（1対：C_0）

図8-5　神経系と伝達の経路

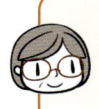
感覚と神経についておおまかな理解ができたところで、ここからは、それぞれの感覚器の構造とメカニズムについて詳しく見て行きましょう

で、どこから行きますか？

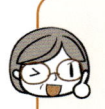
そうね、まずは眼からみて行きましょう。なにせ、感覚受容器の70％は眼にあるといわれているほどですからね

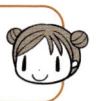
よーし、光になったつもり、ですね

視覚のメカニズムを知る──眼

 眼球って、近くで見ると
けっこう大きいですね

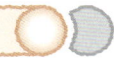 成人だと、だいたい直径2.5cm。外から見えているの
は、眼球全体の6分の1くらいしかないの

 見えない部分は、どうなっ
ているんだろう？

 洞窟のような眼窩に収まっ
ていて、周囲を骨や脂肪が
おおっています

 ちゃんと守られているんだ

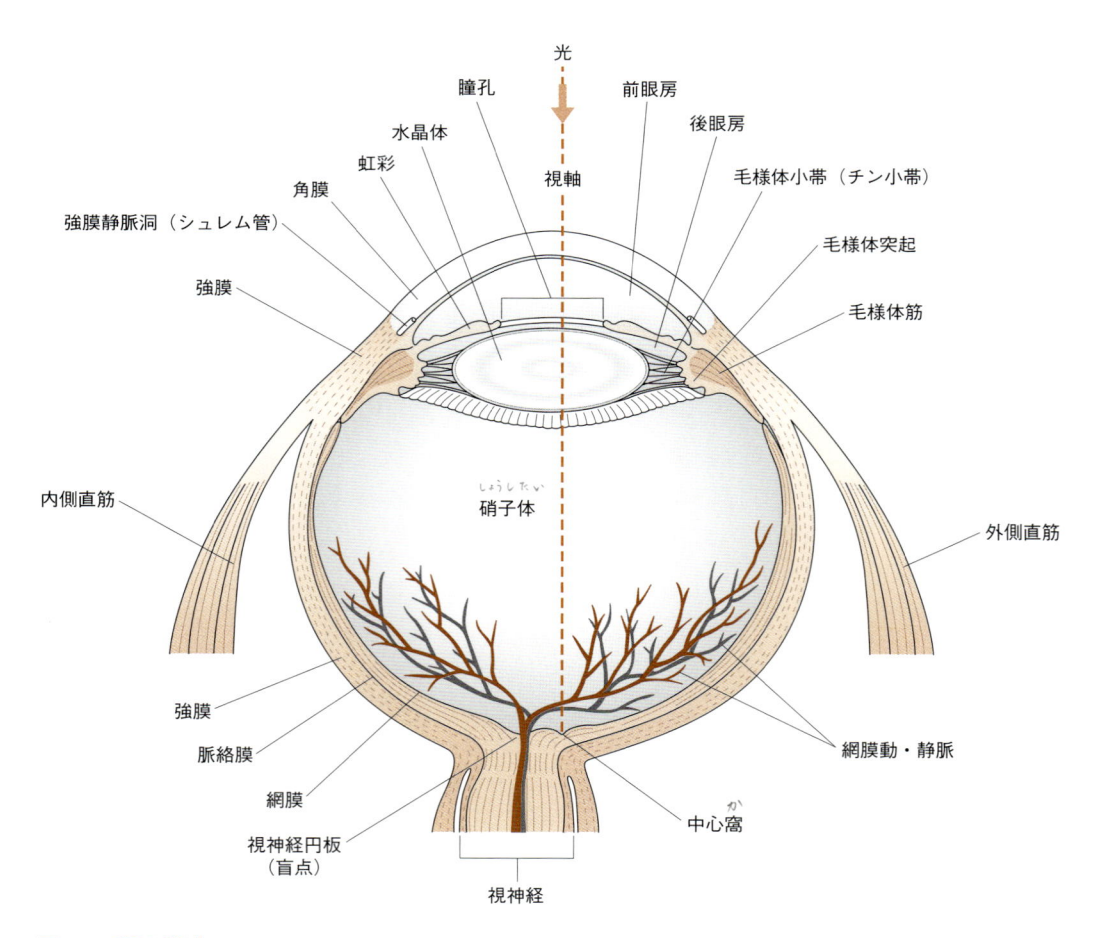

図8-6 眼の構造

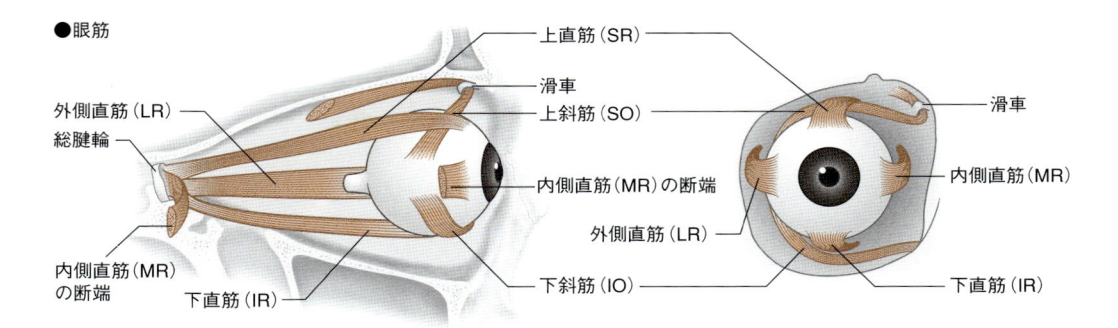

●眼筋

上直筋（SR）
滑車
上斜筋（SO）
外側直筋（LR）
総腱輪
内側直筋（MR）の断端
内側直筋（MR）
の断端
下直筋（IR）
滑車
内側直筋（MR）
外側直筋（LR）
下斜筋（IO）
下直筋（IR）

●眼筋の作用

上直筋（SR） superior restus m.	下直筋（IR） inferior restus m.	外側直筋（LR） lateral restus m.	内側直筋（MR） medial restus m.	上斜筋（SO） superior oblique m.	下斜筋（IO） inferior oblique m.
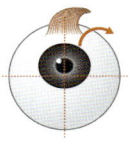	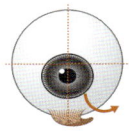	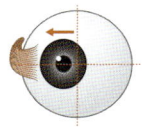	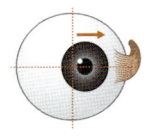	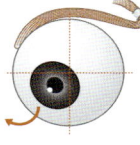	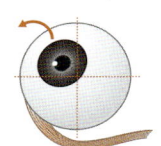
作用：上転、 内転、内旋	作用：下転、 内転、外旋	作用：外転	作用：内転	作用：下転、 外転、内旋	作用：上転、 外転、外旋

m.=musclus

図8-7　外眼筋とその作用

❶ 眼球と外眼筋

　眼球には、6本の**外眼筋**が付着しています。外眼筋は眼球を動かして、視線の向きを変えたり、頭の動きとは逆の方向に眼球を動かして、視界のブレを防ぐ働きをしています（**図8-7**）。

　眼窩の中にはもう1本、まぶたを動かす筋肉（**上眼瞼挙筋**）もあり、眼球近くには合計7本の筋肉と、計3本の神経が入り込んでいます。

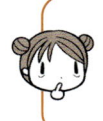 眼球には、白い部分と黒い部分がありますよね。これってどう違うんですか？

 角膜があるのが黒い部分。白く見える部分は、透明な結膜でおおわれていて、その下にある強膜の白が透けて見えているの

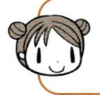 ということは、角膜は黒いんですか？

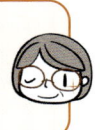 いえいえ、そうじゃないの。角膜は、網膜に光を通すために透明になっています。光が奥で吸収されてはね返ってこないから、黒く見えるだけなのよ

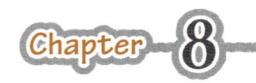

❷ 角膜の透明性

　身体の細胞はほとんど例外なく、血液を通して酸素の供給を受けています。しかし、角膜には血管がありません。透明性を保つために、血管はどうしても邪魔なのです。その代わり、角膜の上皮細胞は、涙の層を介して空気から直接、酸素を取り入れています。

眼球とカメラの関係

　眼球のずっと奥のほう、壁の内側に広がっているのが**網膜**です。網膜は、光を感じる場所です。眼球は、この網膜というフィルムの上に像を結ぶためのカメラのようなものです（**図8-9**）。

　厚さ1mmほどの角膜を通った光はまず、その奥にある水晶体へと向かいます。水晶体はカメラでいうレンズ。毛様体とよばれる筋肉の伸縮に合わせて厚くなったり、薄くなったりします。レンズが厚くなると光の屈折は大きくなり、その分、近くのものに焦点が合います。反対に薄くなると、光の屈折は小さくなり、遠くのものに焦点が合います。

　カメラの絞りにあたるのは、**虹彩**です。虹彩は、瞳孔を縮小したり、散大したりすることで、入ってくる光の量を調節します。

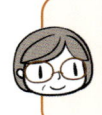 水晶体と網膜の間にある、透明なゼリー状の物質は**硝子体**といいます

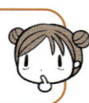 なんのためにあるんですか？

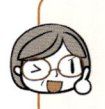 硝子体は、おもに眼球の形状を保つのに役立っています。それと、毛様体からは眼房水という液体がしみ出していて、角膜と水晶体を潤し、栄養を与えています

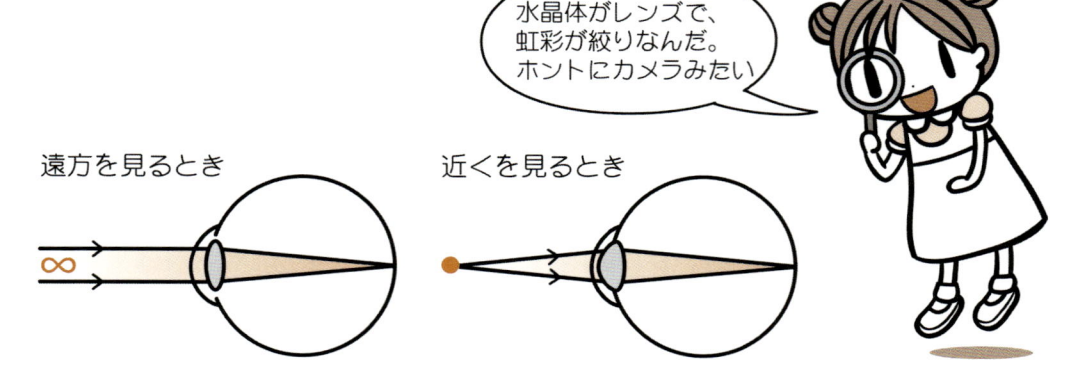

水晶体がレンズで、虹彩が絞りなんだ。ホントにカメラみたい

遠方を見るとき　　　　　近くを見るとき

図8-8　眼球とカメラの関係

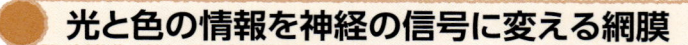

光と色の情報を神経の信号に変える網膜

網膜には、光や色を感じる特殊な細胞があります。この細胞は、光を感じる突起を細胞の先端から伸ばしていて、突起の形には**杆状体（杆体）**と**錐状体（錐体）**の2種類があります。微妙な光の強弱（明暗）を検知するのは杆状体で、色を検知するのは錐状体です。

これらの細胞がキャッチした光と色の情報は、デジタルな電気信号に置き換えられて視神経に伝わり、脳の視床へと送られます（その際、両眼の視神経の内側半分は途中で互いに交叉します）。脳の視床に到達した信号は、最終的には大脳皮質の視覚野に達し、そこで光と色が合体した像となって結ばれます（**図8-9**）。

私たちがものを「見る」のは、まさにこの瞬間です。

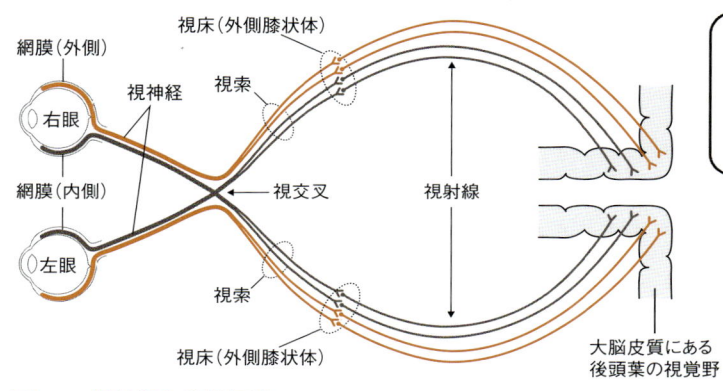

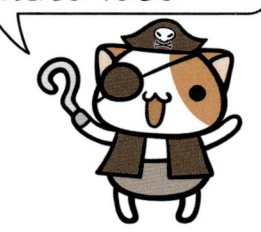

視神経の半分が交叉して反対側の脳に入るので、障害に部位によってはものが片方の眼だけだったり、半分しか見えなくなるよ

図8-9　視神経の情報伝達

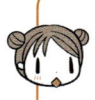

ただ単にものを見るだけでも、たくさんの細胞と神経が働いているんですね

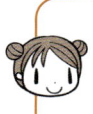

ところで、話に出てきた大脳皮質の視覚野ってなんのことですか？

そうよ。ものを見るためには眼球が正常に働くだけでは不十分。網膜からの信号を受け取って、それを視床から脳へと伝える神経が正常に機能しないといけないの

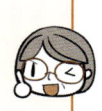

人間特有の高次脳神経機能の多くは、脳の大脳皮質で処理されていて、視覚野、聴覚野、運動野など、部位によって役割分担が決まっているの。感覚器と脳は密接に関係しているから、ここでいったん、脳の説明をしておきましょうね

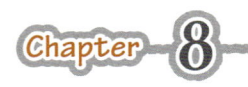

脳の構造

　脳は大きく、終脳、間脳（視床、視床下部）、中脳、橋（きょう）、小脳、延髄（えんずい）に区分されます。終脳は**大脳**ともいい、左右の大脳半球からなっています。

　このうち、中脳、橋、延髄は合わせて**脳幹**とよばれ、呼吸や循環など生命維持の基本をつかさどる中枢が集まっています。脳幹が損傷されると、私たちはもはや生きてはいけません。生命の根幹をなす神経細胞群がここにある、といえます。

　ホルモンや自律神経などホメオスタシスに関係するのは、間脳にある**視床下部**です。体温や食欲などの調節も、この視床下部が担っています。

　視床はいわば視覚などの感覚情報の中継地点で、小脳は運動を統率して、身体のバランスをとるために働いています。水中を泳ぐ魚や、空を飛ぶ鳥ではとくに、この小脳が発達しています。

　脳の中で、最も人間らしい部分を担っているのは大脳です。大脳の表層は**大脳皮質**とよばれる灰白質（かいはくしつ）でおおわれ、深部は髄質とよばれる白質でできています。内側にある旧皮質は、性行動や不快感などの原始的な本能の中枢であり、視床下部とも深い関係があります。したがって、それらと大脳を合わせて**辺縁（へんえん）系**とよぶこともあります（**図 8 -10**）。

　大脳皮質のうち、外側にある新皮質は考えたり、モノを創造するといった知能的で高度な活動を処理しています。大脳皮質はさらに、前頭葉、頭頂葉、後頭葉、側頭葉に分けることができ、創造や判断はおもに前頭葉が担っています。

　このように、脳の構造をよく見ていくと、脊髄のような 1 本の管だった神経細胞の集まりが、進化するほどだんだん上へ上へと伸びて行き、また、前へ前へと膨らんでいった軌跡がわかります（**図 8 -11**）。

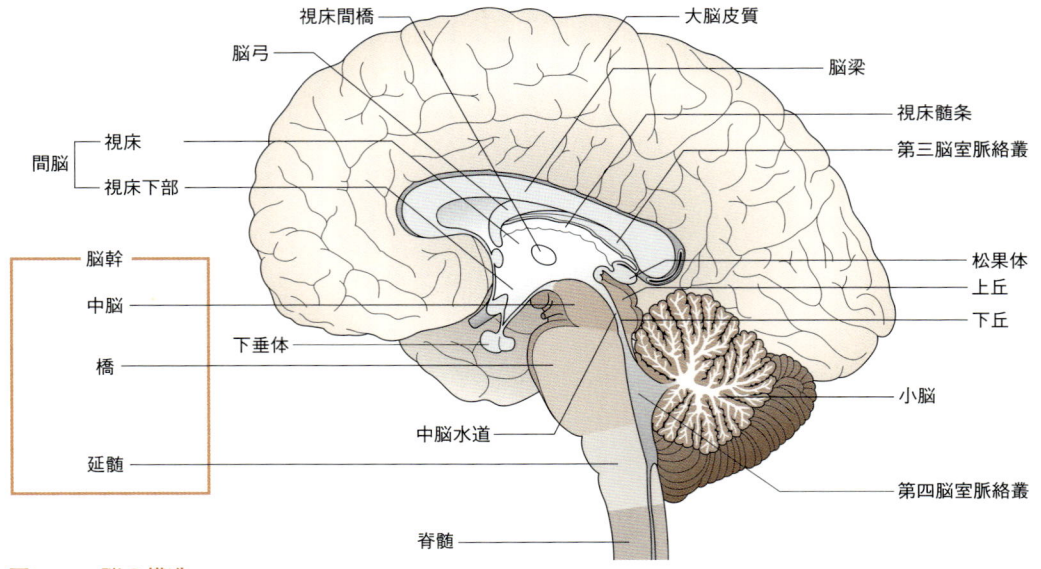

図8-10　脳の構造

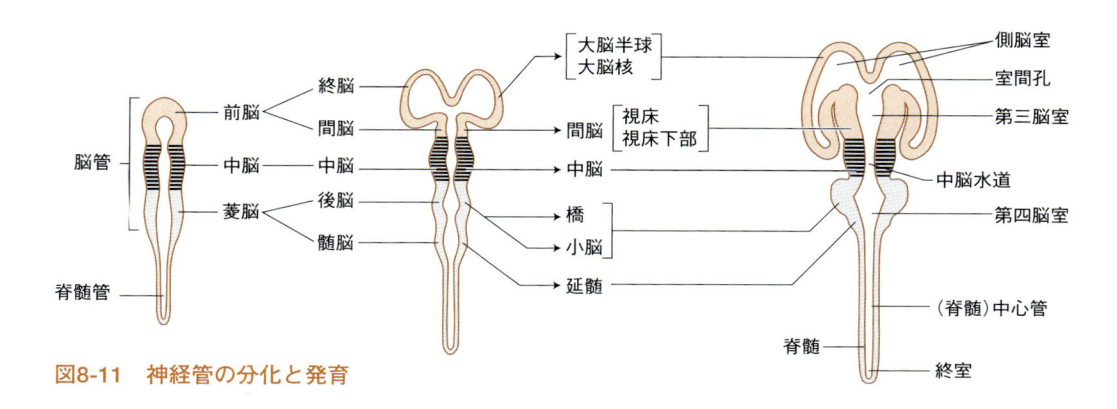

図8-11　神経管の分化と発育

なるほど。これで、マンガに出てくる宇宙人の額が大きい理由もわかりました。前頭葉がより膨らんで、進化していることを想定しているからだったんですね

宇宙人ねぇ……、いわれてみればそうね

それに、おもしろいことにも気がつきました。よく見ると、大脳皮質の役割って、後方は視覚や聴覚などの入力で、前方が運動や創造などの出力に関係していませんか？

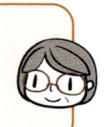

実はそのとおり。大脳皮質は中心溝を境にして前頭葉は効果器への出力を、頭頂葉、後頭葉、側頭葉は受容器からの入力を担当しているのよ（**図8-13**）

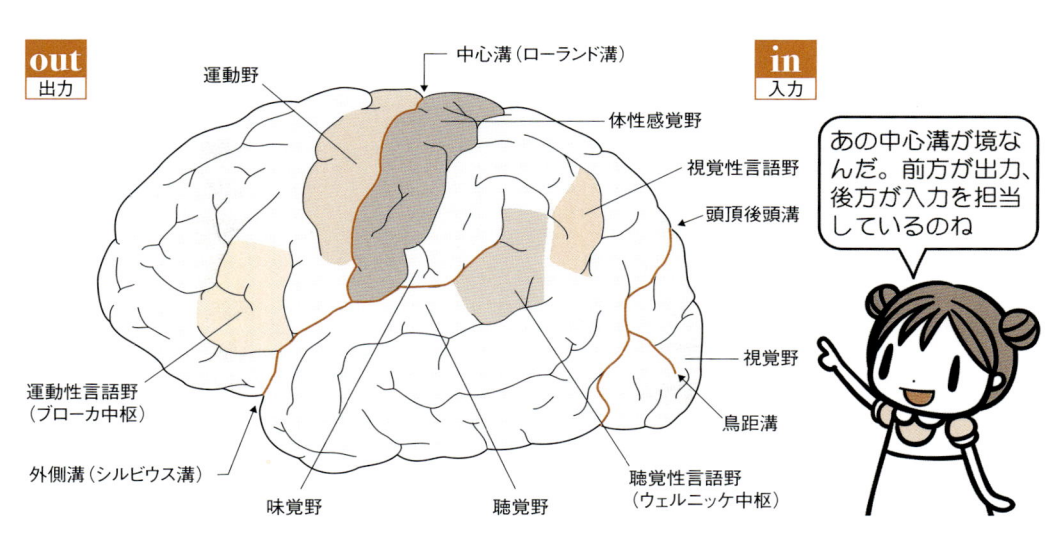

図8-12　大脳皮質にある機能局在

コラム
大脳の機能局在と最新の研究成果

　皮膚に何かが触れたことを脳に伝えるインパルスは、それ以外の部位、たとえば「胃が痛む」などの情報は伝えません。風景を見たときに感じた「視覚情報」と、音楽を聴いたときに感じる「聴覚情報」のインパルスは同じですが、信号の到達する場所が異なるため、異なった内容として認識できます。

　つまり、神経を流れるインパルスは常に同じですが、それを受け取る脳の場所が違うので、私たちは情報の質の違いを認識することができます。

　実際、身体のどこかに何がしかの感覚を感じる「体性感覚野」や、モノを見る「視覚野」、音を聞く「聴覚野」など、脳は高度に分業しながら働いています。これを大脳皮質の「機能局在」とよんでいます（図8-13）。

　最近は、この脳の局在性に関しても研究が進み、新たなことがわかってきました。機能局在の考え方に従えば、脳梗塞などで脳の一部に障害が出たとき、それが言語野であれば言語障害が起こりますし、運動野であれば、運動障害が起こります。そして、それは2度と回復することはありません。

　ところが、現実にはこうした障害が起きても、適切なリハビリテーションを受ければ、徐々に身体の機能は回復していきます。これは、壊されてしまった脳の機能を他の場所が代行するためだ、と考えられます。

　したがって、脳の機能局在は生まれつき備わったものや固定したものではなく、条件や必要に迫られて割り振られていくもの。人間では多くの場合、なんらかの理由でそれがほぼ一致するだけだ、という考え方が強くなっています。

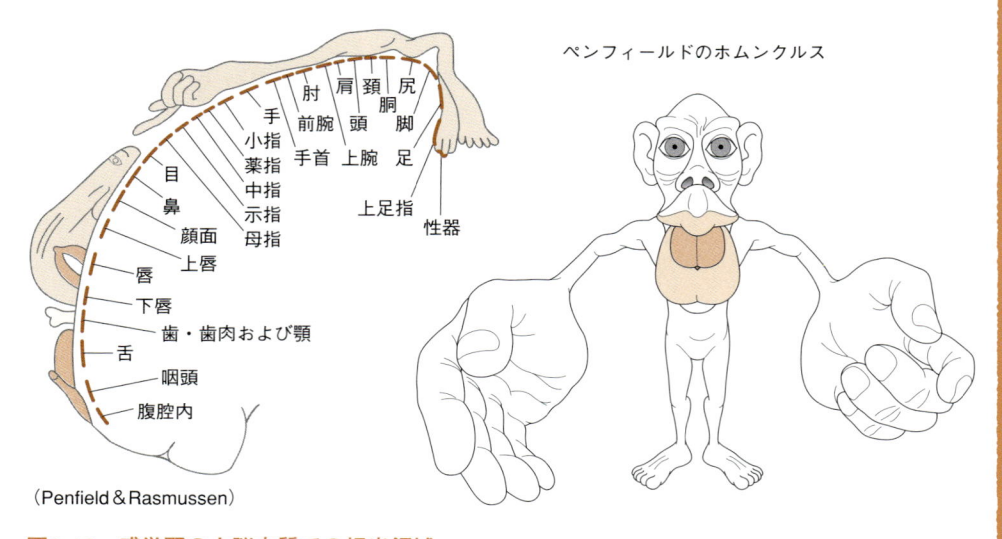

（Penfield & Rasmussen）

図8-13　感覚野の大脳皮質での担当領域
カナダの神経外科医ワイルダー・G・ペンフィールドが描いた大脳における感覚野の地図。身体の各部位から入力された情報の大脳皮質での投射部位を示した。描かれている各部位の大きさは、投射部位の面積比を表現している。唇や顔、手などから面積は大きい。ペンフィールドのホムンクルス（人工生命体）とよばれる人体像は、大脳皮質での面積比をもとに作り上げられたものである

連合野って、何するところ？

大脳皮質には、運動野や視覚野、聴覚野といった感覚野のほかに、広い領域を占める連合野と呼ばれる部分が存在します。連合野とはいったい、どんな働きをする場所なのでしょうか。これに関する最初の症例が、アメリカで報告されているので紹介しましょう。

事故は1848年、鉄道建設作業中に起きました。けがをしたのは、現場監督をしていたフィニアス・ゲージという男性です。仕掛けたダイナマイトが爆発しないため、ゲージが鉄の棒（太さ約3センチメートル、長さ1メートル）でダイナマイトをつついた瞬間、ダイナマイトが爆発し、鉄の棒が彼の下顎から頭を貫通しました。幸い、事故後も彼は意識があり、医師の治療を受けて約10週間で退院します。しかし、問題はその後でした。有能な現場監督だったゲージは精神的にもバランスがとれた優れた人物でしたが、事故後はすっかり気まぐれで傲慢な性格になり、現場監督の仕事ができなくなりました。

後に科学者たちが残されていた彼の骨を詳しく調べたところ、ゲージは前頭連合野が損傷されていたことがわかりました。

前頭連合野は、さまざまな感覚情報を統合し、認識、記憶、学習、判断など、人間を最も人間らしい存在にしている領域だ、と考えられています。ドイツの解剖学者フランツ・ジョセフ・ガル（1758〜1828）はかつて、その場所を「知能の座」と表現しました。

連合野の損傷に関する研究はほかにもあり、運動性言語野（ブローカ中枢）が損傷されると、言葉を聞いたり読んだりすることはできるのに、話すことはできなくなることがわかっています（運動性失語症）。また、頭頂連合野は体性感覚と視覚情報を受け入れ、自分の周囲の空間を認知する、つまり自分と対象物との位置関係を知る上で重要な役目を果たしていますが、ここが損傷されると、物体間の距離、遠近、上下左右の判断ができなくなります。

側頭連合野は音の感覚と他の機能を統合する場所で、感覚性言語野があります。ここが障害されると、話の内容が理解できなくなる感覚性失語症になります。

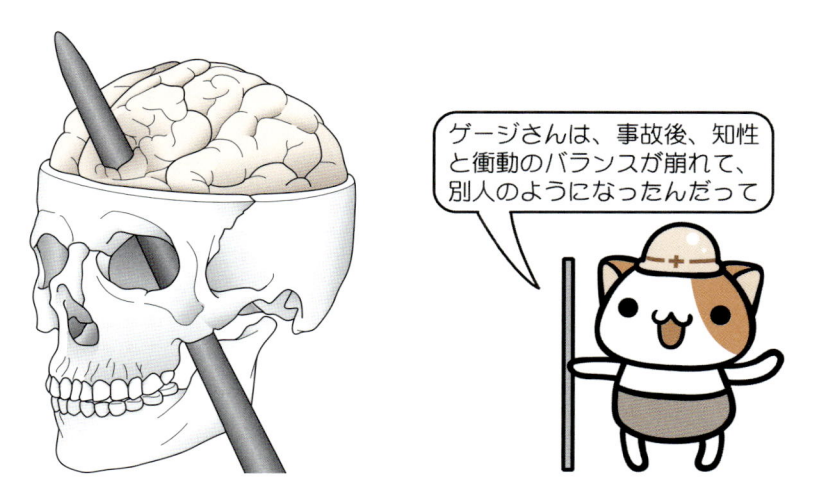

ゲージさんは、事故後、知性と衝動のバランスが崩れて、別人のようになったんだって

「ゲージは、もはやゲージではない（He is no longer Gage）」とまでいわれるようになったフィニアス・ゲージの頭蓋骨の模式図。鉄の棒が下顎から前頭葉を貫いた。現在、ゲージの頭蓋骨と鉄の棒はハーバート大学医学部の博物館に所蔵されている

聴覚のメカニズムを知る──耳

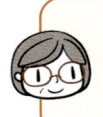 さて、脳の構造もわかったところで、次は聴覚のメカニズムをみていきましょう。ところで、耳ってどこからどこまでを指すか、知っているかな

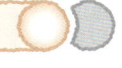 うーん、いわれてみると、謎ですね

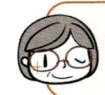 それもそのはずね。外から見える部分は耳のほんの一部。本当はもっとずっと、奥深いのよ

　耳は大きく、外耳、中耳、内耳の３つに分けられます。このうち、**外耳と中耳**は聴覚のみ、**内耳**は聴覚と平衡覚の両方に関係しています。

　外耳とはいわば耳たぶ（耳介_{じかい}）から鼓膜_{こまく}までをいいます。耳介は軟骨によって形づくられています（**図8-14**）。

　いわゆる「耳の穴」とは、外耳孔から鼓膜にいたる道のこと。解剖学ではこれを、**外耳道**とよんでいます。

　外耳道の長さはだいたい２〜３cm。けっこう短いのですが、S状に曲がっているため、なかなか奥までは見えません。外耳道にはアポクリン汗腺という特殊な汗腺があり、タンパク質や脂肪分の多い分泌物を出しています。この分泌物が、いわゆる「耳垢_{あか}」になります。

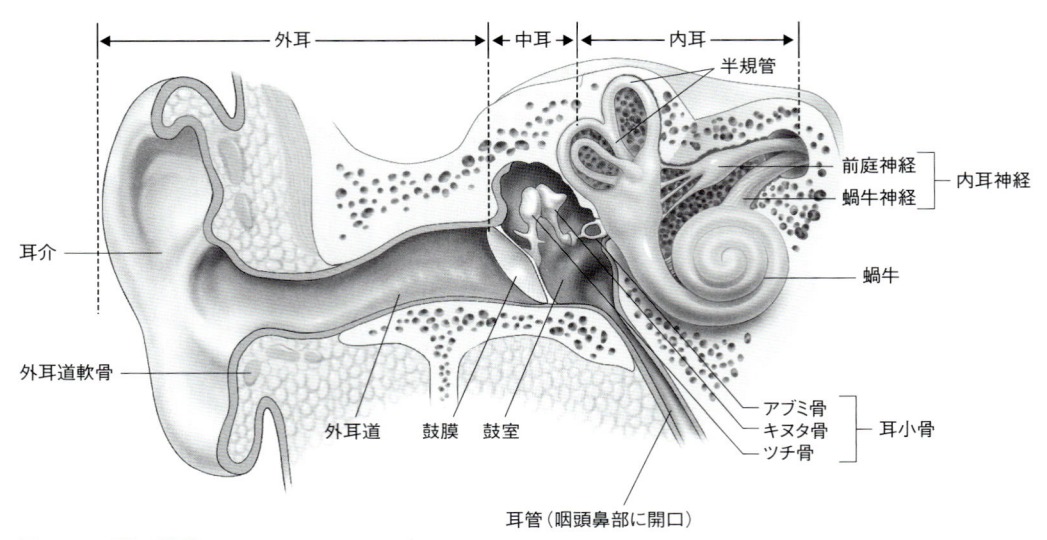

図8-14　耳の構造

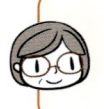

外耳道のほかにアポクリン汗腺があるのは腋窩、つまりワキの下です

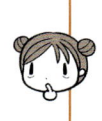

よく、耳垢がねっとりしている人は腋臭が強いといいますが、それもこの汗腺と関係があるんですか？

アポクリン汗腺が発達していると、タンパク質や脂肪分の多い汗が出て、耳垢がやわらかく、ねっとりします。外耳道のアポクリン汗腺が発達している人は、腋窩のアポクリン汗腺も発達していることが多いので、腋臭も強くなるらしいの

空気の振動を水の振動に──外耳、中耳、内耳

　私たちが耳にする音の正体は、「空気の振動」です。外耳道を通って伝わった空気の振動は、直径8〜9mmほどの鼓膜を揺らします。

　鼓膜の内側には、中耳とよばれる空間が広がっています。この空間は、**鼓室**ともよばれ、内部にはなんと、空気が入っています（**図8-15**）。

　鼓膜を揺らした空気の振動は、**ツチ骨**、**キヌタ骨**、**アブミ骨**とよばれる小さな骨を伝って、さらに奥の内耳へと伝わります（これら3つの**耳小骨**は、からだを構成している骨のなかで最も小さい骨として知られます）。

　内耳は**骨迷路**と**膜迷路**とよばれる複雑な構造になっていて、それぞれの内部はリンパ液で満たされています。外耳から伝わってきた空気の振動は、ここで水（リンパ液）の振動に変わります（**図8-15**）。

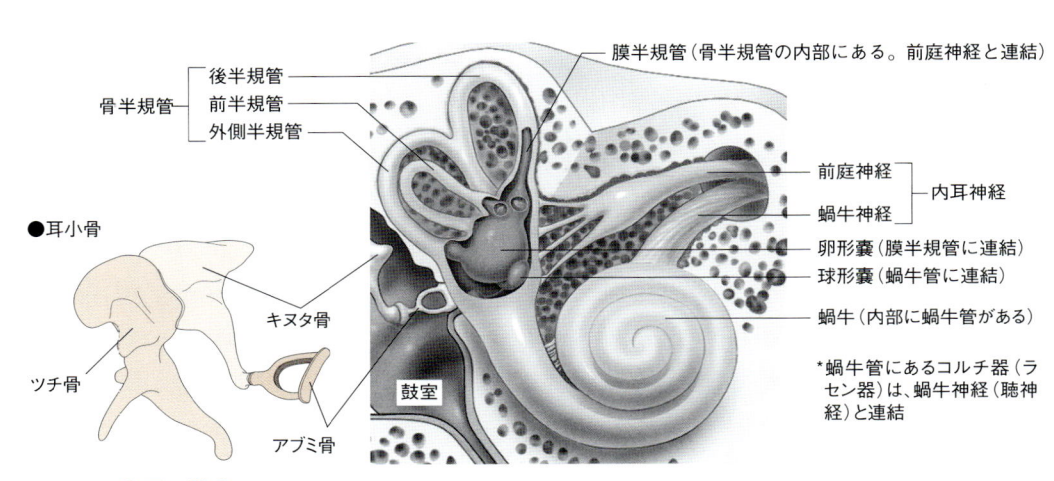

図8-15　内耳の構造

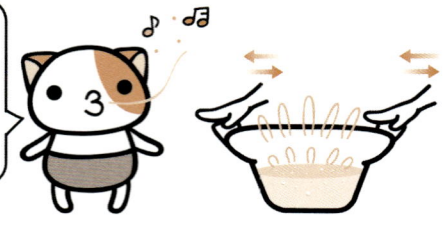

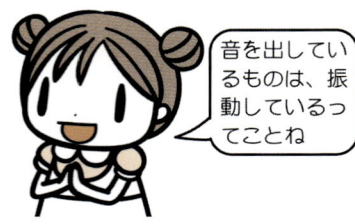

中国で古くから伝わる噴水鮮魚。鍋の取っ手をこすると大きな音がして、鍋の中の水面から水しぶきが立つんだよ

音を出しているものは、振動しているってことね

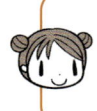
それにしても、耳の中ってけっこう複雑にできているんですね

そうね。内耳にあるツチ骨、キヌタ骨、アブミ骨なんか、それぞれユニークな形をしているわよね

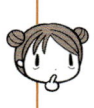
それにしても、不思議ですね。どうして中耳には空気が詰まっているんだろう？ 最初からここをリンパ液で満たしておけば、もっと早く振動が伝わると思うんだけど

ところが、そうじゃないの。空気の密度と水の密度はあまりにも違います。だから、空気の振動を直接水に伝えようとすると、ほとんどが水面ではね返されてしまって、うまく伝わらないのよ

そうか。だからわざわざ、骨を介して内耳のリンパ液を揺らす仕組みをつくっているんだ

そういうこと

内耳にある感覚細胞

　内耳の構造は、**蝸牛**、**前庭**、**半規管**からなります。聴覚に関係するのはこのうち蝸牛だけです。

　外耳道から中耳、そしてリンパ液を伝った音の振動は、蝸牛内部のコルチ器とよばれる部分に到達します。コルチ器には、**有毛細胞**とよばれる感覚細胞があり、リンパ液に伝わった振動は、基底膜を揺らすことで、この有毛細胞を興奮させます（**図 8 -16**）。

　「水の振動」というアナログな信号はここでデジタルな電気信号に置き換えられ、蝸牛神経を伝って中枢へと送られます。

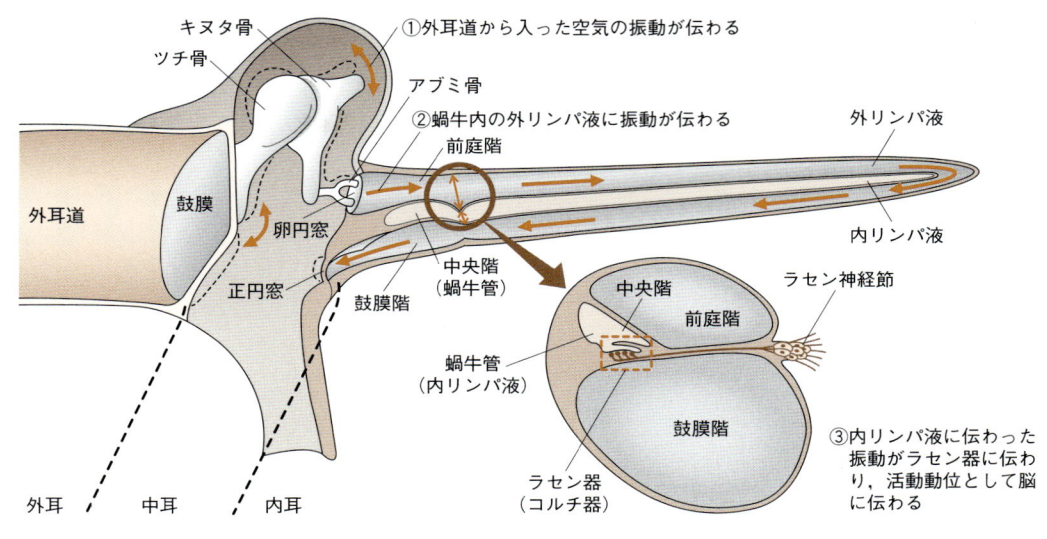

① 外耳道から入った空気の振動が伝わる

キヌタ骨
ツチ骨
アブミ骨
② 蝸牛内の外リンパ液に振動が伝わる
前庭階
外リンパ液
内リンパ液

外耳道
鼓膜
卵円窓
正円窓
鼓膜階
中央階
（蝸牛管）

中央階
前庭階
ラセン神経節

蝸牛管
（内リンパ液）

鼓膜階

③内リンパ液に伝わった振動がラセン器に伝わり，活動動位として脳に伝わる

ラセン器
（コルチ器）

外耳 / 中耳 / 内耳

図8-16　音の伝導（蝸牛を伸ばした状態）

平衡覚のメカニズムを知る──半規管と前庭

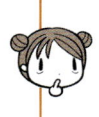 内耳のうち、聴覚に関係しているのは蝸牛だけっていいましたけど、どういうことですか？

前庭と半規管は聴覚ではなくて、平衡覚に深く関係しているの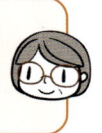

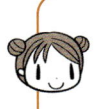 身体の微妙な動きを感知して、体位やバランスをとるための感覚ですね

そうよ

 それがどうして、耳にあるんだろう？

❶ 頭の回転を感知する半規管

　視覚についての説明で、眼球は頭の動きとは反対のほうに動くことで視界がブレないようにしている、とお話しました。実はこの調節機構、耳にある半規管との連携によって行われています。

　半規管は、3本の細い管がループをつくったような形をしていて、内部にはリンパ液が詰まっています。感知するのはおもに頭の回転運動で、頭が回転すると、膨大部稜とよばれる部分にある有毛細胞が揺れて、神経を興奮させます。

　半規管から神経を伝って情報を受け取った脳は、頭の動きとは反対の方向へ眼球を動かすよう指令を出し、視界がブレないように調節します。

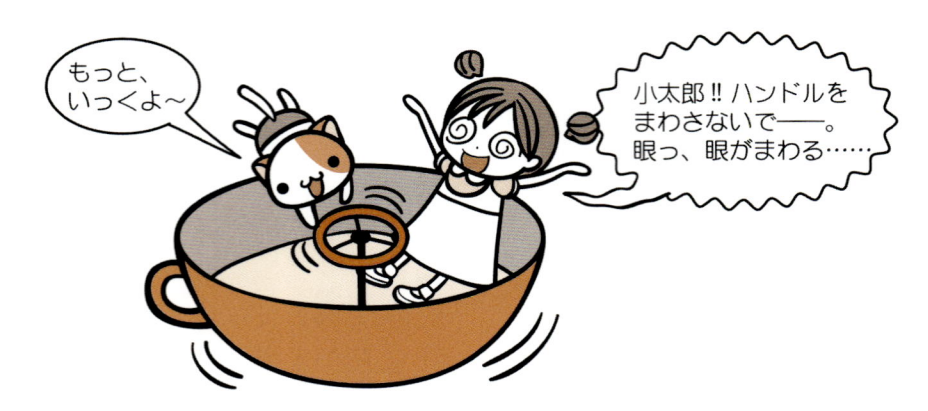

ダンスでくるくると回転したり、荒波に船が揺られているときでも平衡覚を保っていられるのは、この半規管のおかげです。

 くるくると回転した後、急に止まると眼がまわりますよね？　あれも半規管が関係しているんですか？

 そうよ。半規管の有毛細胞を揺らすのはリンパ液でしょ。だから、頭の回転が止まっても、慣性の法則でリンパ液の流れは急に止まることができず、しばらくは有毛細胞を揺らすの。すると、脳は頭がまだ回転していると勘違いして、眼球の向きを変えようとするのよ

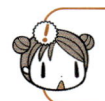 まさに、眼がまわるわけですね

❷ 頭の傾きを感知する前庭

前庭を構成しているのは、**球形嚢**と**卵形嚢**という2つの袋です。それぞれにやはり、有毛細胞を備えています。

前庭の有毛細胞は、上部をゼラチン様基質で固められ、そのまた上には**耳石**（**平衡石**）とよばれるカルシウム塩でできた石を乗せています。頭が傾くと、石も重力の方向に傾き、有毛細胞もそれに合わせて揺れる構造です。

動き出したり止まったりといった運動（速度）の変化は、この前庭にある有毛細胞が感知し、電気信号に変えて脳へと送ります。

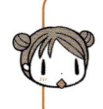 聴覚も平衡覚も、最終的には有毛細胞が感知して、脳へと伝えているんですね

 そうなの。違うのは、それをどうやって揺らすかという仕組みだけなのよ

嗅覚のメカニズムを知る——鼻

　鼻は呼吸器でもありますが、同時ににおいを感じる感覚器としての機能も兼ね備えています。

　鼻から入った空気の通り道はすぐに3つに分かれます。それぞれ、上鼻甲介、中鼻甲介、下鼻甲介とよばれています。においを感知するのはこのうち、上鼻甲介のちょうど天井にあたる部分です。ここには、**嗅細胞**とよばれる感覚細胞があり、特殊な粘液を分泌するボウマン腺も備わっています（**図8-17**）。

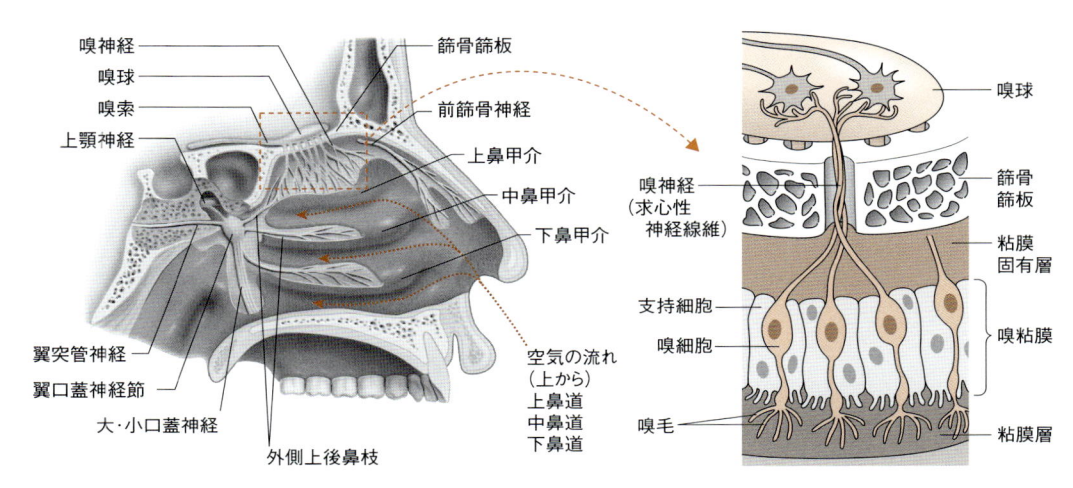

図8-17　鼻腔の内部構造

 特殊感覚のなかでも、嗅細胞はちょっと変わったメカニズムをもっています

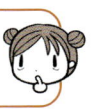 どう変わっているんですか？

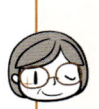 視覚や聴覚では、感覚細胞のまわりに脳に伝わる神経が伸びていて、感覚細胞はその神経に信号を伝えればよかったわよね。でも、嗅細胞は、自分自身が脳に向かって直接、神経線維を伸ばしているの

 どうして、そんなことができるんですか？

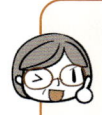 鼻と脳は距離的にも近いし、実は小さな隙間でつながっているからよ

微細な粒子を感知する嗅毛

嗅細胞がある鼻腔の天井には、たくさんの小さな隙間が存在しています。嗅細胞から伸びた神経は、この隙間を通って脳の神経細胞へ信号を伝えています。

嗅細胞は、粘液に向かってたくさんの嗅毛を伸ばし、においのもとになる微細な粒子が通り抜けると、それをすかさず感知します。嗅細胞の感度は実に素晴らしく、わずか数モルの化学物質にも反応します。嗅細胞が受けた刺激は、嗅細胞自身の神経を伝って、脳へと送られます。

コラム
疲れやすい嗅覚

病室に入ったとき、ポータブルトイレから強い汚物のにおいがするにもかかわらず、長時間そこにいる患者は平気でいることがあります。その患者は汚物のにおいに気づかないのではなく、慣れてしまっているだけ。においに気づいたら、さりげなく汚物を片づけてください。

このように、感覚には総じて慣れるという性質があります。慣れることを順応といい、とくに嗅覚は他の感覚と比べると順応しやすい特徴をもっています。ということは、いい換えれば「疲れやすい」ということです。

順応は、心地よいにおいにも起こります。花の香りや真新しい畳の香りなども、しばらくすると感じなくなります。嗅覚は順応しやすい一方で、非常に鋭敏な受容器でもあります。わずかな化学物質にも反応するため、自分の香水には鈍感なのに他人の香水には敏感に反応します。

順応しやすいのは嗅覚の弱点ですが、もしも嗅覚が順応しなかったら……と考えてみましょう。先の病室の患者が不快なにおいを感じ続けたらきっと、イライラしてしまいます。だとすれば、順応することで人は不快感から解放され、助けられているといえるのかもしれません。

また、順応の程度は感覚器によって違います。嗅覚や味覚の順応は早いのですが、痛覚はほとんど順応しません。この事実は、痛覚が人間が生きていくうえでとても大切な感覚の1つであることを如実に物語っています。

表8-3 生活臭と化学物質

生ゴミ	トリメチルアミン	魚の腐敗臭
	アンモニア	肉の腐敗臭
	硫化水素	卵の腐敗臭
	メチルカプタン	野菜の腐敗臭
排水口	硫化水素	下水のにおい
トイレ	アンモニア	尿、便
	酸性・脂肪酸、スカトール	便
ペット	アンモニア	獣臭、排泄物
汗のにおい	アンモニア、イソ吉草酸、酪酸	むれた靴下、靴
	酢酸	汗のにおい
車・新築の家	ホルムアルデヒド	（有害化学物質）
タバコ	アセトアルデヒド	

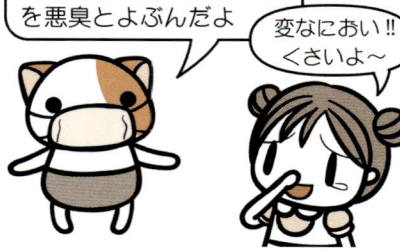

においは気化した分子で、臭気とかガスというんだよ。生ゴミやトイレから発生する生物系のにおいを悪臭とよぶんだよ

変なにおい!! くさいよ〜

味覚のメカニズムを知る──味蕾

次は味覚のメカニズムをみて行きましょう。味覚は、嗅覚ともけっこう、関係が深いのよ

たしかに、おいしそうなにおいってありますよね。サーモンにレモンやハーブで香りづけをすると、味がぐっと引き立つし

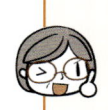
そうそう。反対に、風邪をひいたときに食事をしても、美味しく感じられないことってあるでしょう？　これはね、熱で味覚そのものが鈍ってしまうことにもよるけれど、鼻がつまると、香りを感じることができなくなるからでもあるのよ

においは鼻、味は舌で感じるものですが、両方とも、化学物質の存在や種類を見分けるという点では共通しています。嗅覚は空気中にある揮発性の物質、味覚は水溶性の化学物質の識別をしている、と考えればよいのです。

味を感知するのは、舌の粘膜にある**味蕾**とよばれる受容器の中にある味細胞です（**図 8 -18**）。味蕾は粘膜のくぼみの部分に多く分布していますが、そのほか、軟口蓋や頬の内側にもあります。味蕾が食べ物や飲み物に含まれる化学物質を感知すると、それが電気信号となって脳へ伝わり、酸味や甘味、塩味、苦みなどの味を感じさせます。

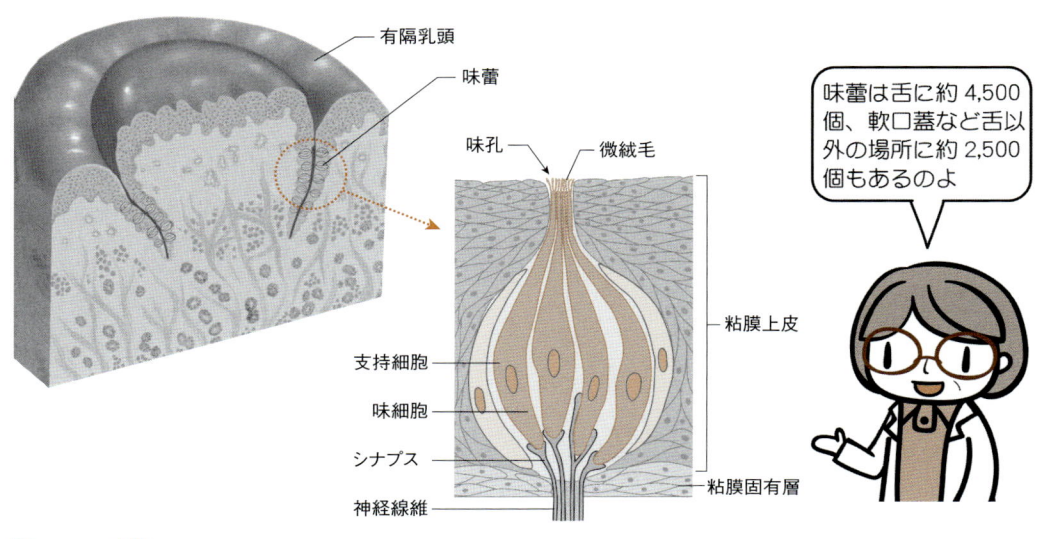

味蕾は舌に約 4,500 個、軟口蓋など舌以外の場所に約 2,500 個もあるのよ

図8-18　味蕾

偉大なセンサー──皮膚

 特殊感覚についてひととおり説明したところで、そのほかの感覚についても簡単に説明しておくわね

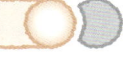 そのほかの感覚って?

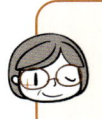 圧迫や痛み、熱い、冷たいなどを感じる仕組みよ。これには皮膚が関係しているの

　皮膚は、痛覚はもちろん、触覚、圧覚、温覚、冷覚、かゆみ、痛覚など、外部環境から入ってくるあらゆる刺激を受け止めています（**図8-19**）。

　圧覚は、皮膚にかかる圧力、つまり「押された」という感覚のことです。押された圧力が弱いと、人は「触れた」と表現しますし、圧力がさらに弱くなると「くすぐったい」と感じます。つまり、触覚と圧覚は、程度の差に過ぎません。

　皮膚に加えられた機械的刺激─皮膚のゆがみや圧縮─を感知する受容器は、表皮と真皮の境目や毛根などに分布しています。受容器が多い部分ほど感覚は敏感になり、その数がとくに多いのは、鼻先や唇の皮膚、指先などです。反対に受容器が少なく、鈍感なのが腕や脚です。

　皮膚上の2か所を同時に刺激して、2点を離れているものとして識別できる最小距離を測定してみると、舌先部や指先は1～3mmの間隔で識別できますが、背、上腕、大腿部では50～70mmの間隔でしか識別できません（**図8-20**）。

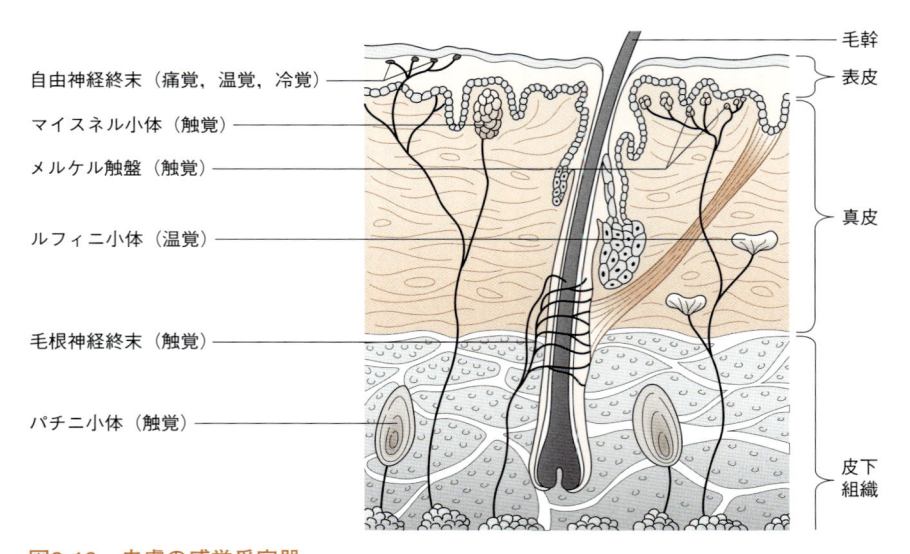

自由神経終末（痛覚，温覚，冷覚）
マイスネル小体（触覚）
メルケル触盤（触覚）
ルフィニ小体（温覚）
毛根神経終末（触覚）
パチニ小体（触覚）

毛幹
表皮
真皮
皮下組織

図8-19　皮膚の感覚受容器

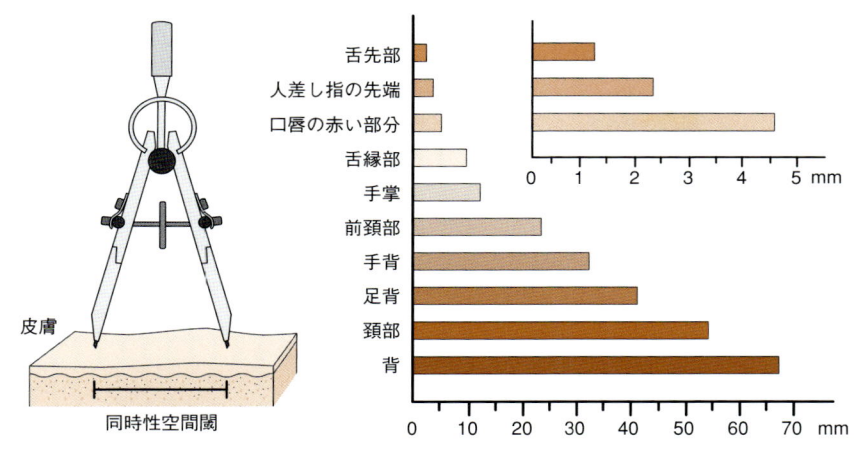

図8-20　同時性空間閾

身体の各部位において、同時に与えられた2点刺激を離れた点として感受できる最小距離を示す。閾値の低い部位では、受容器の密度が高く、その感覚は鋭敏であることがわかる

危険信号としての痛覚

　けがをした場合、私たちは痛みを感じます。痛みはとても嫌なものですが、生命にとっては重要です。より大きな危険を未然に防いでくれるからです。

　先天的に痛みを感じない、先天性無痛無汗症という病気があります。この病気をもつ子どもたちは、熱々のストーブやヤカンに触れても熱さを感じないため、重篤な熱傷を負いやすくなります。

　また、彼らは骨折や脱臼をしても「痛み」を感じません。したがって、その状態に気づかないまま動きまわり、症状をさらに悪化させてしまいます。さらに、彼らは内臓の痛みも感じないため、虫垂炎、腹膜炎などが起きていても、気づくことができません。

　痛みは、身体が発する一種の警告です。痛みのもとを放置しておけば、さらに深刻な状況に陥るぞ、ということを私たちに教えてくれます。痛みがあるからこそ、人間は学習し、注意し、自らの行動を制御できるようになります。私たちはもっと、痛みに感謝すべきなのかも知れません。

投射の法則と関連痛

　ある受容器が刺激されて生じる感覚は、その感覚神経のインパルスが大脳のどこに到達したか、つまり、その最終的に達した感覚野の部位によって決まります。ところが、私たちはその感覚を、脳ではなく、受容器のある場所で起こっていると感じます。これを**投射の法則**といいます。

　事故などで失われたはずの手足が痛むと感じる（幻肢痛）のも、この法則によります。切断部に対する圧迫が大脳に伝わり、以前受容器のあった場所に投射されるのです。受容器から大脳皮質に至る感覚経路のどこが刺激されても、意識される感覚は常に、受容器のある場所から生じていると認識されます。

 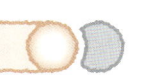

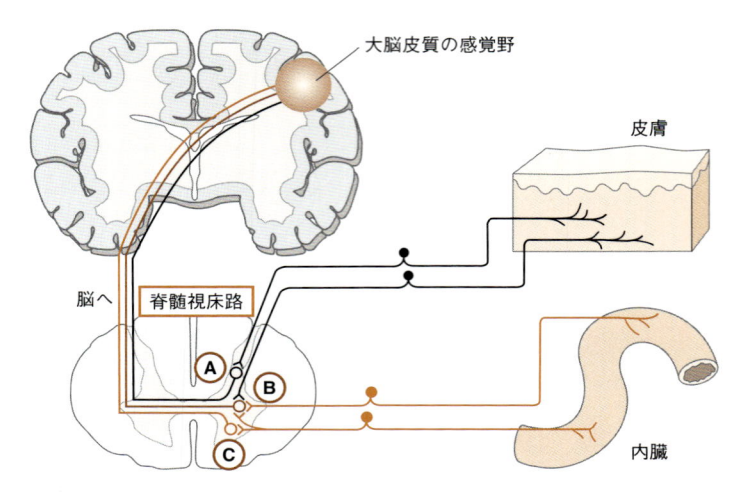

大脳皮質の感覚野

皮膚

脳へ

脊髄視床路

A
B
C

内臓

(A) 皮膚受容器からの求心性神経だけが連絡している

(B) 皮膚と内臓の両受容器からの求心性神経が収束して連絡し、関連痛を生ずる

(C) 内臓痛覚受容器からの求心性神経だけが連絡している

図8-21　関連痛の発生機序

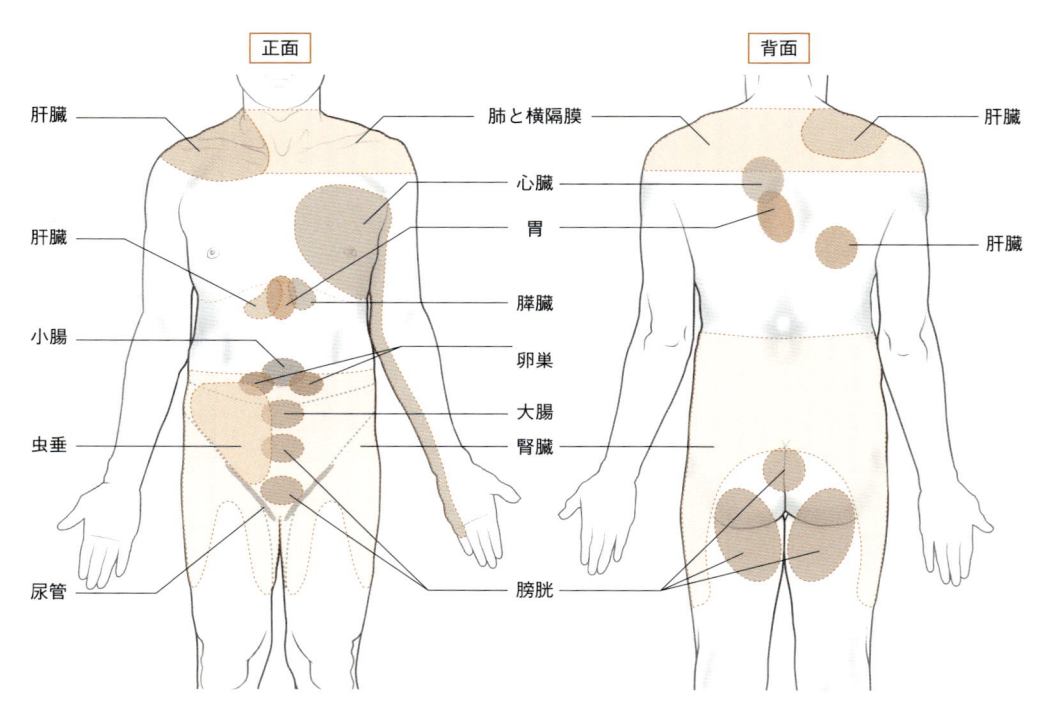

正面　　　　　　　　背面

肝臓　　　肺と横隔膜　　　肝臓
　　　　　心臓
肝臓　　　胃　　　　　　　肝臓
小腸　　　膵臓
　　　　　卵巣
　　　　　大腸
虫垂　　　腎臓
尿管　　　膀胱

図8-22　関連痛の部位

　　　内臓に炎症が起きているのに、その内臓とは離れた場所の皮膚が痛いと感じることがありますが、これは、内臓感覚を伝える神経線維と皮膚感覚を伝える神経線維が、脊髄の同じニューロンと接続して大脳皮質に送られるため。大脳が内臓の痛みを皮膚の痛みと勘違いして認識することによって起きる、と考えられています（**図 8 -21**）。

　　　狭心症では左の腋窩あたり、胆石では右肩、尿路結石では下腹部から下肢にかけて痛みを感じるようです。このような脳の勘違いによる「痛み」を関連痛といい、臨床上、とても重要な情報を与えてくれる痛みです（**図 8 -22**）。

Chapter

9

動く

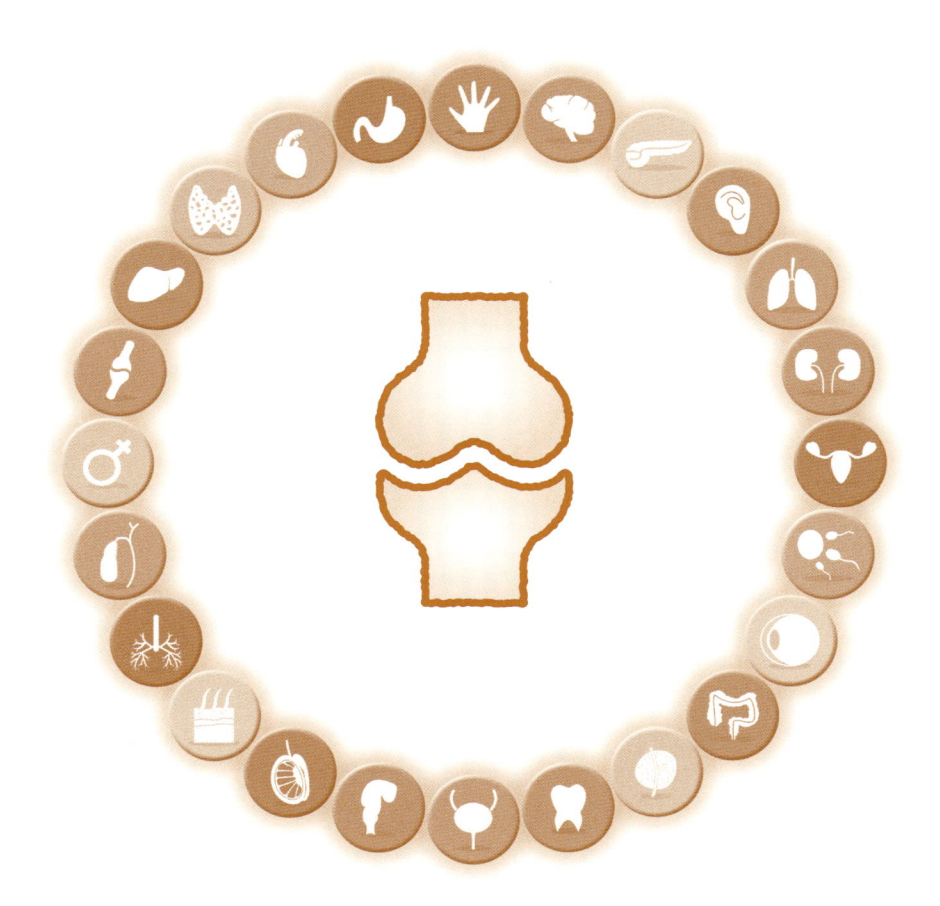

動く

動物だけがもつ「動く」という特徴

動物は、植物のように光合成によって必要な栄養素を自ら作り出すことはできません。その代わり、自ら動いてエサを確保する機能を発達させてきました。

ライオンは、エサとなる動物のにおいで、その動物が通った跡を嗅ぎつけます。相手の存在を見つけると、風下から気づかれないようにそっと近づき、至近距離まで近づくと、一気にダッシュして獲物を捕獲します。

動物はこのように、鼻や眼といった感覚器、脳や神経、そして筋肉をフル稼働して獲物をキャッチします。人間はさらに、手にした獲物を調理することで、おいしく食べる技術も身につけました。

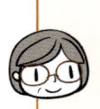
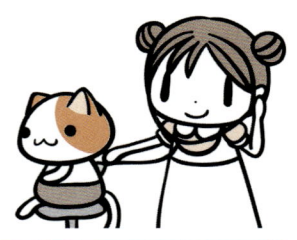

ところで、私たちが身体を使ってする運動には、眼に「見える運動」と「見えない運動」があるの、気づいてた？

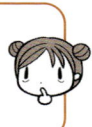

見える運動と見えない運動？ それって、なんのことですか？

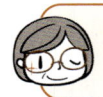

ナスカさんなら、もうすでにわかっているはずよ

眼に「見える運動」と「見えない運動」

日常の動作やスポーツなど、私たちがふだん「運動」とよんでいるのは、骨格についている筋肉の収縮能力によるものです。しかし、運動はこのように外部から見えるところだけでなく、胃や腸、心臓、血管など、外からは見えない場所でも行われています。こうした「見えない」運動を可能にするのは、内臓筋の働きです。

内臓筋の役割はおもに、管（血管、消化管）の中の物質を移動させることです。それは、手で触れたり、眼で確かめたりすることはできません。しかし、脈拍や血圧を測定したり、腸の蠕動運動を聴取したりすることで、間接的にその働きが正常であるかどうかを確かめることはできます。

看護師が日常業務のなかで、患者さんのバイタルサインを測ったり、お腹の音を聴き取ったりする意味も、まさにそこにあります。

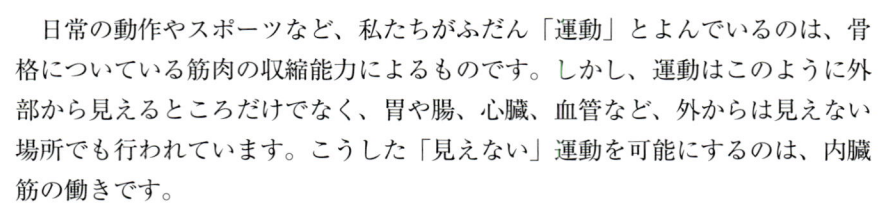

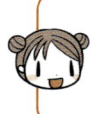

そうか、私たちはもう、見えない運動については十分勉強してきたわけですね

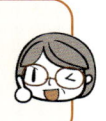

そうなの。だから、ここではおもに、見える運動を中心に勉強していきましょう。その前に、内臓筋を含む筋肉の種類について、ちょっと整理しておくわね

意思で動くのは、骨格筋だけ

身体を構成する筋肉を、解剖学では3種類に分類しています。**内臓筋**（内臓を動かす筋肉）と**骨格筋**（手足などを動かす筋肉）、そして心臓を動かす**心筋**です（図9-1）。

骨格筋の細胞は**アクチンフィラメント**という細い筋原線維と**ミオシンフィラメント**という太い筋原線維が規則正しく並んでいます。横に縞模様があるように見えるため、横紋筋ともよばれます。これに対し、内臓筋は2つの筋原線維の並び方が不規則です。表面的にはつるんとして見えるので、**平滑筋**とよばれています。

同じ内臓を動かす筋肉でも、心筋はやや特殊で、すばやい動きも担当するため、骨格筋のような縞模様がある**横紋筋**でできています。

これら3つの筋肉のうち、私たちが自由にコントロールできるのは骨格筋だけです。骨格筋のように、「意思で動かすことのできる筋肉」を**随意筋**とよんでいます。反対に、意思で動かすことのできない筋肉は、**不随意筋**とよびます。

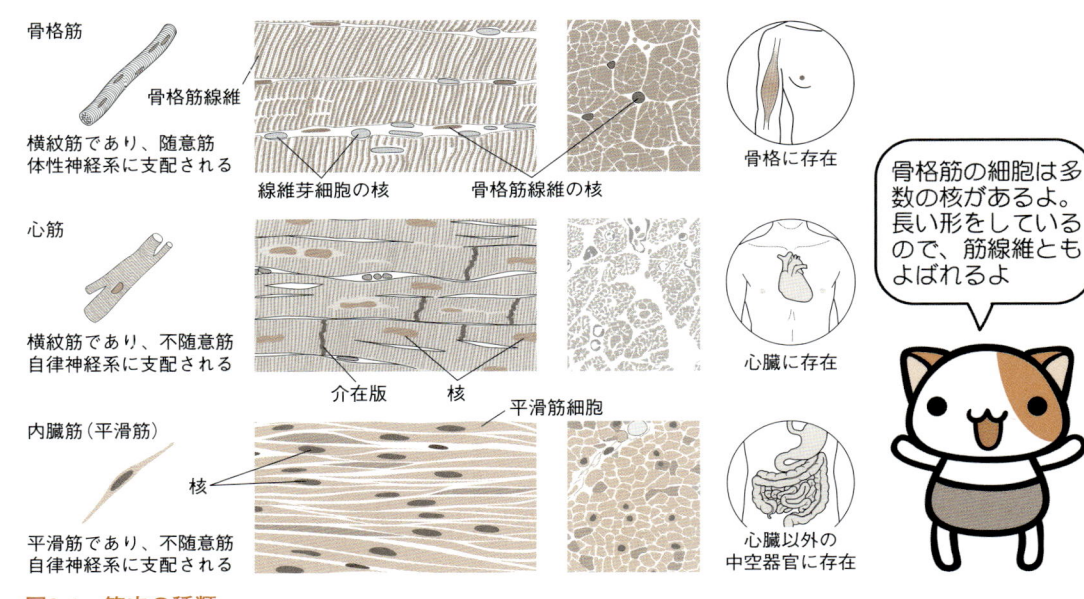

骨格筋の細胞は多数の核があるよ。長い形をしているので、筋線維ともよばれるよ

図9-1 筋肉の種類

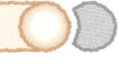

骨格筋が可能にするさまざまな動き

骨格筋は全身に大小400種類以上あり、筋肉全体の40～50％を占めています。「歩く」「泳ぐ」「走る」「滑る」など、日常のあらゆる運動にかかわっています（**図9-2**）。飛んでくるボールを追いかけキャッチするのも、顔面の筋肉の動きで喜怒哀楽の情を表現するのも、骨格筋の働きです。

また、通常は意識されることがない動き、たとえば、体重の負荷に対抗して「立つ」「座る」といった動作や姿勢の維持にも、絶えず骨格筋が働いています。

 身体を動かすには、骨も動かさないといけないわけですよね？

 もちろんよ。動くためには関節を曲げたり伸ばしたり、という運動も必要です。ただし、骨格は筋肉と違って、脳や神経が直接支配しているわけではありません

 えっ、じゃあ、どうやって動かすんですか？

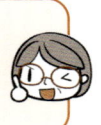 骨は、筋肉の動きにつられて動くだけ。つまり、筋肉が骨を動かしているの

 そうだったんだ

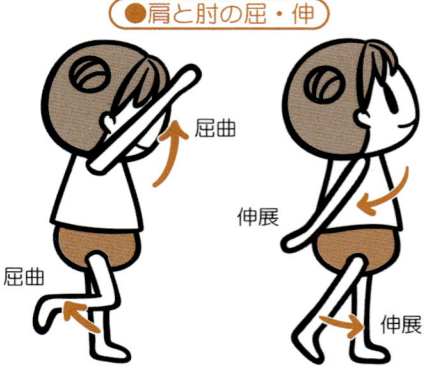

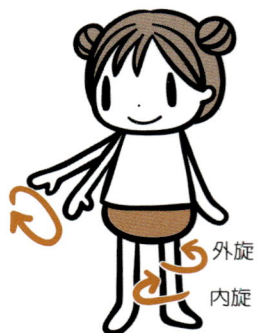

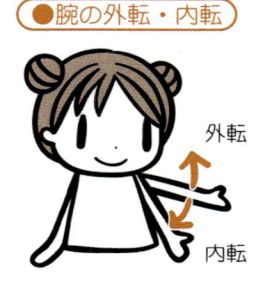

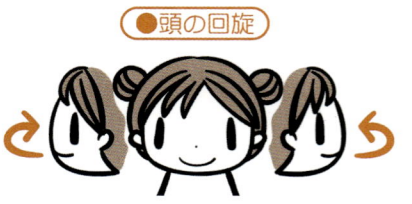

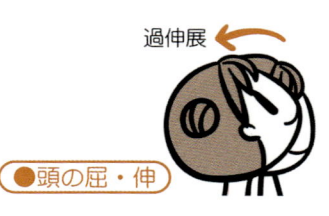

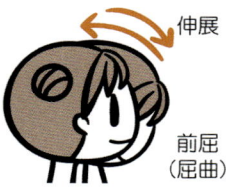

図9-2　身体のおもな動作

骨の機能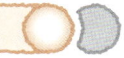

　成人の骨格は、およそ200個の骨で構成されています。骨の形や大きさはさまざまで、エンドウ豆くらいのものもあれば、長さ60cmという大きさの骨もあります。

　骨の最も基本的な役割は、重い身体を支えることにあります（**図9-3**）。コンクリートの建物が鉄筋の骨組みで支えられているように、私たちの身体も、骨格という骨組みで支えられています。

　丈夫で頑丈な骨は、脳や内臓などやわらかな器官を保護する役目も負っています。また、骨髄では日々、新しい血液細胞がつくられています。造血は、骨の重要な機能の1つです。

　骨はさらに、カルシウムを貯蔵する便利な倉庫にもなります。カルシウムは、神経系の情報伝達や筋肉の収縮、血液の凝固などに欠かせない物質であり、血液中のカルシウム濃度が低下すると、骨に蓄えられたカルシウムが血液中に放出されます。

支持作用：頭や内臓を支え、身体の支柱となる
保護作用：骨格を形成し、頭蓋腔や胸腔、脊柱管、骨盤腔などをつくり、脳や内臓などの重要な器官を納め、保護する
運動作用：（受動的）付着する筋の収縮により、可動性のある関節を支点として、運動が行われる

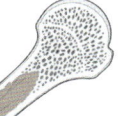

造血作用：骨髄（赤色骨髄）で、赤血球や白血球、血小板が新生される
貯蔵作用：カルシウムをはじめ、リン、ナトリウム、カリウムなどの電解質が骨中に貯蔵される。必要に応じて、血液中に放出される

図9-3　骨の働き

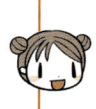
骨ってただ、身体を支えているだけかと思っていました。実はいろいろな機能があるんですね

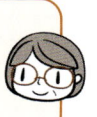
そうよ。カルシウム濃度の調節に骨が関係しているなんて意外でしょ？

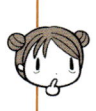
それにしても、骨があるのと、ないのとでは、運動のしかたにどういう違いが出てくるんだろう？

詳しくは脊椎動物の進化を勉強してもらうしかないけれど、ここではほんのさわりだけ、簡単に説明しておくわね

二足歩行を可能にした脊椎の形成

　脊椎、つまり背骨の原形は脊索とよばれる、弾力のある棒のような組織だったといわれています。脊索はヒトの胎児にも現れますが、やがて骨に置き換わり、脊椎ができていきます。

　脊椎を構成するのは、椎骨とよばれる円柱の形をした骨で、弾力性のある椎間板を挟んで縦につながっています（**図9-4**）。脊椎は、支柱として胴体を支えるだけではなく、頭や腕、脚などがつく幹のような役目も果たします。

　脊椎ができたおかげで、動物たちはそれまでの生物になかった、さまざまな運動をこなせるようにもなりました。鳥の翼や、動物の四つ足は、そうした運動装置の一例です。

　人間の場合、成長とともに脊椎は弯曲し始め、頚椎が前弯、胸椎が後弯、腰椎が前弯してS字状のカーブを描くようになります。私たちは、こうしてカーブした脊椎と、それに付随した頭や腕、脚などをフルに使って、バランスをとりながら、二足歩行しています。

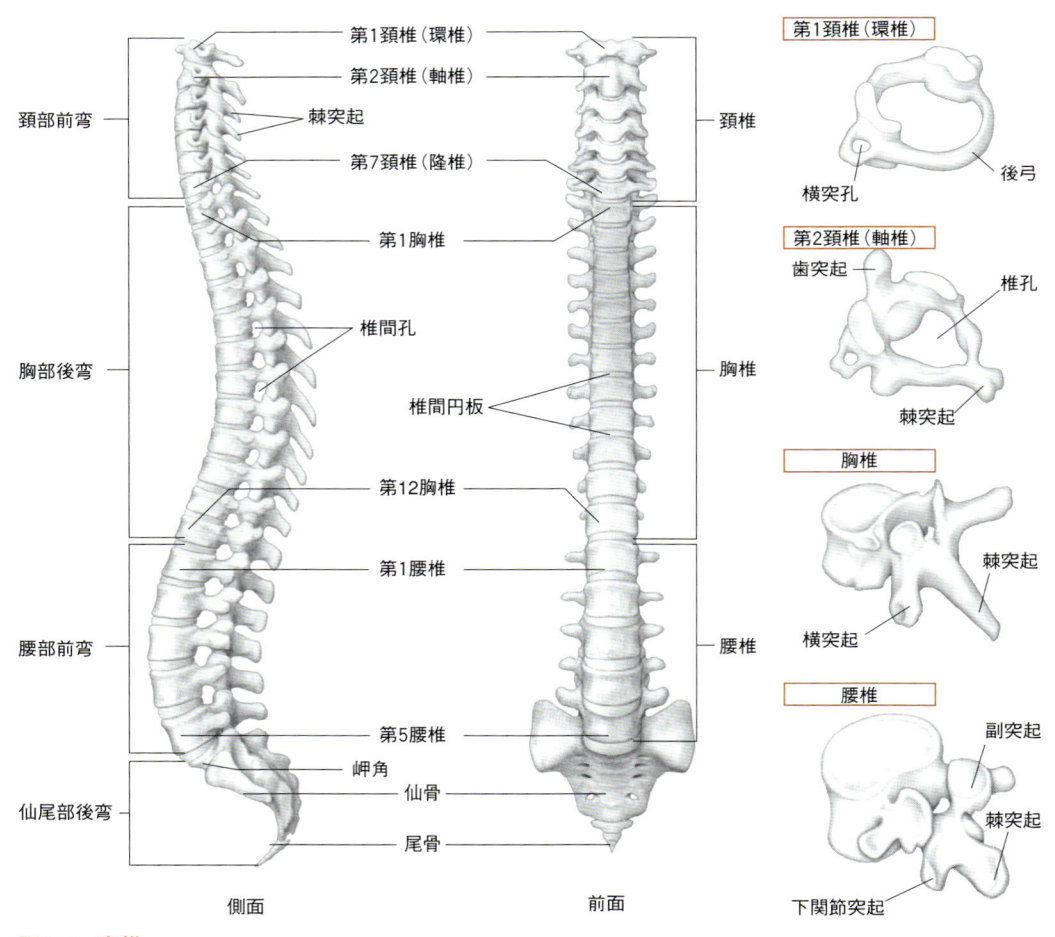

図9-4　脊椎

そうか、脊椎があるから長い腕や脚も支えられるし、手足を使った細かな動きもできるようになったんだ

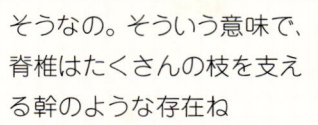
そうなの。そういう意味で、脊椎はたくさんの枝を支える幹のような存在ね

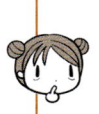
それにしても、やわらかい筋肉が、どうやってあんなにかたい骨を動かすことができるんでしょうか？

それはね、腱と関節のおかげなの

筋肉と骨をつなぐ腱

　腱とは、筋肉の両端にあって、骨格筋と骨とをつないでいる部分です。太い線維でできた組織で、もともとは筋肉が硬くなったものだと考えられます。

　骨格筋は、この腱があることで、骨をテコのようにして大きなパワーを生み出すことができます。

　腱の働きを知るために、指をしっかり曲げて、握りこぶしをつくってみてください。前腕の筋肉が太くなるのがわかりましたか？

　実は、手の指を動かす筋肉は、1つは手のひら、もう1つは前腕にあり、指そのものにはありません。前腕から指先へと伸びる腱は、前腕の筋肉の動きと指の骨をつなぐ役目をしています。また、腱があるおかげで、指そのものに太い筋肉をつけなくても、細やかな動きが可能になります。

骨と骨をつなぐ関節

　関節は、強い帯状の線維の束でできていて、骨と骨とをつないでいます。骨と骨があたる部分にはやわらかな軟骨があり、そのまわりは丈夫な袋（関節包）で包まれています。

　袋の内面は滑らかな膜（滑膜<ruby>滑膜<rt>かつまく</rt></ruby>）でおおわれ、その膜からは潤滑油のようになめらかな液が分泌されて、関節の滑りをよくしています。

　関節にはそれぞれ可動範囲があり、動く方向は決まっています。たとえば、膝や肘の関節はちょうつがいのようになっていて、一方向にしか動きませんが、腕の関節はほぼ360度、自由に回転させることができます（図9-5）。

　骨の形だけではなく、関節を支える**靭帯**<ruby>靭帯<rt>じんたい</rt></ruby>も、その動く方向を制限しています。靭帯は丈夫なすじですが、伸びたり縮んだりはしません。靭帯を損傷すると、関節の動きが不安定になり、運動に支障が出てきます。

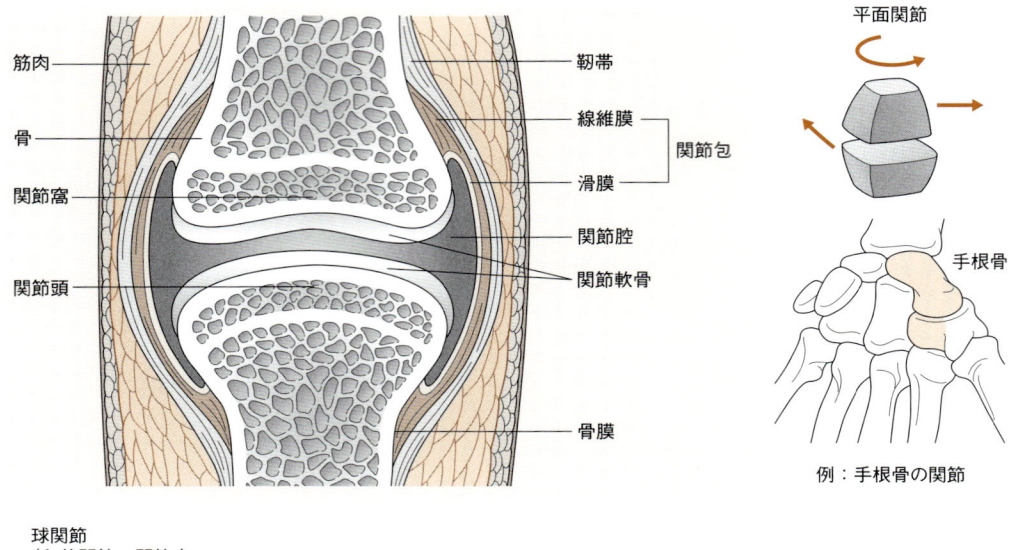

平面関節

手根骨

例：手根骨の関節

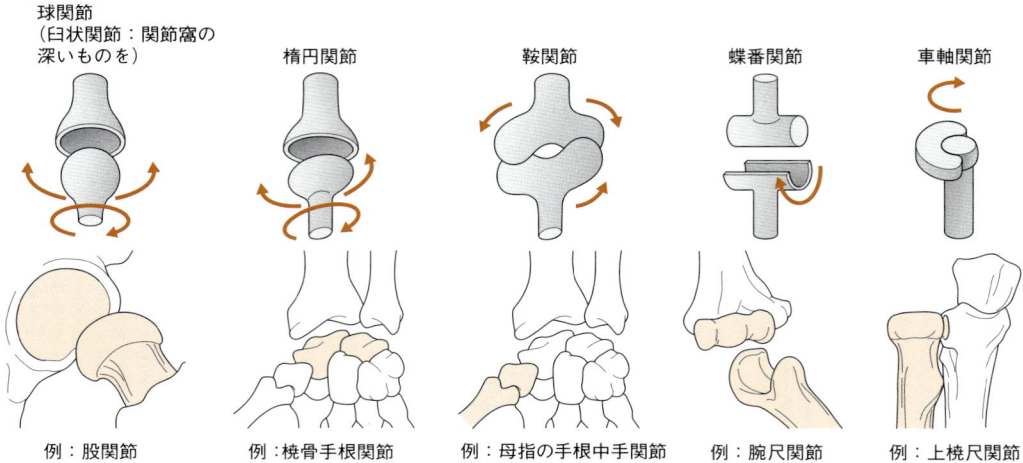

球関節
（臼状関節：関節窩の
深いものを）

楕円関節

鞍関節

蝶番関節

車軸関節

例：股関節 例：橈骨手根関節 例：母指の手根中手関節 例：腕尺関節 例：上橈尺関節

図9-5 関節と関節の種類（関節頭と関節窩の形による分類）

関節の分類は、上記のほかに結合する骨の数による分類として、単関節〔2つの骨がつくる関節：肩関節（上腕骨と肩甲骨）、股関節（大腿骨と寛骨）〕、複関節〔3つ以上の骨がつくる関節：肘関節（上腕骨、撓骨、尺骨）など〕がある。また、運動軸による分類として、1軸性関節（屈伸のように1軸のみを中心に動く）、2軸性関節（前後と側方への屈伸のように2軸を中心に動く）、多軸性関節（前後屈と側屈に回旋も行うように、3軸以上を中心に動く）がある

関節には動かない関節もあって、それは不動関節とよばれています

動かないのに、関節なんですか？

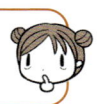

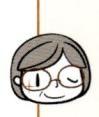

不動関節はもともと、骨と骨が線維性の組織で結合したもので、動くための関節とはちょっと違うの。典型的なのは頭蓋骨ね。頭蓋骨はもともと別々の骨が結合して、成長とともに1枚の骨のようになっていくのよ

　骨格筋を自由自在に操れるのは、身体の運動をつかさどる運動神経が骨格筋を支配しているからです（**図9-6**）。逆にいうと、神経を通じて送られる大脳皮質からの指令がなければ、骨格筋はうんともすんとも動きません。

　骨格筋が収縮するメカニズムを、順を追って簡単に説明しましょう。

　「動こう」という意思はまず、大脳皮質の前頭葉にある運動連合野で形成されます。それが小脳と大脳基底核へ伝えられ、ここで運動のプログラムが立てられます。「えっ、わざわざプログラムを立てるの？」と思うかもしれません。しかし、このプログラムが大事なのです。簡単な動きでも、実際には多くの筋肉の協調を必要とします。ですから、一つひとつの筋肉の動きをあらかじめ計画して、どの筋肉をどれだけ動かせばよいか決めておかないと、身体の動きがバラバラで、運動してもその目的を達成することはできません。

　小脳と大脳基底核でプログラムされた動きは、視床を通って運動野に戻され、運動野はそのプログラムをもとに、運動神経を介して、動かしたい筋肉だけに収縮の指令を出します。

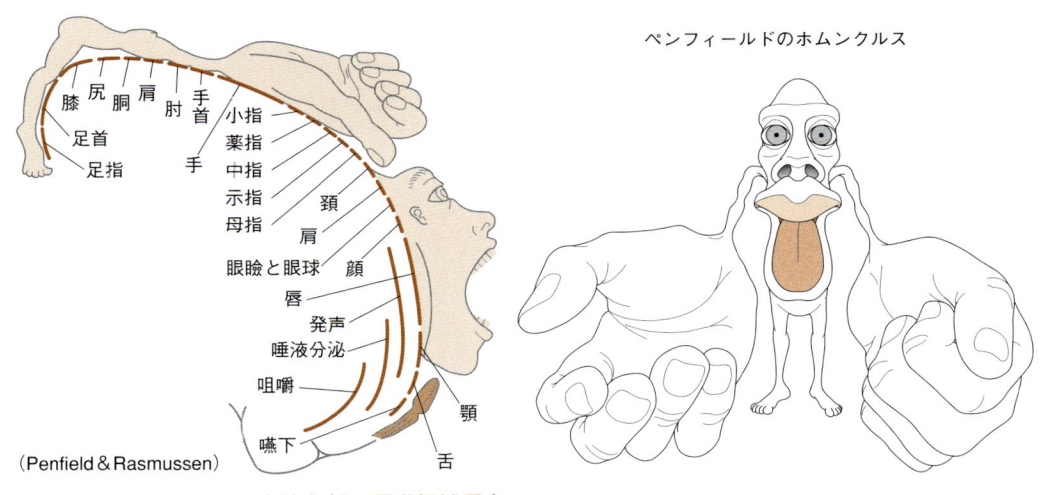

ペンフィールドのホムンクルス

（Penfield & Rasmussen）

図9-6　運動野における身体各部の運動領域局在
カナダの神経外科医ワイルダー・G・ペンフィールドが描いた大脳における運動野の地図。感覚野と同様に、身体の各部位から入力された情報の大脳皮質での投射部位が示されている（図8-13、p.194参照）

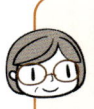 立つ、座る、モノを投げるといった運動はすべて、こうして可能になります。ただし、小脳に病変があるとプログラムにミスが生じて、思うように動けないの

 思うように動けないって、どうなるんですか？

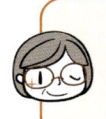 モノを取ろうとしても、手が目標物に届かなかったり、行過ぎたりするのよ

運動神経が通る2つの経路

　大脳から骨格筋へ信号が流れる経路（下行路）には、**錐体路**と**錐体外路**の2つがあります。錐体路（皮質脊髄路）は、**内包**とよばれる、**大脳基底核**〔尾状核、レンズ核（被殻、淡蒼球）〕と視床の間の狭い場所を通ります。脳幹に入ると、経路の大部分が延髄の錐体で交叉して反対側に入り、脊髄のそれぞれのレベルで運動神経と接続し、筋肉に向かいます（図9-7）。

　運動指令が比較的ストレートに骨格筋に届く錐体路に対し、錐体外路は、視床、大脳基底核、中脳、小脳、延髄などを中継し、骨格筋に届きます。錐体路以外の経路という意味で、解剖学的に錐体外路と名づけられ、視蓋脊髄路や前庭脊髄路、網様体脊髄路、赤核脊髄路などがあります。

　一般に、錐体路は随意運動、錐体外路は不随意運動に関与しているといわれています。しかし、両者は常に一緒に働き、意思による運動指令が錐体路を流れると、錐体外路が運動の速度や組み合わせ、いろいろな筋の力の入れ具合などを微妙に調整します。歩行時には意識的に足を前に出しますが、このとき、同時に錐体外路から流れる指令で無意識に腕を振ったり、身体をひねってバランスを取ったりしています。

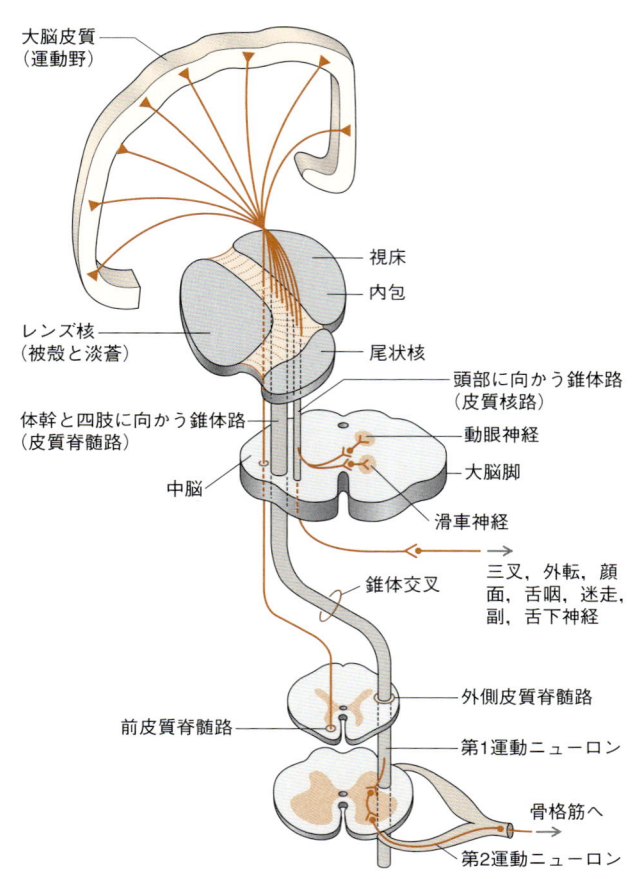

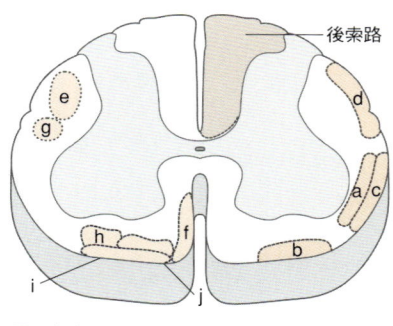

脊髄の伝導路

■上行路
1. 前索路：四肢・体幹の圧覚、粗大触覚、温覚
　　a. 外側脊髄視床路、b. 前脊髄視床路
2. 後索路（薄束、楔状束）：四肢・体幹の深部知覚、繊細な触覚
3. 小脳側索路：筋、腱、関節からの無意識的な深部感覚
　　c. 前脊髄小脳路、d. 後脊髄小脳路

■下行路
1. 錐体路（皮質脊髄路）：四肢・体幹の随意運動
　　e. 外側皮質脊髄路、f. 前皮質脊髄路
2. 錐体外路
　　g. 赤核脊髄路：脊髄運動ニューロンを抑制
　　h. 網様体脊髄路：筋収縮の調節
　　i. 前庭脊髄路：姿勢保持
　　j. 視蓋脊髄路：頚部の反射運動

図9-7　錐体路の経路

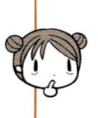

神経が筋肉を動かすといいますが、それはどんなふうにして可能になるんでしょうか？

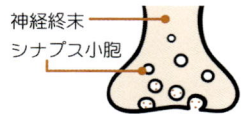

神経終末
シナプス小胞
シナプス間隙→
運動終板
アセチルコリン

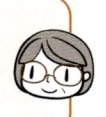

電気刺激が伝わるとアセチルコリンが放出されるよ

運動神経の末端（神経終末）と筋細胞との接続部（終板）は神経筋接合部とよばれ、運動神経を伝った電気信号はまず、ここで化学信号に置き換えられます

化学信号で使われる神経伝達物質はなんですか？

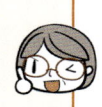

アセチルコリンよ。ちなみに、骨格筋も内臓筋も、筋肉への指令に使われる神経伝達物質は同じ、アセチルコリンなの

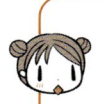

アセチルコリンが放出されると、筋肉はどうなるんですか？

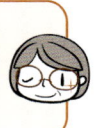

アセチルコリンは筋細胞にある受容体と結合して、筋線維に活動電位を発生させるの。これが、筋肉を収縮させるきっかけになります

コラム

脊髄損傷や内包の出血と運動麻痺

　運動は、脳から運動神経を通り骨格筋まで刺激が伝わってこそ可能になります。したがって、伝導路のどこかが遮断されてしまうと、運動することはできません。

　交通事故や病気で脊髄を損傷すると、運動麻痺が起こります。どのような運動ができなくなるかは、損傷した場所によります。

　麻痺は、損傷した部位より下の脊髄が支配していた範囲で起こり、損傷部位が上のほうであればあるほど、麻痺の範囲は広くなります。脊髄を損傷すると、感覚器からの情報が脳の感覚野に向かう経路も遮断されてしまうので、感覚も同時に麻痺します。

　血管が複雑に屈曲している内包は、動脈硬化や高血圧などにより出血が起こりやすいです。内包の出血は、運動機能の障害（脳卒中の発作）を起こします。神経の経路は延髄で交叉しているため、運動麻痺は通常、脳の障害部の反対側に生じます。

腺（せん）－体液の分泌作用をいとなむ器官の意

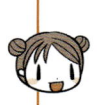 脳から運動神経、そして筋肉へという流れはだいたい理解できました。でも、そもそも筋肉が収縮するってどういうことなんでしょうか。ゴムのように伸び縮みするってわけじゃないですよね？

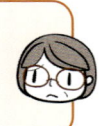 うーん、それを説明するにはまず、骨格筋の構造を知ってもらう必要がありそうね

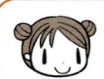 行ってみますか？

 筋肉へ

骨格筋の構造

 筋肉の組織って、そうめんの束みたいですね

 骨格筋を構成している筋線維は直径10〜100μmで、長さ10〜100mm。そうめんよりも、ずっとずっと細いのよ

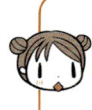 あれっ？筋線維の中をのぞくと、またまた細い束がいくつも集まってますよ

 それは、筋原線維とよばれます。筋線維は、その筋原線維を数百本も集めて束にしたものなの

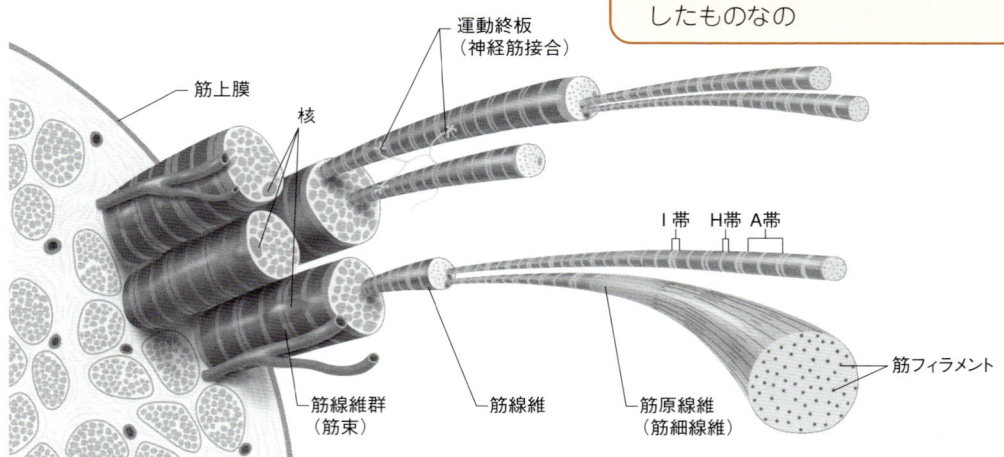

運動終板
（神経筋接合）

筋上膜

核

I帯　H帯　A帯

筋フィラメント

筋線維群
（筋束）

筋線維

筋原線維
（筋細線維）

図9-8　骨格筋の構造

縞模様を作る2種類の線維

骨格筋を構成しているのは多数の筋線維（筋細胞）です（**図9-9**）。数百から数千本の収縮性のある**筋原線維**が集合し、長軸に沿って並んでいます。

筋原線維をよく見ると、暗く見える部分（暗帯＝A帯）と明るく見える部分（明帯＝I帯）があり、縞模様を形成しています。縞模様を形成しているのは、2種類の線維（フィラメント）です。どちらもタンパク質でできていて、アクチンというタンパク質でできている細い線維をアクチンフィラメント、ミオシンというタンパク質でできている太い線維をミオシンフィラメントとよびます。

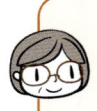

2種類の線維の並びを模式化した**図9-9**を見てほしいの。まずは、A帯の中央にある、H帯という細い縞に注目して

左右のアクチンフィラメントの隙間ですね

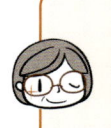

そう。実は筋肉が収縮して短くなるのはこの部分だけ。2種類の線維の長さはまったく変わらないの

2種類の線維は、お互いの間に入り込むように配列され、重なり合って1つの筋節ができているの。筋節は横紋の1つの単位みたいなものね

重なりがある部分が暗く見えるので、縞模様となるんですね。

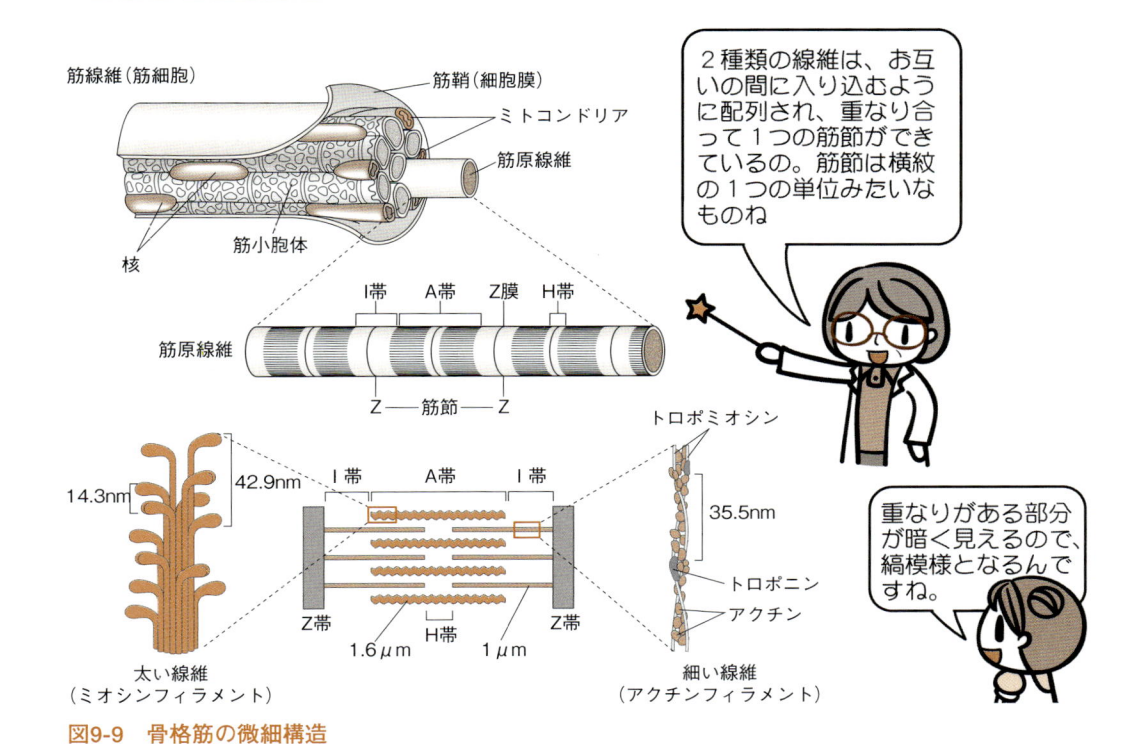

図9-9 骨格筋の微細構造

筋収縮の動きはトランプをきるイメージ

　筋収縮の動きは、トランプの束を2つに分けて、交互にパラパラときっていく様子をイメージしてもらえばわかりやすいかも知れません。トランプを2つに分けて横に並べると、見た目には倍の長さになりますが、それをきって交互に重ねていくと、トランプ1枚分の長さに戻ります。

　筋肉の収縮もこれと同じです。**図9-10**を見ると、筋肉が弛緩した状態では、ミオシンフィラメントはA帯にあり、アクチンフィラメントはⅠ帯とA帯のH帯以外の部分にあります。筋肉が収縮すると、アクチンフィラメントが両側から滑り込んできて、H帯の幅がちょうど消えてしまいます。

　あたかも筋肉全体が伸びたり縮んだりしているように見えながらも、実は1本1本の筋原線維の長さは同じまま、というわけです。

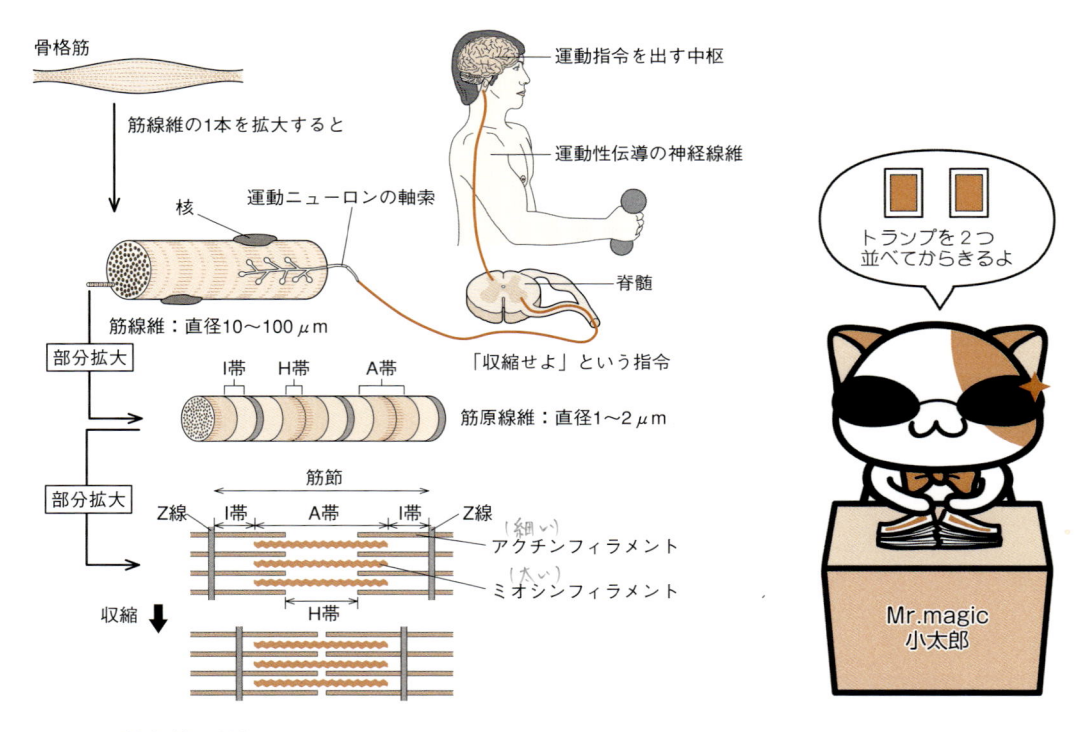

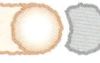

トランプを2つ
並べてからきるよ

Mr.magic
小太郎

図9-10　筋収縮の仕組み

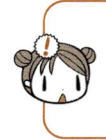

なるほど。筋肉が収縮するって、そういうことだったんですね

ちなみに、Ⅰ帯の中央にはZ線があり、Z線とZ線の間を**筋節**とよびます。筋節は、骨格筋の機能的な構成単位になるのよ

筋肉の収縮とカルシウムの関係

　筋肉の収縮には、神経伝達物質の**アセチルコリン**が関係している、とお話しました。厳密にいうと、アセチルコリンは筋収縮のきっかけをつくるだけで、収縮そのものを起こすわけではありません。どういうことか、説明しましょう（**図9-11**）。

　運動神経からの信号が神経筋接合部に到達すると、神経細胞の末端からアセチルコリンが放出され、それが筋肉の細胞膜を刺激します。その刺激は、筋肉細胞内にある筋小胞体からカルシウムイオンを放出させ、そのカルシウムイオンがアクチンフィラメント上のトロポニンというタンパク質に結合すると、ミオシンフィラメントとアクチンフィラメントの連絡橋が形成されます。

　筋肉を収縮させるのは、この連絡橋の存在です。連絡橋が形成されると、ミオシンフィラメントの頭部がアクチンフィラメントを引き寄せ、アクチンフィラメントがミオシンフィラメントの間に滑り込んできます。

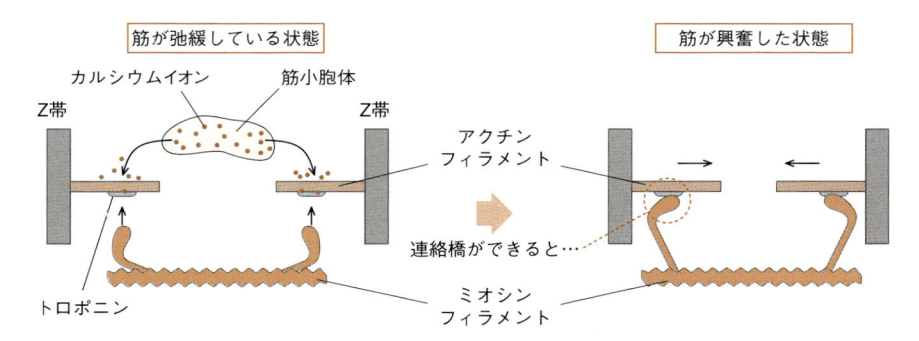

図9-11　興奮と筋収縮

運動神経から刺激を受けると、筋小胞体からカルシウムイオンが放出され、アクチンフィラメント上にあるトロポニンに結合すると、連絡橋が形成され、ミオシンフィラメントの頭部をアクチンフィラメントに引き寄せる。その結果、H帯の幅が狭まる（アクチンフィラメントが両側から滑り込む）。弛緩するときは、トロポニンからカルシウムイオンが離れ、筋小胞体へと吸収され、連絡橋はなくなり、アクチンフィラメントはもとの位置に戻る

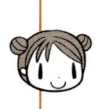 筋肉が収縮するためには、アセチルコリンだけではなく、カルシウムイオンの助けも必要なんですね

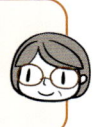 そうなの。筋肉運動の仕組みはだいたい、理解できたかしら？

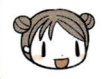 もう、バッチリです

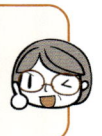 では、おさらいに筋肉と骨格がどのように連携しながら、私たちの身体を動かしているのか、肘関節の運動を例にとって、説明してみましょう

肘関節の屈伸運動

　解剖学では、肩関節と肘関節の間を上腕、肘関節と手関節の間を前腕といいます。肘関節を介した上腕と前腕がつくる角度が180度になることを伸展、180度より小さくなることを屈曲とよびます。

　肘関節の屈伸運動でポイントになるのは、上腕の内側にある上腕二頭筋と外側にある上腕三頭筋です。これらの筋肉はどちらも、腱を介して肩関節と肘関節をこえ、骨格についています。

　中枢神経から運動神経を通り「腕を曲げろ」と指令が届くと、上腕二頭筋が収縮します。筋肉が発達している人の場合、このとき力こぶができます。

　上腕二頭筋が収縮すると、その外側の筋肉—上腕三頭筋—は同時に弛緩し、それによって前腕の骨格が引っ張られて腕が曲がります。これが、筋肉の収縮によって肘関節が曲がる仕組みです（**図9-12**）。

　肘関節を伸ばすときは、この逆になります。

　注目すべきは、中枢神経からの指令は、収縮させたい筋肉にしか届かないということです。弛緩の命令は下りません。脳は腕を曲げたいと思うときは上腕二頭筋へ、伸ばしたいときは上腕三頭筋へ「収縮しろ」と命令するだけです。

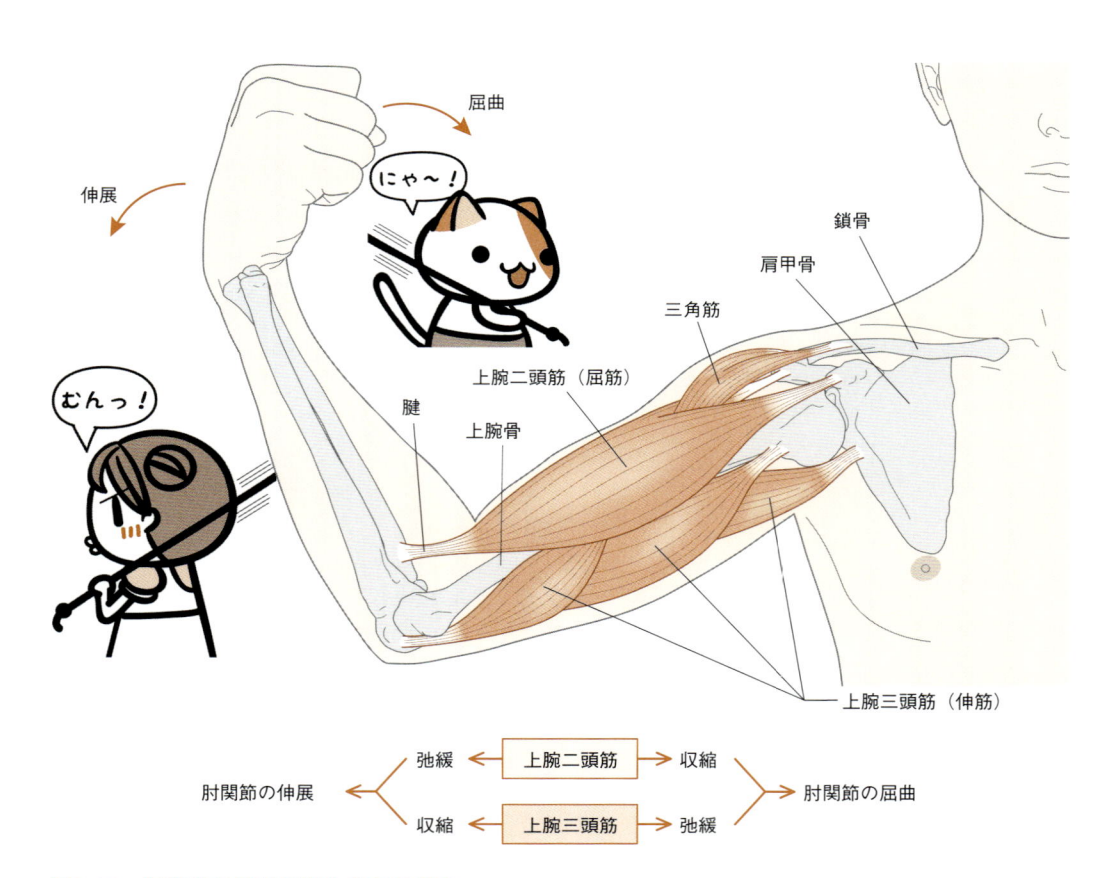

図9-12　肘関節の屈伸運動とその仕組み

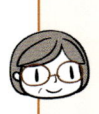
ところで、運動するとエネルギーを消費しますね。そのエネルギーって、どこから調達すると思う？

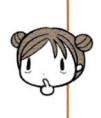
エネルギーの源はATPだから、栄養素を酸化させて取り出すんじゃなかったでしたっけ？

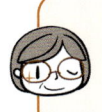
でも、運動中にモノを食べてエネルギーを補給するわけにはいかないわよね

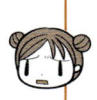
うーん、それもそうですね……。そうか、わかった！どこかに蓄えてあるのを使えばいいんですね

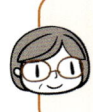
そうね。筋肉にはもともと、ATPが蓄えてあります。でもね、蓄えてあるATPはほんのわずか。それだけじゃ、はげしい運動や長時間の運動には耐えられないのよ

　筋肉を動かせば、ATPが消費されます。しかし、筋細胞に蓄えられたATPはそれほど多くありません。ATPが消費されるのみで補充されないと、筋肉が5〜6回収縮しただけで、エネルギーが尽きてしまいます。では、私たちはどうやって、長時間の運動に必要なエネルギーを獲得しているのでしょうか？
　身体はまず、筋肉に蓄えた糖（グリコーゲン）を使います。それを分解することで、必要なATPを取り出すのです。分解のプロセスは2段階に分けられます。1段階目は酸素を使わない（嫌気性）解糖系とよばれるプロセス。グリコーゲンからピルビン酸を作り出す過程で、1分子のグルコースから2分子のATPを取り出します。もう1つは、筋肉に貯蔵しておいたクレアチンリン酸を使います。運動時にATPが消費されてADPが増えるので、クレアチンリン酸はリン酸基をADPに渡してATPに再合成します。（**図9-13**）。

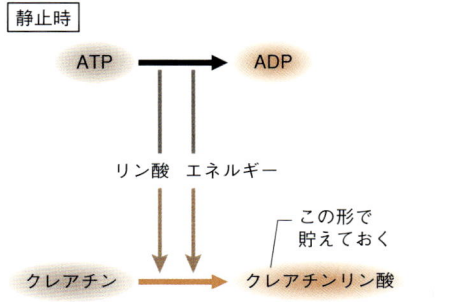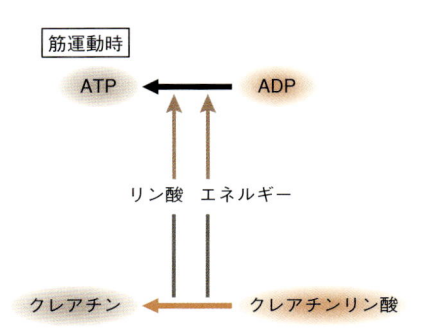

図9-13　ATPの生成と消費されるプロセス

この反応はカール・ローマン（Karl Lohman、1934）により発見されたため、**ローマン反応**とよばれています。

もちろん、蓄えておいたクレアチンリン酸にも限界はあります。なおもATPが必要な場合には、今度は解糖系によってできたピルビン酸をミトコンドリアの中で酸素を使って分解することで、ATPを取り出します。これが、先の反応の2段階目で、クエン酸回路（TCA回路）です。

はげしい運動で、筋肉への酸素の供給が間に合わなくなると、ピルビン酸から乳酸がつくられます。乳酸の生成過程に生じる水素イオンと乳酸が放出する水素イオンによって、筋肉のpHが酸性になることが疲労の蓄積の理由の1つになっています。

それにしても、いつ、どうやってエネルギーが使われるんだろう？　どうもイメージできません

ATPを消費するのは、収縮時だけですか？

筋肉がATPを必要とするのは、ミオシンフィラメントがアクチンフィラメントを引き寄せるときよ。そこでATPは消費されるの

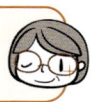

いいえ、弛緩時にもエネルギーは必要よ

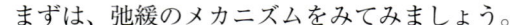

カルシウムの回収にもATPは必要

まずは、弛緩のメカニズムをみてみましょう。

筋肉の弛緩は、脳からの指令が止まることでスタートします。すると、カルシウムイオンがアクチンフィラメントから離れ、2種類の線維をつなぐ連絡橋がなくなります。ミオシンフィラメントの間に滑り込んでいたアクチンフィラメントはもとの位置に戻り、これによって筋節は、もとの長さに戻ります。

以上が筋肉弛緩のメカニズムですが、注目してほしいのは、アクチンフィラメントから離れたカルシウムイオンの行方です。実はこのカルシウムイオンは、再び筋小胞体に回収され、再利用されます。ATPが使われるのは、まさにこのとき。エネルギーを使ってカルシウムイオンを回収することで、筋肉は収縮と弛緩を持続的に繰り返すことができるようになるのです。

死後、筋肉が弛緩されずに硬直してしまうことを死後硬直といいます。実はこれにもATPが関係しています。死ぬと呼吸も代謝もなくなるため、ATPが産生されず、放出したカルシウムは回収されません。そのため収縮した筋肉が弛緩されずに固まってしまいます。ただし、死後硬直はずっとそのままではありません。しばらくすると、アクチンフィラメントとミオシンフィラメントそのものが破壊されて、筋肉は融解してやわらかくなります。

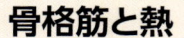

骨格筋と熱

　筋肉が収縮すると、その副産物として熱が発生します。筋肉を収縮させる動力源としてATPが使われると、そのエネルギーの4分の3が熱となって放出されるのです。

　こうして発生した熱は、正常な体温を維持するために使われます。骨格筋は、最大の体熱供給源でもあるのです。

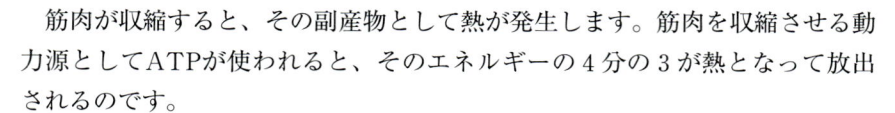

マラソンに強い赤筋と短距離走に強い白筋

　骨格筋は肉眼で見える色によって、赤筋と白筋に分類されます。筋線維にはミオグロビンという色素タンパクとミトコンドリアが含まれており、赤筋にはその量が多く、白筋には少ないために色が違って見えるのです。

　ミオグロビンは一種の複合タンパク質で、筋ヘモグロビンともよばれています。化学的構造はヘモグロビンにとてもよく似ていて、酸素と結合し、酸素を貯蔵する機能をもっています。

　赤筋と白筋のうち、長時間の運動に強いのは赤筋です。赤筋は白筋に比べるとやや細めで筋肉の内側に多いといわれています。赤筋を動かす燃料は脂肪酸です。この脂肪酸を燃焼させるには多くの酸素が必要となるため、赤筋にはミトコンドリアが多く含まれています。また、この脂肪酸はエネルギー効率（1gあたり9Kcal）がよく、クエン酸回路で燃焼すると多くのATPが取り出せます。したがって、酸素の供給さえ間に合えば、長時間にわたって力を出し続けることができます。

　一方、白筋はミトコンドリアが少ない代わりに、グリコーゲンを多く貯蔵しています。白筋は、このグリコーゲンを燃料として使用しています。解糖系を使ってグリコーゲンをピルビン酸に分解すると、赤筋よりも早くATPを取り出せるため、瞬発的な運動に向いています。

　ただし、解糖系で取り出せるATPは少なく、エネルギー効率（1gあたり4Kcal）も悪いため、長時間の運動には耐えられません。これらのことから、赤筋はマラソン型の筋肉、白筋は短距離走型の筋肉ともいわれます。

　ちなみに、魚にも赤身と白身があります。赤身の代表といえばマグロ。長距離を、ひたすらゆっくり泳ぐので赤筋が発達しています。白身の魚といえばヒラメやカレイ。こちらは砂地で待ち伏せして一瞬で獲物をとる魚なので、瞬発力のための筋肉である白筋が発達しています。

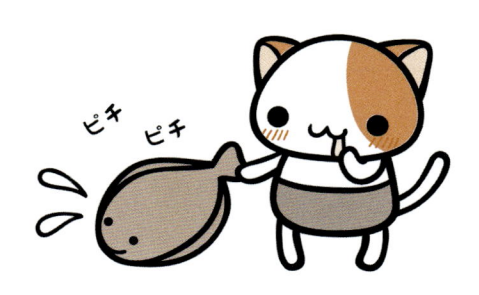

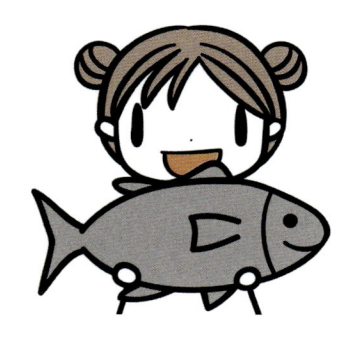

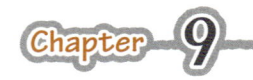

コラム
筋肉は使わなければ衰える

筋肉は使えば使うほど鍛えられ太く強くなりますが、使わなければ細く弱くなっていきます。骨折してギブスを巻いたり、病気療養のための床上安静が長く続くと、1週間で筋力の約15%が失われ、1か月で筋肉の大きさが約半分になってしまう、といわれています。

療養といえば注射や点滴を受けながら安静にしていることだった時代の名残りか、「病気になったら安静がいちばん」という考えが広まってしまいました。しかし、不必要な安静はかえって体力を弱めます。脳卒中や大腿骨骨折の患者の場合、長時間安静を続けると、動く方の手足の筋力まで衰えてしまうこともあります。

筋肉の衰えは高齢者ほど早く、ちょっとしたけがで入院し、長時間安静を続けると、そのまま寝たきりになってしまいかねません。過度の安静による筋肉の衰えは「廃用症候群」と総称されます。身体のあらゆる臓器にも影響するため、注意が必要です。

反射とは

針を誤って指に指してしまった場合、「痛い」と感じる間もなく、すばやく手を引きます。このような反応を、反射といいます（**図9-14**）。

反射では、電気信号が脳に達する前、つまり、脊髄の段階で命令が発せられるため、通常よりスピーディな反応が起こります。反射による行動は、大脳で知覚・判断するよりはるかに早く起きるので、防衛反応の1つと考えられます。

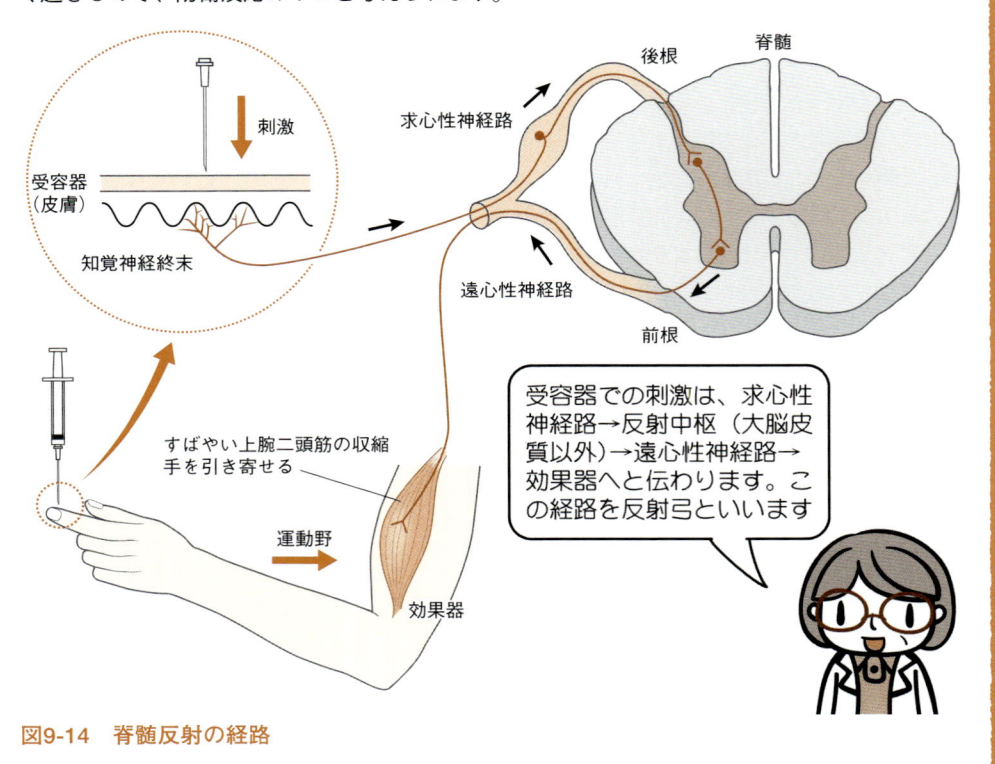

受容器での刺激は、求心性神経路→反射中枢（大脳皮質以外）→遠心性神経路→効果器へと伝わります。この経路を反射弓といいます

図9-14 脊髄反射の経路

守る

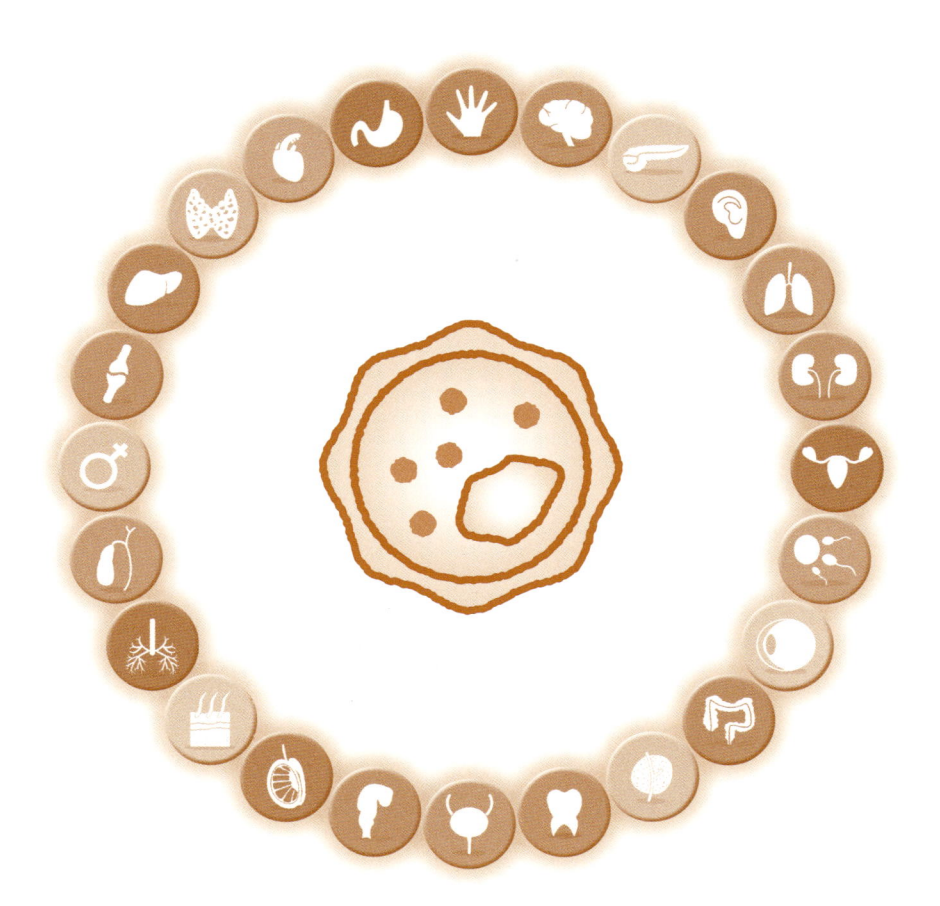

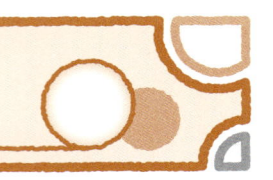

Chapter 10 守る

からだを守る免疫の力

　風邪をひいている人が1回咳をすると10万個、くしゃみをすると200万個もの飛沫が飛び散り、その一部は、空気中になんと、30分間も漂っているそうです。飛沫には風邪のウイルスが含まれ、別の人の体内に侵入することで、新たな患者を誕生させてしまうわけです。

　ところが、ウイルスに囲まれていれば必ず風邪をひく、というわけではありません。同じ条件下でも、風邪をひく人とひかない人がいますし、症状が軽くすむ人もいれば、重症になってしまう人もいます。これには、生まれながらにして備わっている生体を防御する力が関係しています。広い意味ではこれを、**免疫力**とよんでいます。

　免疫とは、**自己**の構成成分以外の成分を**非自己**と認識し、それを生体から排除しようとする作用です。これは、身体がもつ重要な防衛機構であり、一種のホメオスタシスともいえるでしょう。

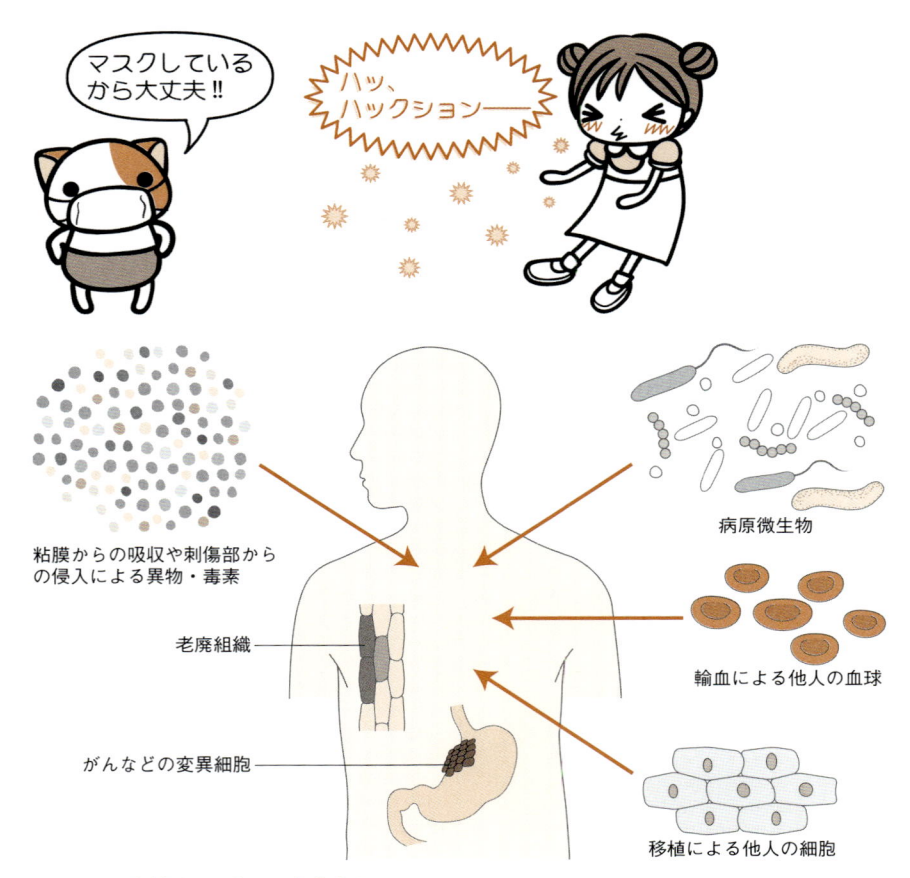

図10-1　生体をおびやかす非自己

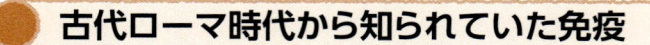

古代ローマ時代から知られていた免疫

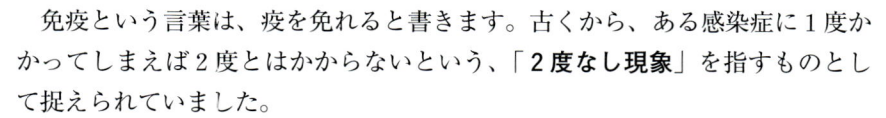

　免疫という言葉は、疫を免れると書きます。古くから、ある感染症に1度かかってしまえば2度とはかからないという、「**2度なし現象**」を指すものとして捉えられていました。

　この2度なし現象は、古代ローマの時代からよく知られていて、ペスト患者の看護が許されたのは、1度ペストに感染した後、回復した人だけだったといいます。また、梅毒からの回復者は梅毒による再感染に対して抵抗性を示すことも、当時からすでに知られていたようです。

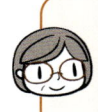 同じ感染症に2度とかからないという免疫には、大きな弱点があります

弱点？

 この免疫が働くためには、それ以前にまず、生体がその病原体に出会っていなければならないの。身体が以前に出会ったことを記憶していて「こいつは前に会ったやつだ」と認識できてはじめて免疫が機能するため、最初に会った時点では、排除しようとする力が十分に働きません

なるほど。それだけだと、最初にかかってしまうことを予防できないんだ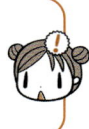

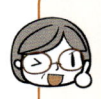 そう。だから、身体にはこうした狭い意味での免疫だけじゃなく、もっと広い意味での免疫機構がたくさん備わっています。まずはそれをみて行きましょう

特異的防御機構と非特異的防衛機構

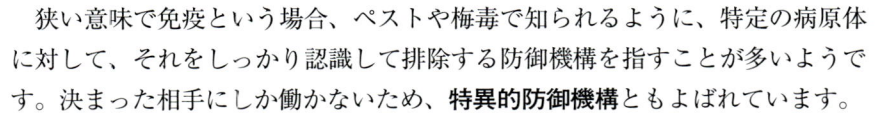

　狭い意味で免疫という場合、ペストや梅毒で知られるように、特定の病原体に対して、それをしっかり認識して排除する防御機構を指すことが多いようです。決まった相手にしか働かないため、**特異的防御機構**ともよばれています。

　しかし、私たちの身体には、こうした免疫機能のほかに、「異物であれば、相手を選ばずなんでも攻撃する」という防御機能も備わっています。これを、**非特異的防御機構**といいます。この場合、以前に相手と出合っていなくてもか

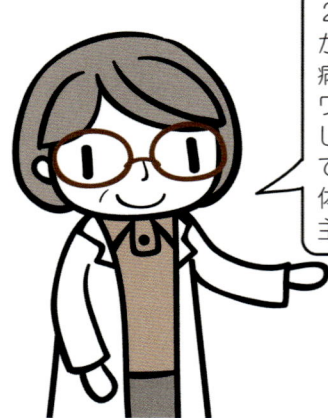

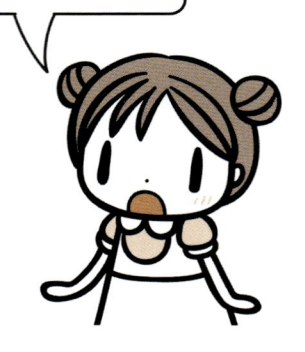

２度なし現象は、血液中に抗体ができるためなの。その抗体が病原体（抗原）を排除します。ワクチン接種するのも、２度なし現象を作り出しているのよ。でも、抗体をつくらせない病原体も多くいるわね。病原体が宿主の攻撃から身を守る戦略ね

へぇ～、からだにとって強敵な病原体もいるんですね

　まいません。体内に侵入してきたものであれば、なんでもかまわず、排除しようと動きます。

　相手がインフルエンザではなく、ただの風邪であれば、生まれながらにして身体がもっているこのような防御機構で、ウイルスを退治してくれます。解熱薬を飲んで寝ていれば風邪が自然に治ってしまうのは、この非特異的防御機構のおかげです。

　ただし、こちらはこちらで別の弱点があります。なにせ、相手を記憶しているわけではなく、侵入してくるものはなんでも排除しようとしているだけです。１度インフルエンザにかかれば２度と同じタイプのインフルエンザにかかることはありませんが、今年は夏に風邪をひいたから、この冬は風邪をひかなくてもすむわ、というわけにはいかないのです。

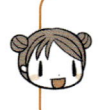 なるほど、どちらもそれぞれ弱点があって、お互いが役割を分担しながら、身体を守っているというわけですね

そのとおりよ

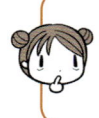 ところで、身体が守らなくちゃいけない外敵って、そんなに多いんですか？ジャングルじゃあるまいし、そんなにすごい相手がいるとは思えないんですけど……

とんでもない！　姿は見えなくても、空気中に敵はウヨウヨ。食べ物の中にだって、実はたくさん、潜んでいるんですからね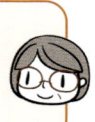

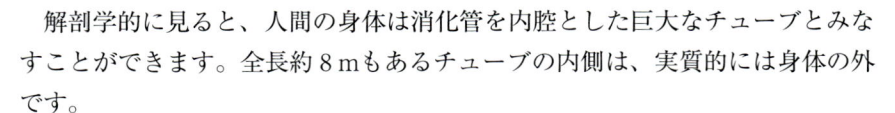

消化管の「守り」

　解剖学的に見ると、人間の身体は消化管を内腔とした巨大なチューブとみなすことができます。全長約8mもあるチューブの内側は、実質的には身体の外です。

　このチューブの中を、毎日数Lにおよぶ食物が通過します。食物は、見方によっては非常に恐ろしい侵入者です。その中には、細菌やウイルスなど、身体に害を及ぼす敵も潜んでいるかもしれません。というより、食物そのものが、私たちの身体にとって相当な異物なのです。

　自然界に棲息する動物のうちで、最も雑食性の高い人間は、考えられるかぎり、ありとあらゆる物を食べています。血のしたたるビーフステーキや生の牛乳、生きているエビ、カビの生えたチーズ……。どんな食べ物も、口からではなく血液に直接入ったら、とても生きてはいられません。

　食物に含まれる外敵と闘っているのは、消化管に棲みついている莫大な数の腸内細菌です。体内に侵入した外敵たちはまず、この腸内細菌によって分解され、やがて便として排泄されます。

　腸の中に細菌が棲みついているなんて、何かおかしくないですか？　外の世界の細菌やウイルスは排除しようとするくせに、どうして自分の腸にいる細菌は排除しようとしないんだろう？

　それはね、敵の敵は味方。手強い相手と闘うには同じ敵と闘う仲間の協力をあおぐのが、いちばんだからよ

生まれたときから一緒の常在細菌叢

　母親の胎内で、ヒトは無菌状態で発育し、出生を迎えます。経腟分娩すると、産道でまず出合うのが母親の腟粘膜に棲む微生物たちです。

　私たちは出生直後から、外界や母乳、人工乳中に存在する微生物と接触したり、これを摂食したりしながら生活しています。その結果、私たちの体表や体内には、微生物が常在的に棲みつくようにもなります。このように、生まれた直後から身体に棲みついている細菌集団を、**常在細菌叢**とよびます。

　常在細菌叢は腸や口の中、上気道、皮膚、腟などに存在し、防御機構の有能な"助っ人"として働きます（**図10-2**）。

　たとえば、皮膚表面に棲みついた常在菌はリパーゼという酵素をつくり、リパーゼは皮脂腺から分泌された脂肪を分解することで、脂肪酸を生成します。そのため、皮膚の表面はいつも弱酸性（pH4.5〜6.6）。酸には殺菌作用もある

ため、病原細菌の侵入を防ぐバリアになります。

　同じように、胃の粘膜は強力な酸である塩酸とタンパク質分解酵素を分泌し、食物とともに胃に入った細菌は、この胃液によって殺菌されます。また、腸内に棲みつく常在菌たちは、コレラ菌や赤痢菌属、サルモネラ属などの下痢原性細菌に拮抗して働き、これらの細菌による感染を防いでくれます。

　女性の場合、思春期以降に増える女性ホルモン（エストロゲン）の作用によって、腟粘膜の細胞に蓄積されるグリコーゲンが常在菌（デーデルライン桿菌^{かんきん}）によって分解され、乳酸が産生されます。これによって腟内は酸性となり、他の細菌の増殖を抑えてくれています。

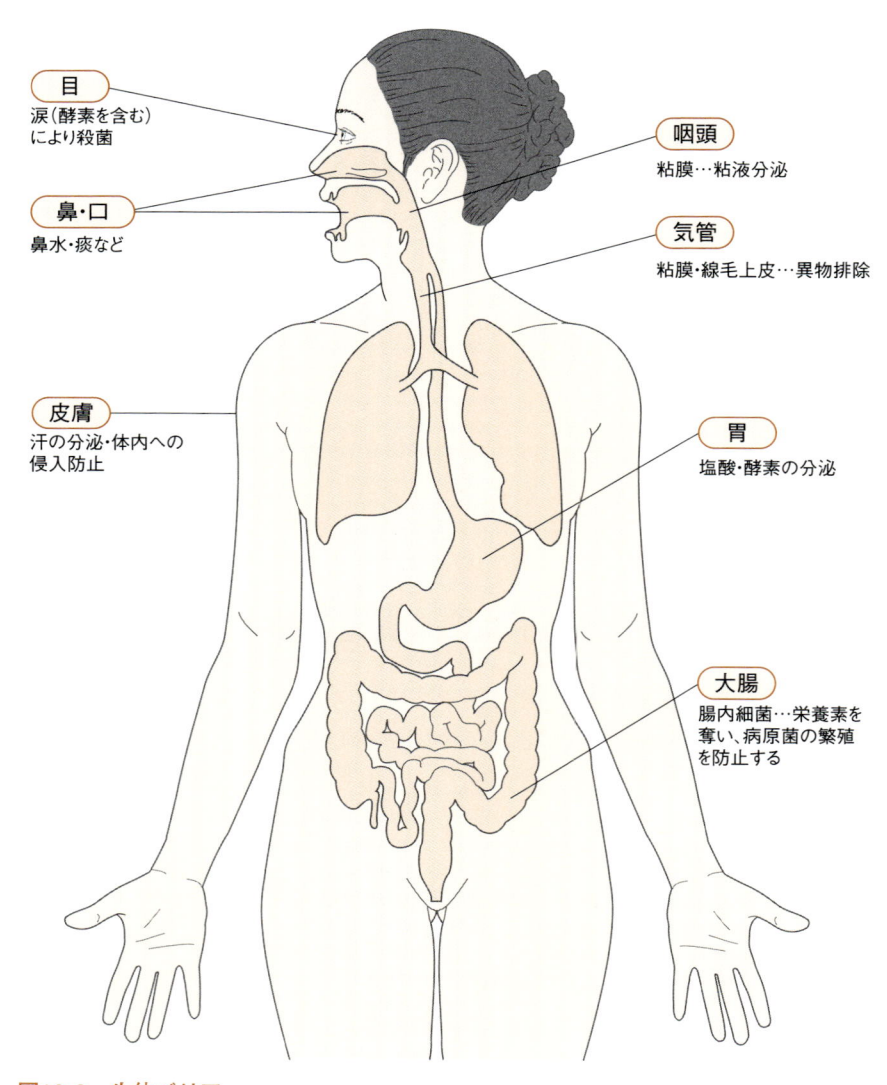

図10-2　生体バリア

表10-1 非特異的防御機構（機械的バリア）

正常な皮膚	酸	皮膚の分泌物は皮膚の常在菌により脂肪酸に分解され、皮膚の表面を弱酸性（pH4.5〜6.6）に保つことで、細菌の発育を阻止している
	ケラチン	酸やアルカリ、細菌由来の酵素に対して強い保護作用をもつ
正常な粘膜	粘液	気管や消化管で微生物を捕捉する
	鼻毛	鼻腔を通る微生物を捕捉する
	線毛	塵芥を含んだ粘液を気道から外に出す
	胃液	濃い塩酸とタンパク質分解酵素を含み、胃に侵入してきた病原体を破壊する
	腟内の酸性環境	女性の生殖器において、細菌や真菌の増殖を抑制する
	涙液・唾液の分泌	涙液は持続的に眼を潤し、清浄化する。唾液には口腔内を清潔に保つ働きがある（唾液の自浄作用）。それぞれ微生物を分解するリゾチームという分解酵素を含んでいる

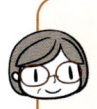

皮膚や粘膜に常在菌がいてくれるおかげで、後から入ってきた病原細菌が大きな顔をしたり、爆発的に増殖することはできないしかけになっているわけね

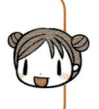

なるほど、敵の敵は味方というのはこういう意味だったんですね

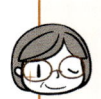

似たような守りはほかにもあって、たとえば目のまわり。涙には、細菌の細胞膜を分解するリゾチームという酵素が含まれていて、眼結膜は涙で常に洗浄されているので、菌が繁殖することはないの。それに尿道口。ここにもたくさんの常在菌が存在していますが、排尿によって常に洗い流されていれば、膀胱にまで上がってくることはありません

涙や尿も、守りに関係しているんだ

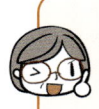

それだけじゃないのよ。たとえば皮膚の表面にある角質。古くなると垢になって剥がれ落ちるんだけれど、これも細菌の侵入や繁殖を防ぐのに役立っているの

そうか、お風呂に入って垢を落とすのは、侵入者である細菌を洗い流しているのと同じなんだ

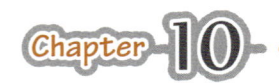

侵入してきた敵をたたく白血球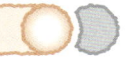

　皮膚や粘膜といった体表のバリアはとても頑丈で、めったに侵入を許すことはありません。しかし、けがをして、皮膚や粘膜が切れたり破れたりすると、そこから細菌が深部組織に侵入してしまうことがあります。このような場合、次の防衛部隊として、白血球が活躍します。白血球は、10～50℃の範囲であれば、アメーバのように動きまわることができます。血液に乗って移動し、侵入者を見つけると、毛細血管壁を通り抜け、侵入者のほうへと移動します。この現象を、**白血球の血管外遊出**といいます（**図10-3**）。

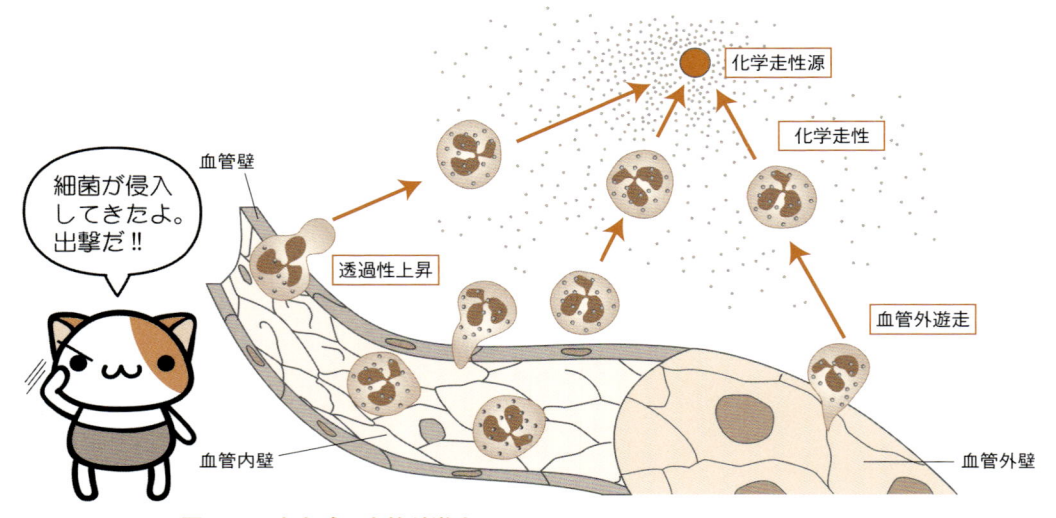

図10-3　白血球の血管外遊出

　白血球は、どうやって侵入者を見つけるんですか？

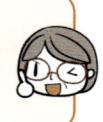　組織が破れたり、感染したりすると、まるでSOSを出すみたいに**サイトカイン**とよばれる化学物質が出てくるの。このサイトカインが引き寄せ役になるのね

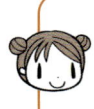　白血球は、どれくらいのスピードで侵入者のところに到着するんだろう？

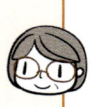　白血球の移動速度は、1分間あたり27～29μｍといわれています。ちなみにいちばん速く移動できるのは好中球ね

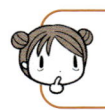　好中球って、なんのことですか？

白血球の働き

　白血球はまず、細胞の中につぶつぶがある「顆粒球」と、つぶつぶのない「無顆粒球」に分けられます。さらに、顆粒球のうち、酸性の色素に染まるものを「**好酸球**」、塩基性の色素に染まるものを「**好塩基球**」、中性の色素に染まるものを「**好中球**」とよび、区別しています（**図10-4**）。つぶつぶのない無顆粒球は、「**単球**」と「**リンパ球**」に分類されます。

　ロシア人の微生物学者、イリヤ・イリイチ・メチニコフ（Ilya Ilyich Mechnikov、1845〜1916）は1884年、白血球が細菌を捕らえて食べることを発見しました。以来、白血球は食細胞ともよばれています。顆粒球にあるつぶつぶの中身はリソームで、タンパク質分解酵素のアルカリプロテアーゼを含み、摂取した細菌を分解して消化します（**図10-5**）。

　また、単球はとりわけ大きなものを飲み込むので、血管から出ると**マクロファージ（大食細胞）**とよばれます。リンパ球は後に詳しく説明する抗原—抗体反応に関係しています。

　白血球を**食作用**（貪食作用）の盛んな順に並べると、好中球＞単球＞好酸球＞リンパ球＞好塩基球の順になり、食作用の50〜70％は好中球が担っています。好中球は、主として小さな細菌を処理する係で、5〜25個の細菌を処理した後は死滅しますが、その後は膿となって残ります。

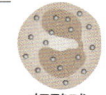
好酸球

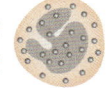
好塩基球

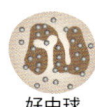
好中球

顆粒球

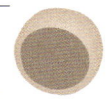
リンパ球

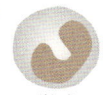
単球

無顆粒球

図10-4　白血球

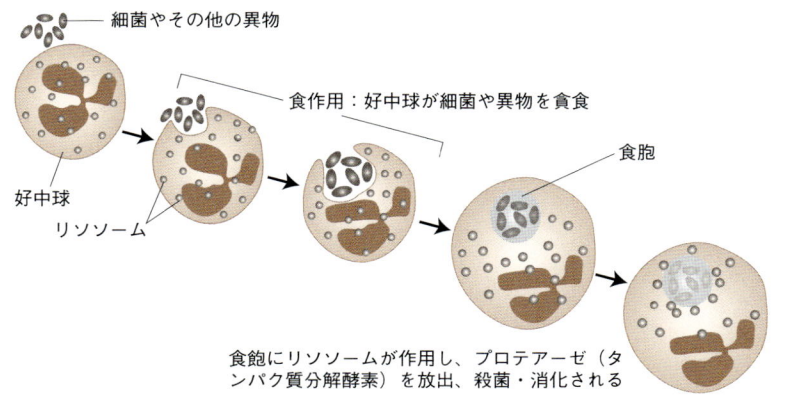

細菌やその他の異物

食作用：好中球が細菌や異物を貪食

食胞

好中球

リソソーム

食飽にリソソームが作用し、プロテアーゼ（タンパク質分解酵素）を放出、殺菌・消化される

図10-5　白血球の食作用

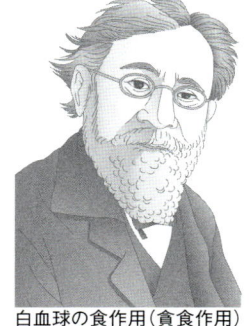

白血球の食作用（貪食作用）を発見したイリヤ・イリイチ・メチニコフ（1884年）

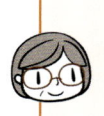
　実はね、白血球が攻めるのは、外からやってくる侵入者だけではないの。なかには、体内に発生した自己の組織に由来する異物成分を攻撃する細胞もあるのよ。これをナチュラルキラー細胞（NK細胞）といいます

　ナチュラルキラー？　なんだか怖そうな名前ですね
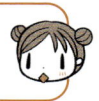

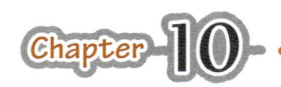
ナチュラルキラー細胞とは

ナチュラルキラー細胞（NK細胞）は、1975年に発見された、比較的新しい細胞です。その働きはまるで、一匹オオカミの殺し屋のようです。常に体内を単独でパトロールし、がん細胞やウィルスに感染した細胞など、もともとは自分でも、異物のようになってしまった細胞を見つけると、単独ですばやく処理してしまいます。ナチュラルキラー細胞の活性は加齢とともに減退するので、高齢になるほどがん発生率が高くなるのもうなずけます。

白血球と血小板の寿命

白血球のうち、顆粒球の寿命は比較的短いようです、血液中に 4 〜 8 時間、組織に出て 4 〜 5 日間は存在しているようですが、感染が起こると、それによって自分自身も破壊されるので、その寿命は数時間ともいわれます。

単球も血液中には10〜20時間程度しか存在しないようです。組織に入ると、組織マクロファージという巨大な細胞になって、数か月から数年間とどまるともいわれています。リンパ球は組織と血液中を何度も循環し、100〜300日の寿命といわれています。血小板の寿命は10日程度です。

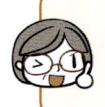 さて、生体には皮膚や粘膜のバリアがあること、そして、そのバリアを突破してきた侵入者には、白血球という防衛軍が立ち向かうことは理解できたかしら？

そこまでは、なんとなくわかりました

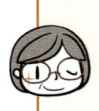 じゃあ今度は、白血球たちがどのようにして侵入者たちと闘うのか、その様子を、詳しく見ていきましょう。最初に話した『２度なし現象』の仕組みも、これでわかるわよ

パトロール中

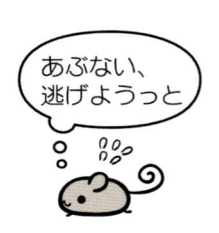 あぶない、逃げようっと

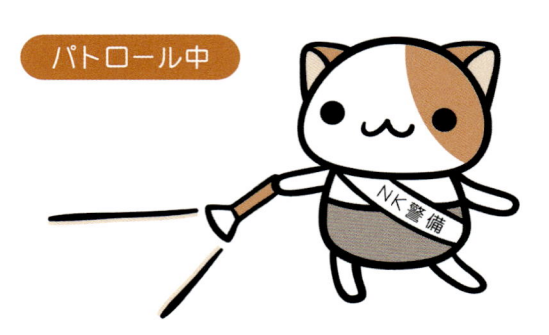

抗原——抗体反応って、なんだ?

　私たちの身体には、敵を記憶して、特定の相手にだけ働く免疫と、敵とみればなんでも攻撃する免疫がある、とお話しました。皮膚・粘膜のバリアも、白血球の顆粒球やナチュラルキラー細胞による防御も、実は後者にあたります。

　では、前者にあたる免疫機能とはいったい、何によるものなのでしょうか?

　先にお話した「2度なし現象」には、ある種のタンパク質がかかわっているのではないか。このことは、すでに1800年代から指摘されていました。病原体に感染した動物には、将来、同じ病原体から身を守るような物質が血液の中に産生されることがわかっていたからです。その物質は後に、「**抗体**」と名づけられました。

　抗体は原則として、侵入者に出合うことでつくられます。抗体をつくる免疫反応を引き起こす侵入者を、**抗原**とよんでいます。

　このような抗原—抗体反応はもともと、からだが「自分」と「自分でないもの」を区別するために発達したと考えられます。難しい言葉でいうと、「自己」と「非自己」を区別して、「非自己」を排除しようとする仕組みです。

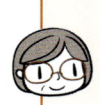 以前に説明したように、抗体がつくられるためにはまず、病原体が1回体内に侵入し、身体がそれを記憶しなければなりません。さらに、ある抗原によってつくられた抗体は、その抗原に対してのみ反応し、ほかの抗原とは反応しません（**図10-6**）

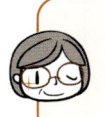 そう。抗原と抗体との反応には、1対1の特異的な関係があるというわけね

そうか、だから特異的防御機構というんだ

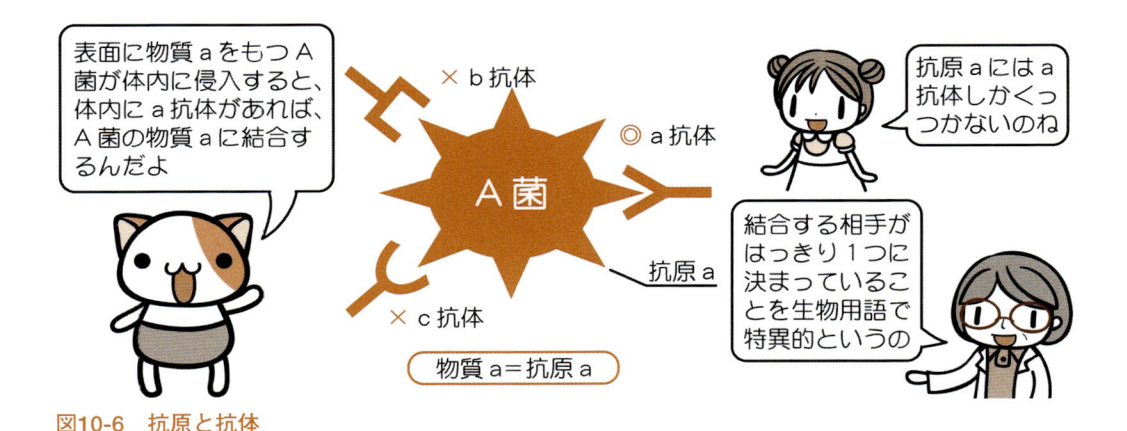

表面に物質aをもつA菌が体内に侵入すると、体内にa抗体があれば、A菌の物質aに結合するんだよ

× b抗体
◎ a抗体
A菌
抗原a
× c抗体
物質a＝抗原a

抗原aにはa抗体しかくっつかないのね

結合する相手がはっきり1つに決まっていることを生物用語で特異的というの

図10-6　抗原と抗体

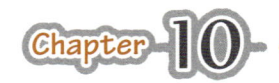

液性免疫と細胞性免疫

このように、抗原に対して特定の抗体がつくられ、それによって生体を防御する仕組みを**液性免疫**ともよんでいます。液性免疫を担うのは、リンパ球のうちのB細胞です。

生体内に侵入してきた病原体に対しては、リンパ球それ自体が直接攻撃をしかけることもあります。T細胞やNK細胞による攻撃がそれにあたります。抗原・抗体による液性免疫に対し、こちらを**細胞性免疫**とよびます（**図10-7**）。

液性免疫と細胞性免疫は、通常どちらか一方だけが働くのではなく、両方が同時に、協調して働いています。

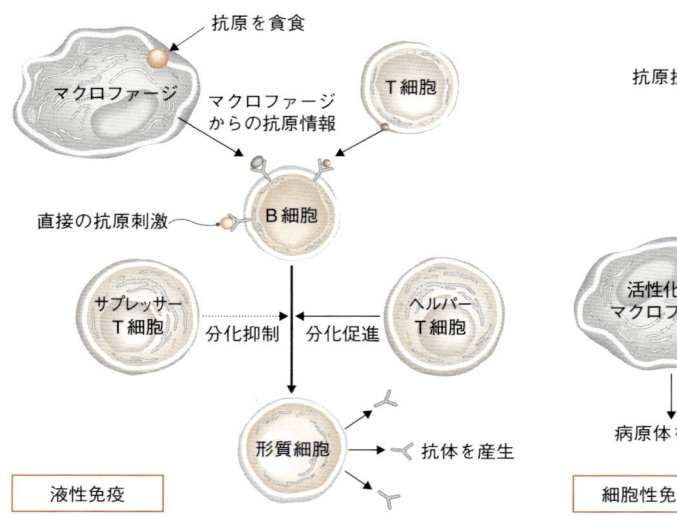

液性免疫

抗原刺激を受けたB細胞は、ヘルパーT細胞、サプレッサーT細胞の制御を受けながら形質細胞へと分化する。形質細胞からは抗体が産生され、好中球による食作用を活性化させる

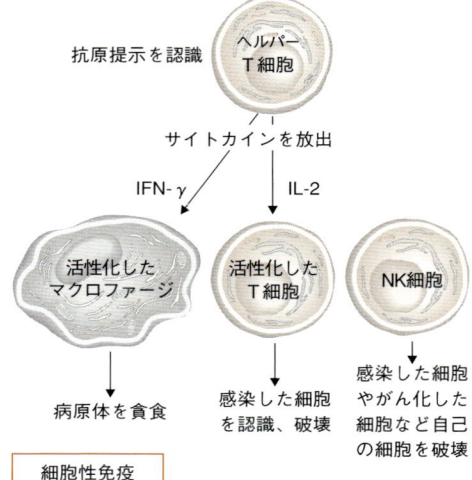

細胞性免疫

ヘルパーT細胞から放出されたサイトカインによって活性化したマクロファージやT細胞によって、病原体が貪食されたり、感染細胞が破壊される

図10-7 液性免疫と細胞性免疫

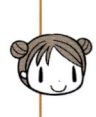 先生、ちょっと待ってください。リンパ球やNK細胞はわかるけど、T細胞、B細胞ってなんですか？

 T細胞、B細胞はリンパ球の種類なの。それぞれ成熟する場所が違うので、呼び方も違えば、もっている機能も違っています

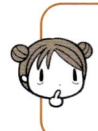 違うのは、生まれる場所じゃなくて、成熟する場所ってことですか？

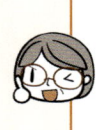 じゃあ、白血球を含む血液細胞がいったいどこから生まれるのかから、ゆっくりと説明していくわね

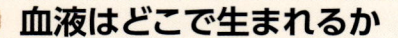

血液はどこで生まれるか

　血球の生成はまず、胎生3週目頃、卵黄嚢の中胚葉性細胞で始まります。その後、胎生1〜2か月頃からは肝臓や脾臓でも血球がつくられ、肝臓においては、出生数週間前まで活発に生成が続きます。胎生4か月目頃になると、骨髄でも血球がつくられ、7〜8か月目には肝臓や脾臓での生成を上まわるようになります。以後、骨髄での血球生成はさらに盛んになり、出生直後から生後4歳くらいまでは、ほとんど全身の骨髄で血球がつくられます（図10-8）。

　こうした造血作用は、成長するにつれ、四肢末端の長管骨から弱くなります。思春期では、大腿骨や脛骨、上腕骨などの長管骨で血球がつくられていますが、20歳を過ぎると、長管骨のほとんどで生成は止まります。ただし、頭蓋骨、骨盤、胸骨、脊椎骨、肋骨ではその後も長く、血液細胞がつくられ続けます。

　造血作用が盛んな骨髄は、見た目から**赤色骨髄**とよばれますが、生成が止まった骨髄は脂肪細胞に置き換えられ黄色くなるため、**黄色骨髄**とよばれます。

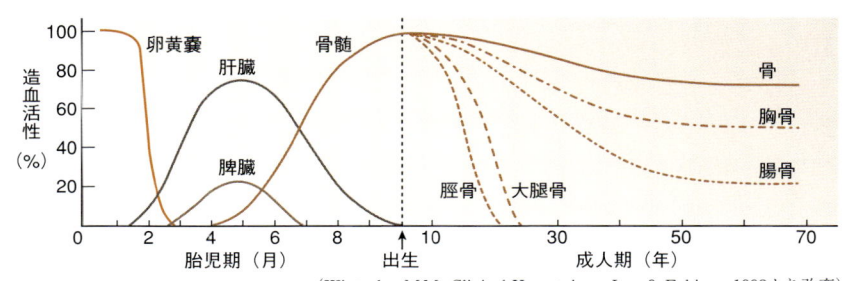

図10-8　造血の変遷　　　　（Wintrobe, M.M.: Clinical Hematology. Lea & Febiger, 1993より改変）

 成人の場合、白血球も赤血球も血小板も骨髄で作られる。ここまではOKね？

 はい

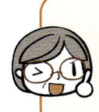 白血球のうち、免疫にかかわる細胞を免疫細胞とよびますが、それはみな、骨髄の中にある多能性幹細胞という1種類の細胞から派生したものです

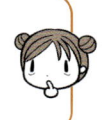 つまり、好酸球も好中球もリンパ球も、ぜーんぶ、もとは同じってことですか？

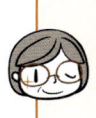 そう。ただしリンパ球には、それぞれに必要な能力を訓練する学校があって、生まれた後はそこへ行くのよ

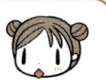 リンパ球の学校？

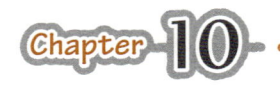

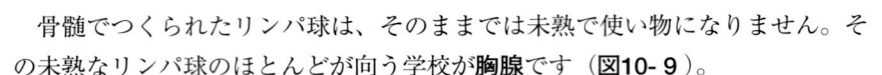
リンパ球の学校——胸腺

　骨髄でつくられたリンパ球は、そのままでは未熟で使い物になりません。その未熟なリンパ球のほとんどが向う学校が**胸腺**です（**図10-9**）。

　胸腺（thymus）は胸の真ん中にある白っぽいプヨプヨした臓器です。10歳代前半で最大になり、約35gに達しますが、性成熟後は小さくなり、老人になると痕跡を残すくらいになってしまいます。

　胸腺の働きが明らかになってきたのは、1900年代半ばのことです。マウスの胸腺を取ると伝染病にかかりやすくなったり、胸腺をとったマウスにヒツジの赤血球を注射しても抗体ができなかったりしたことから、胸腺が免疫反応を起こすために必須の臓器であることがわかってきました。

　胸腺で成熟したリンパ球は、thymusの頭文字をとって**Tリンパ球**（**T細胞**）とよばれます。胸腺では多くの未熟なリンパ球がひしめき合って教育されていますが、実際にそこを出て活躍できるのは一部のエリートだけ。卒業できるのはなんと、胸腺に入ったリンパ球全体の5％以下に過ぎません。

　胸腺を卒業していくT細胞は、それぞれ得意な仕事を身につけています。あるものは免疫反応を助け、あるものはそれを抑えます。それぞれ、**ヘルパーT細胞**、**サプレッサーT細胞**とよばれます。また、殺し屋専門の細胞もいて、それは**キラーT細胞**とよばれています。

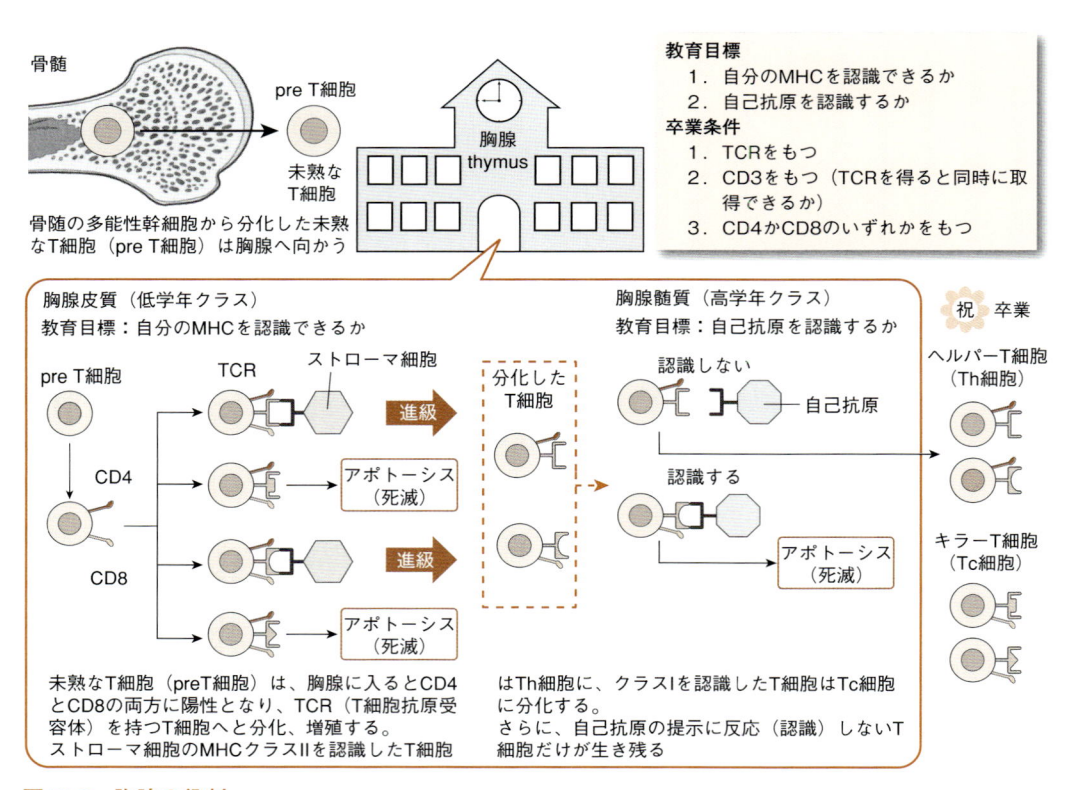

図10-9　胸腺の役割

訓練を終えたリンパ球は、卒業証書をもらうのよ

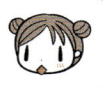

卒業証書？

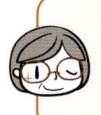

まあ、リンパ球として成熟している証明のようなもので、T細胞抗原受容体（T cell receptor）、略してTCRとよばれています

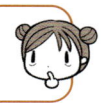

それは、どういうものですか？

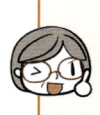

ある種の分子と思ってくれればいいわ。こうした分子には国際的に統一した番号が付けられていて、CD（cluster of differentiation）とよばれています。ヘルパーT細胞にはCD4分子、サプレッサー、キラーT細胞にはCD8分子などが細胞表面に出てくるの

ところで、B細胞の学校はどこにあるんですか？

それがね、どうもはっきりしないのよ

Bリンパ球の由来と成熟

　リンパ球のうち、**Bリンパ球**（**B細胞**）はニワトリの消化器官に相当するファブリキウス嚢（bursa of Fabricius）で初めて発見されました。そのため、bursaの頭文字をとってB細胞とよばれています。

　ニワトリを使った実験では、ヒヨコのうちにファブリキウス嚢を除去すると、細胞性免疫は損なわれませんが、抗体産生が低下することが示されています。人間にはファブリキウス嚢は存在しないため、いまのところ、骨髄がファブリキウス嚢と同じ役割を果たしているのではないか、と考えられています。

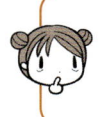

B細胞っていったいなんなんですか？　T細胞とは、何がどう違うんでしょうか

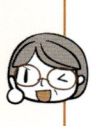

そう、あわてないで。簡単にいうと、B細胞は抗原に出合うと抗体製造マシーンに変身しちゃうのよ

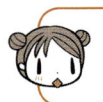

抗体製造マシーン？

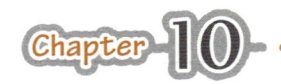

抗体製造マシーン──形質細胞

　抗原に対応する**抗体**をつくるのは、リンパ球のB細胞が分化してできた**形質細胞**です。B細胞は、「抗体」分子を受容体としてもっていて、抗原が侵入してくると、その刺激によって形質細胞に分化し、次々と抗体を産生します。

　一方、形質細胞に分化しなかったB細胞は、記憶細胞（メモリー細胞）となり、入ってきた抗原を記憶します。これによって、次に同じ抗原が侵入してきたときにも、すばやく反応することができるのです。

　B細胞に抗原の侵入を知らせるのはヘルパーT細胞で、ヘルパーT細胞からの連絡を受けると、B細胞はすぐに分裂を始め、形質細胞へと分化していきます。形質細胞が作り出す抗体は、たとえていうなら細胞の壁を打ち破るミサイルのようなもの。抗体には「**補体**」という爆薬があり、導火線のようにさまざまな反応を繰り返し、最終的に敵の細胞膜を破壊し、死滅させます（**図10-10**）。

 爆薬だとか、導火線だとか、なんだか乱暴な話ですね

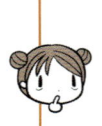 それにしても、抗体ってまだよくイメージがわかないなあ。いったい、どんな材料でできていて、どんな形をしているんだろう？

 免疫機能は侵入者との闘いでしょ。だからどうしても、物騒な言葉が出てきてしまうのよね

 じゃあ、次はそれを見て行きましょう

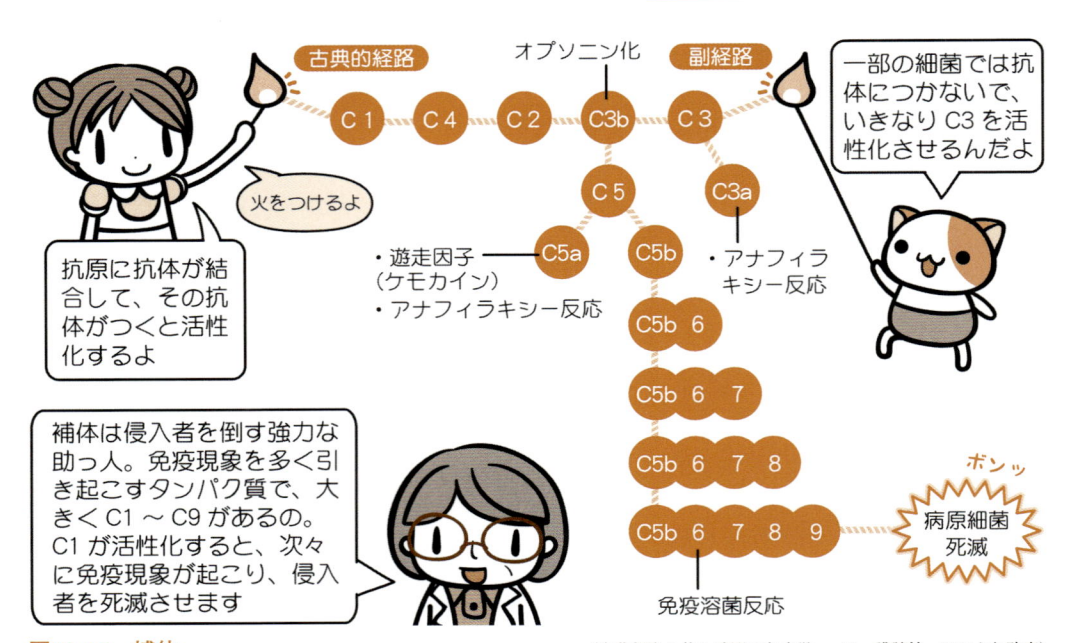

図10-10　補体

（齋藤紀先：休み時間の免疫学。p.24、講談社、2004より改変）

抗体の基本構造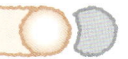

免疫グロブリン（immunogloblin：Ig）ともよばれる抗体は、血清タンパク質のγグロブリンに相当します。その基本構造は、2本の**重鎖**（heavy chains：H鎖）と2本の**軽鎖**（light chains：L鎖）でできています（**図10-11**）。

H鎖とL鎖、およびH鎖とH鎖の間はジスルフィド結合（S-S結合）で結ばれており、4本の鎖が結合すると、全体としてT字型、あるいはY字型となります。

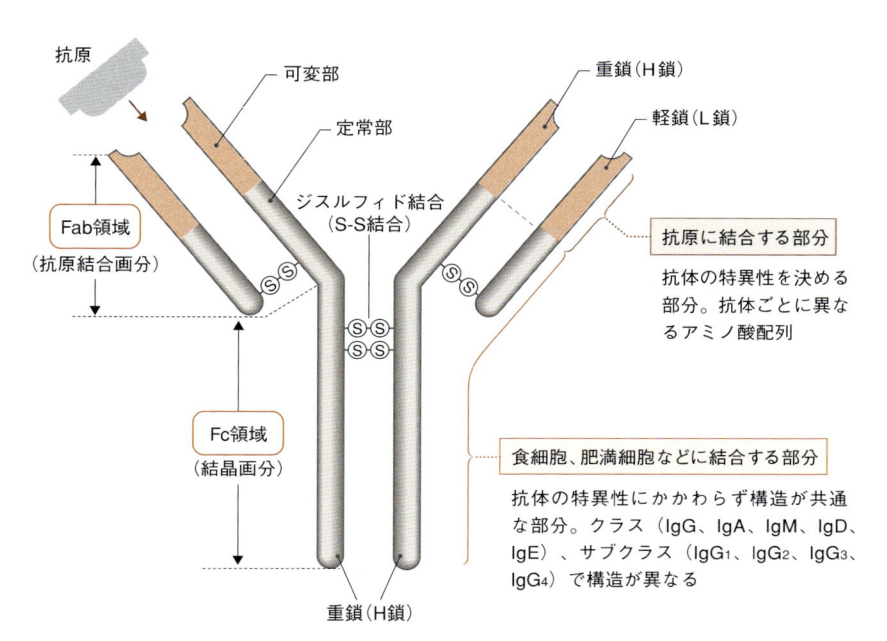

図10-11　抗体の基本構造

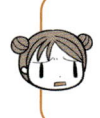
先生、いきなり難しい言葉が出てきました。ジスルフィド結合ってなんですか？

タンパク質とタンパク質、あるいはタンパク質内の分子どうしの結び方の一種と考えてくれればいいわ

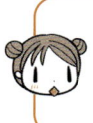
それにしても、抗体ってなぜこんな形をしているんですかね？

抗体の構造はよく、鍵と取っ手にたとえられるの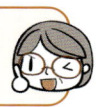

どこが鍵で、どこが取っ手なんだろう？

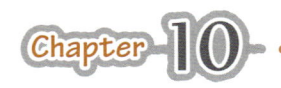

　抗体は、その構造上、Fab領域とFc領域に分けられます。抗原と結びつくことができるのは、Fab領域です。

　また、一方の端には抗体の種類によって形の違う可変部（V領域）があり、他方にはほとんど同一の構造をもつ定常部（C領域）が存在します。定常部は、たとえるなら鍵の取っ手になります。ですから、ここはどの抗体でも同じ形をしています。

　一方、鍵にたとえられる可変部は、抗体の種類によって形が違います。H鎖とL鎖の可変部が抗原結合部位となるため、どのような抗原と結合するかによって、その部分の形が違ってきます。

　1つの抗体には、抗原と結合する部位が必ず2か所あります。そして、可変部の違いにより、免疫グロブリンは、IgG、IgM、IgA、IgE、IgDの5つのクラスに分けられます。

コラム

免疫グロブリンの種類

　抗体、すなわち免疫グロブリンの種類を以下にまとめました（**図10-12**）。

IgG：分子量は約16万。正常人の免疫グロブリンの70〜75%を占め、最も多い抗体である。胎盤通過性があり、血液を介して母親から胎児へと受け渡される。

IgE：分子量は約19万。気道、消化管粘膜、リンパ節などの局所でつくられる。Ⅰ型アレルギー反応（即時型アレルギー反応）を起こすレアギン抗体であり、組織中の肥満細胞や末梢血中の好塩基球と結合し、細胞表面上でアレルゲンと反応してヒスタミンなどの化学伝達物質を放出し、Ⅰ型アレルギー反応を起こす。

IgD：分子量は約19万。末梢血中のリンパ球の膜表面に存在する。正確な機能についてはよくわかっていない。

IgM：分子量は約100万。正常人の免疫グロブリンの10%を占める。通常、5量体の形で存在し、それぞれのFc部分はJ鎖によって結合されている。抗原結合部が多いため、IgGと比べて赤血球凝集能、細菌凝集能、溶血能、殺菌能なども高い。IgMは、抗原刺激後、IgGより早い時期（3日前後）から出現するが、短期間で下降していく。個体発生的にも初期に産生される。

IgA：血清IgAと分泌型IgAの2つがある。分泌型IgAは外分泌液中（唾液、涙、気管支分泌液、鼻汁、前立腺液、腟分泌液、腸管分泌液）に含まれていて、それぞれの局所粘膜における防御機能を担っている。分泌型IgAは2量体の形で存在し、分泌成分とJ鎖によって結合している。分子量は39万。

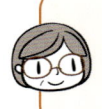
特異的防御機構である抗原
一抗体反応について、おお
よそ理解できたかしら？

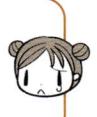
抗体に関しては、難しい言葉
がたくさん出てきて、覚え
きれなかったかもしれません

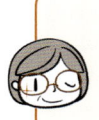
一度に全部、覚えようとしなくていいのよ。わからな
い言葉は無視して、とにかく流れをつかんで。流れが
見えてきたら、わからなかったこともだんだん、わか
るようになるはずよ

IgG、IgE、IgD、血清中のIgA

抗原接合部位

抗原が結合する
部分の形がそれ
ぞれ違うのね

IgE

肥満細胞

抗原

IgE受容体

IgE（レアギン抗体）

化学伝達物質
（ヒスタミン）
の放出

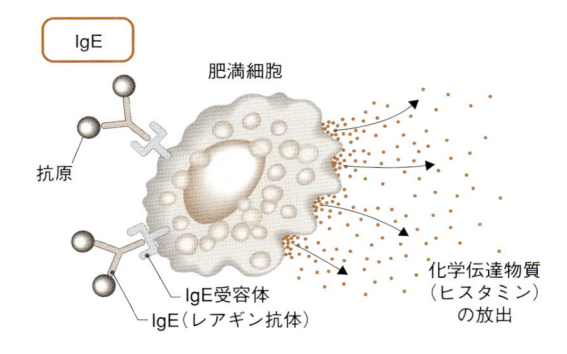

IgE抗体は、肥満細胞のIgE受容体に結合するという特別の
性質を持っている。そこに抗原が反応すると肥満細胞から
ヒスタミンなどの化学伝達因子が放出され、組織傷害反応
（即時型アレルギー）をもたらす

IgM

5量体のIgM抗体

補体の活性化のためには2分子の抗体のFc部が必要で
ある。IgM抗体は5量体の型をしているものが多い。そ
のため補体活性化の効果が高い

IgA

分泌成分

J鎖

上皮細胞

分泌型IgA（2量体）

IgA

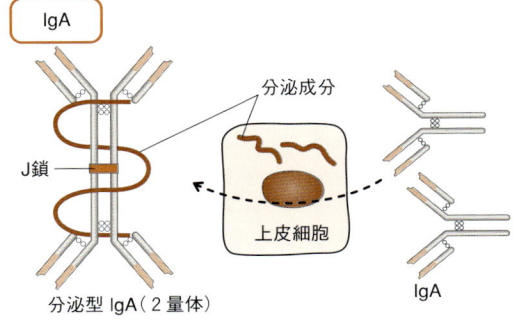

IgA抗体は分泌型抗体として粘膜上や分泌液中に多く存在し、
粘膜からの異物侵入に対して重要な役割を果たしている（局
所免疫）

図10-12 免疫グロブリンの種類

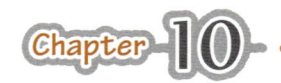

免疫反応の流れ

ここで、免疫反応の流れについておさらいしてみましょう（**図10-13**）。

病原体などの異物が体内に侵入した場合、最初に攻撃を仕掛けるのは歩兵隊にあたる好中球とマクロファージ（単球）でした。好中球もマクロファージも、細菌などをとらえて食べる細胞であり、敵とみればなんでも食べてしまうのが、大きな特徴です。

このうち、好中球の寿命は短く、ある程度食べてしまうと、限界がやってきて自滅していきます。その後を引き受けるのがマクロファージで、彼らは前線で好中球と一緒になって異物を食べ続けますが、その食作用は好中球よりずっと長持ちします。

マクロファージはまた、重要な別の役割も負っています。敵をその触手でとらえ食べつくした後、細胞表面にさらなる応援を頼むための旗印を立てるのです。これを、**抗原提示**といいます。

抗原提示とは、「ここに敵がいるぞ」とほかの細胞に知らせる仕組みです。これが、その後の免疫反応につながっていくわけです。

マクロファージが立てた旗に気づくと、今度はT細胞が動き出します。最初に動くのは、作戦参謀役のヘルパーT細胞です。ヘルパーT細胞はマクロファージと結合し、作戦指令書を配ります。作戦司令書とは、サイトカインと総称される情報伝達物質の一種で、ほかのT細胞やB細胞は、この作戦指令書を受け取ることで動き出し、マクロファージを助けます。

次に、この作戦指令を受けて最強軍団のキラーT細胞が動き出し、その他多

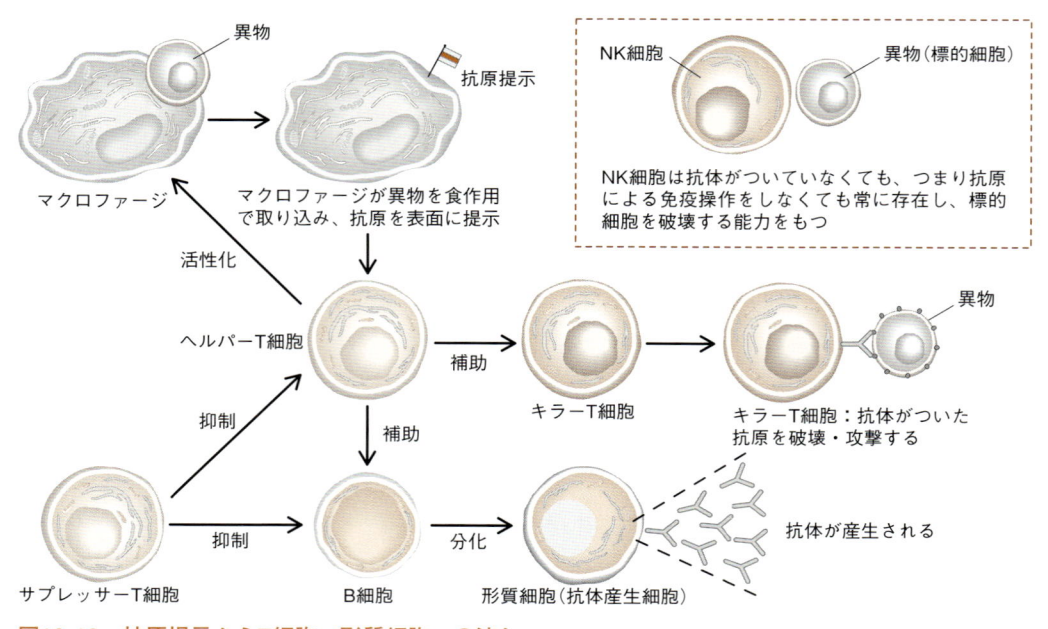

図10-13　抗原提示からT細胞、形質細胞への流れ

くのマクロファージも前線に集まってきます。キラーT細胞に「攻撃しろ」と指令を出すのはヘルパーT細胞。ヘルパーT細胞は同時に、敵に対して最も効果的な武器（抗体）を生産するB細胞を選び出し、抗体をつくらせます。

闘いが長期化すると、身体のダメージも大きくなります。派手に攻撃しすぎると、自分の陣地（正常な細胞）までだめにしてしまったり、アレルギー反応を起こしたりすることもあるからです。

だから、私たちの身体には、適当なところで闘いを終わらせる仕組みも、ちゃんと備わっています。その抑制役を担うのが、サプレッサーT細胞です。

サプレッサーT細胞は、闘いの状況を冷静にみつめ、抗体の生産状況を常に監視し、攻撃し過ぎないようにしています。

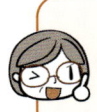
ここまで、私たちのもつ免疫機構が自己と非自己を区別して、身体を守る仕組みをお話ししました。でも、まだ1つ大きな疑問が残っているの。気づいてた？

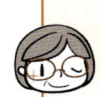
いいえ、大事なことを1つ、説明し忘れていたの。それは、免疫細胞がいったいどうやって、自己と非自己を見分けているのか、っていうこと

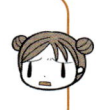
なんだろう。だいたいわかったような気がしましたけれど……

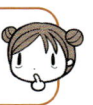
うーん、いわれてみれば、謎ですね

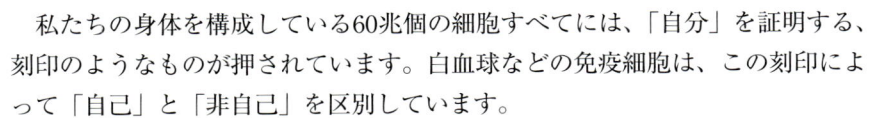 細胞が持つ「私」という刻印

私たちの身体を構成している60兆個の細胞すべてには、「自分」を証明する、刻印のようなものが押されています。白血球などの免疫細胞は、この刻印によって「自己」と「非自己」を区別しています。

生物が「自己」を認識する遺伝子は、主要組織適合遺伝子複合体（MHC）とよばれています。人間の場合はヒト白血球抗原（HLA）とよばれます。輸血の際に、ABO血液型やRh血液型が合致してもなお副作用が現れることがあり、HLAはそれがきっかけで発見されました。

HLAは染色体のある場所に固まって存在し、「自己」と「非自己」を区別する基準となっています。ところが、たまにある種の製造ミスで、この刻印が違ってしまうことがあります。さらに、もともとは「自己」の刻印をもった細胞でも、がんやウイルスにおかされると、その刻印を見分けることができなくなってしまいます。このような場合、すかさずキラーT細胞がやってきて、間違った刻印のある細胞を殺してしまいます。

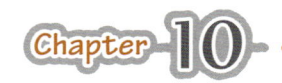

白血病と免疫の関係

　白血病は血液のがんといわれています。白血病の場合、検査結果が好転し、自覚・他覚症状がほとんど消失しても、完治という言葉を使いません。白血病では完治にあたる状態を、あえて寛解とよんでいます。治らない病気ではありませんが、より完治した状態に近づけるためには、**骨髄移植**（造血幹細胞移植）をするしかありません（**図10-14**）。

　骨髄移植では、がん化した自分の骨髄を徹底的に空っぽにし、そこに正常な骨髄細胞を注入します。この場合、注入される骨髄細胞は誰のものでもいいわけではありません。ドナー（骨髄の提供者）とレシピエント（患者）のHLAが一致していることが絶対条件となります。

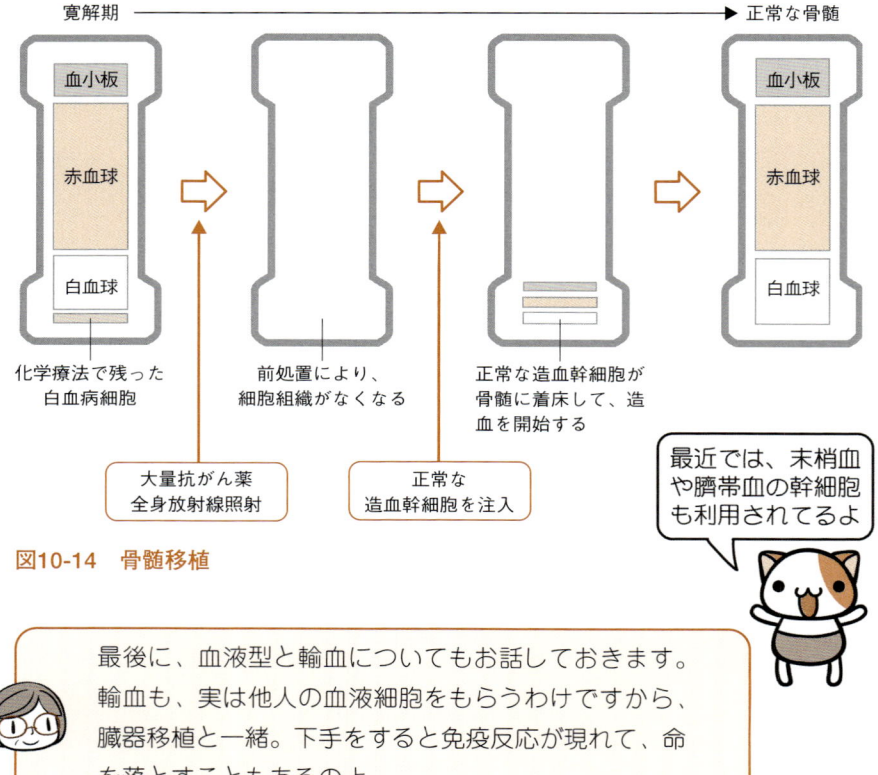

寛解期　→　正常な骨髄

血小板
赤血球
白血球

化学療法で残った
白血病細胞

大量抗がん薬
全身放射線照射

前処置により、
細胞組織がなくなる

正常な造血幹細胞が
骨髄に着床して、造
血を開始する

正常な
造血幹細胞を注入

血小板
赤血球
白血球

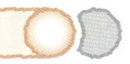 最近では、末梢血や臍帯血の幹細胞も利用されてるよ

図10-14　骨髄移植

 最後に、血液型と輸血についてもお話しておきます。輸血も、実は他人の血液細胞をもらうわけですから、臓器移植と一緒。下手をすると免疫反応が現れて、命を落とすこともあるのよ

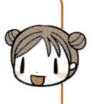 輸血された血液を『他人のもの』と判断して、排除しようとしてしまうんですね

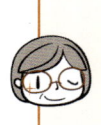 そうなの。こうした反応は拒絶反応といわれていて、臓器移植などでは、この拒絶反応を抑えることが移植成功の鍵を握ります

血液型が発見されるまで

A型、B型、O型、AB型といえば、いまでは小学生でも知っている血液型のタイプですが、その違いが明らかになったのは、1900年代になってからです。それ以前は、血液型の違いは認識されることなく、それによって多くの人命が失われてもいました。

治療目的で輸血が行われるようになったのは、イギリスの医学者、ウィリアム・ハーヴェイ（William Harvey、1578〜1657）が血液循環説を唱えた1628年直後からです。最初に輸血による治療を行ったのは、フランスのルイ14世の侍医だったジャン・バティスト・ドニ（J.B.Denis）。彼は、貧血の青年に半パイント（約225ミリリットル）の子羊の血液を輸血し、青年は一時的には顕著な回復をみせました。しかし、その後も輸血を続けると、青年は亡くなってしまい、ドニは殺人者として裁判にかけられます。

結局、ドニは無罪になるのですが、これをきっかけに「輸血は危険である」との認識が広まり、輸血による治療はしばらく、行われなくなりました。

再び輸血が試みられるようになったのは、19世紀に入ってからのこと。1818年、イギリスの産婦人科医であったジェームズ・ブランデル（J.blundell）が、出産時の失血で瀕死の妊婦に輸血をし、その成功が世界に広まりました。

しかし、その後も受血者の死亡は後を絶たず、輸血が治療方法として確立されるには、1901年、オーストラリアの医師、カール・ラントシュタイナー（Karl Landsteiner、 1868〜1943）による**ABO式血液型**の発表を待たなければなりませんでした。

輸血の失敗は、抗原―抗体反応によるもの

血液型が発見されるきっかけになったのは、ランドシュタイナーが1900年に実施した実験でした。そこで彼は、ある人の血清に他人の赤血球を混ぜると、赤血球が互いに密着してひとかたまりになってしまう場合と、そうでない場合があることに気がついたのです。

この発見によって、輸血の失敗は型の合わない血液を使用したためであることが判明しました。ランドシュタイナーはこれにより1930年、ノーベル生理学医学賞を受賞しています。

型の違った血液を混ぜると赤血球がひとかたまりになってしまうのは、抗原抗体反応によるものです。赤血球の膜の表面には、遺伝的に決定された血液型の違いによる**凝集原**（抗原に相当するもの）が存在し、血漿中には、**凝集素**（凝集原に対する抗体）が存在しています。

血液型の異なる人の血液が輸血されると、それは異物として認識され、赤血球の表面に抗体が結合し、赤血球を凝集させます。こうして凝集した赤血球が生体内の細かい血管に詰まってしまうと、生命に危険を及ぼします。

さらに、輸血された赤血球が溶血し、ヘモグロビンが血液中に放出されると、

それが腎臓の尿細管に詰まり、重篤な腎不全を生じます。**不適合血液型**による輸血はほかに、発熱や悪寒・嘔吐などの拒絶反応も引き起こします。

血液の抗体は最初から血液に含まれている

私たちがよく知るABO式血液型は、A抗原およびB抗原の発現の有無によって決まります。これらA、Bの抗原は、メンデルの「遺伝の法則」にしたがって優性遺伝します。

血液型は大きく分けて、A、B、O、ABの4タイプありますが、A型の人はA抗原を、B型の人はB抗原をもち、AB型はその両方をもっています。O型は、そのどちらももっていません。

通常の免疫反応では、抗原に遭遇して初めて、それに対応する抗体がつくられます。ところが、血液の抗体は特殊で、抗原に対応してすでに血液中に存在しています。A型の人の血漿には、抗B抗体、B型の人の血漿には抗A抗体が存在し、O型はその両方の抗体をもっている、というわけです。

血液の抗体がこのように特殊なのは、腸内細菌や新生児が取り込む食物中にAとBに似た抗原があり、それに対応する抗体を急速に生成するためではないか、と考えられています。

輸血に必要な交叉試験^{コウサ}

AB型の人はかつて、抗A，抗Bのどちらの凝集素ももたないので、万能受血者とよばれていました。同様に、O型はいずれの抗原ももっていないので、どの血液型にも輸血できる万能供血者と考えられていました。

しかし、現在ではこうした考えは間違いとされ、異なる血液型を輸血する「異型血輸血」は、災害など緊急時にかぎられています。大量に異なる血液型の血液が輸血された場合、入ってきた赤血球に存在する抗体が反応を起こし、赤血球を凝集させてしまうおそれがあるからです。

また、同じ血液型でもABO式以外の因子によって凝集することもあるので、現在では必ず**交叉試験**をしてから輸血をすることになっています（**表10-2**）。

表10-2　血液型と赤血球の凝集

血液型	遺伝子型	凝集原	凝集素	赤血球の凝集（抗A抗体）		赤血球の凝集（抗B抗体）	
A	AA、AO	A	抗B抗体	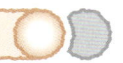	あり		なし
B	BB、BO	B	抗A抗体		なし		あり
AB	AB	A、B	なし		あり		あり
O	OO	なし	抗A抗体 抗B抗体		なし		なし

Rh式血液型とは何か

血液型には、ABO式血液型とRh式血液型による分類があります。Rhとはアカゲザル（Rhesus monkey）の頭文字からとった呼び名です。アカゲザルの赤血球とヒトの赤血球には、共通した抗原が存在しています。この抗原をRh因子とよび、この因子がある人の血液型をRh陽性（＋）型、ない人の血液型をRh陰性（－）型と分類しています。

抗原に対する抗体がもともと存在しているABO式とは違い、Rh因子の抗体は、Rh（－）型の人がRh（＋）の輸血を受けて初めてつくられます。したがって、Rh（＋）型の血液を輸血されたRh（－）の人が、再びRh（＋）型の輸血を受けると、赤血球が凝集を起こしてしまいます。

これと同じ事は、母親と胎児のRh血液型が異なる場合でも起こります。Rh（－）型の母親が、Rh（＋）型の男性との間で子どもを妊娠した場合、胎児の赤血球はRh（＋）型になる確率が高いです。分娩時に胎児の血液が母体に入ることが多く、胎児の赤血球が抗原となって、母親の血漿中で抗体がつくられ始めます。この抗体はIgGなので胎盤を通過します。

初産ではほぼ問題はありませんが、母親の体内では抗体がつくられ続けるため、次に妊娠した場合、胎児の赤血球は母親の体内にある抗体が胎盤を通過して入ってくるので凝集され、溶血を起こします。その結果流産したり、生後、とても重度の溶血性黄疸になって、さまざまな後遺症（胎児赤芽球症やRh溶血性疾患）を残したりします。

このような状態で生まれた子どもに対しては、従来、交換輸血が行われていましたが、最近は免疫グロブリン療法とよばれる治療が行われています。これは分娩後、母胎に入ってきた胎児の赤血球を認識して抗体をつくる前に、外から抗体を投与して入ってきた赤血球を排除するものです。

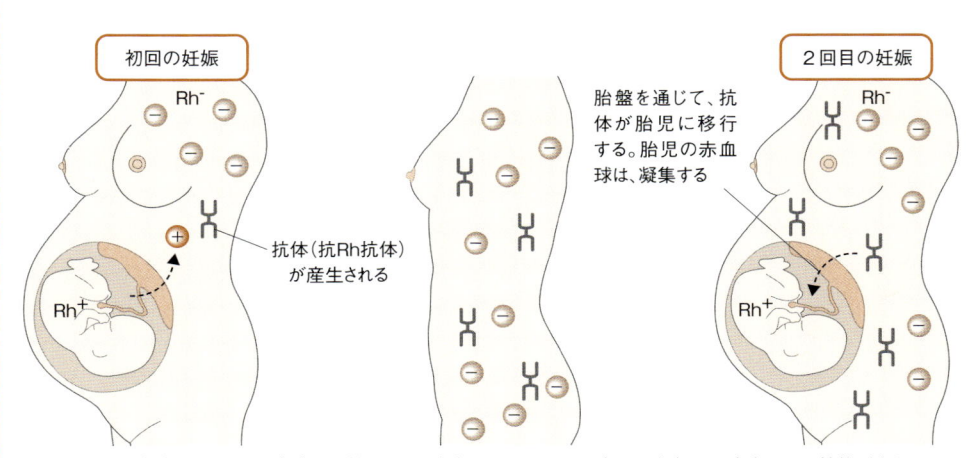

初回の妊娠　　　　　　　　　　　　　　　　　胎盤を通じて、抗体が胎児に移行する。胎児の赤血球は、凝集する　　　　　２回目の妊娠

Rh⁻　　　　　　　　　　　　　　　　　　　　　　　　　　　　　　　　　　　　Rh⁻

抗体（抗Rh抗体）が産生される

Rh⁺　　　　　　　　　　　　　　　　　　　　　　　　　　　　　　　　　　　　Rh⁺

血液型がRh（－）の女性とRh（＋）の男性との間で妊娠が成立すると、Rh（＋）はRh（－）に対して優性となるため、胎児の血液型はRh（＋）となる。この胎児のRh（＋）抗原は、胎盤を通じて母胎の血液中に移行すると、母胎内では抗Rh抗体（凝集素）が産生される。

しかし、初回の妊娠では産生される抗体が少ないため、胎盤を通じて抗体が胎児に入っても、赤血球を凝集させるまでには至らない。母胎では抗体が産生され続けるため、2回目の妊娠では胎児の赤血球は母親の抗体によって凝集され、溶血を起こす。

図10-15　妊婦とRh因子

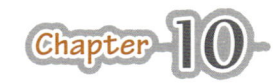
コラム

血管を修復する血小板

けがなどで血管が破れると、流れ出た血液が固まり、傷口を塞いでくれます。これはおもに、血小板と血漿の役目です。

血管が破れると、まずその周囲に血小板が集まってきて、傷口にふたをします。血小板には、赤血球と同じように核がありません。また、完全な細胞ではなく、巨核球とよばれる大きな細胞の細胞質がちぎれた直径約2μmの小さな破片です。

血小板が破れた箇所を塞いで応急処置をした後は、血漿中に含まれている水溶性のフィブリノゲンがトロンビンの作用によって、不溶性のフィブリンという糸のような物質になって固まり、そこに足場となる網目をつくります。さらに、この網目に赤血球がからまると、傷口には赤い塊（血餅）、いわゆる「かさぶた」ができます。これによって、血液が過剰に流れ出るのを防ぐのです。

かさぶたの内側では、同時に血管の修復も進行していきます。かさぶたが残ってしまったのでは、血管はでこぼこで、詰まりやすくなってしまいます。そうしたことがないように、血管が修復されると血管の内側のかさぶたはプラスミンによって溶かされて、血管の表面は再びもとのように滑らかになります。これを血液の線維素溶解系（略して、線溶系）といいます。

血液はもともと、「血管の外に出ると固まる」という性質をもっています。この性質を血液凝固といいます。血液凝固にかかわる物質には、それぞれ番号がつけられ、第Ⅰ因子から第ⅩⅢ因子まであります（第Ⅵ因子は欠番）。

第Ⅰ因子はフィブリノゲン、第Ⅱ因子はプロトロンビン、第Ⅲ因子は組織トロンボプラスチン、第Ⅳ因子はカルシウムというように、ここまでは通常、名前でよばれ、第Ⅴ因子からは番号で呼びます。血液凝固は、これらすべての因子と血小板の働きが協力し合って完了します。因子のうち、どれか1つでも欠けると、破れた血管の穴は塞がれず、血液の流出が続いて一大事になります。

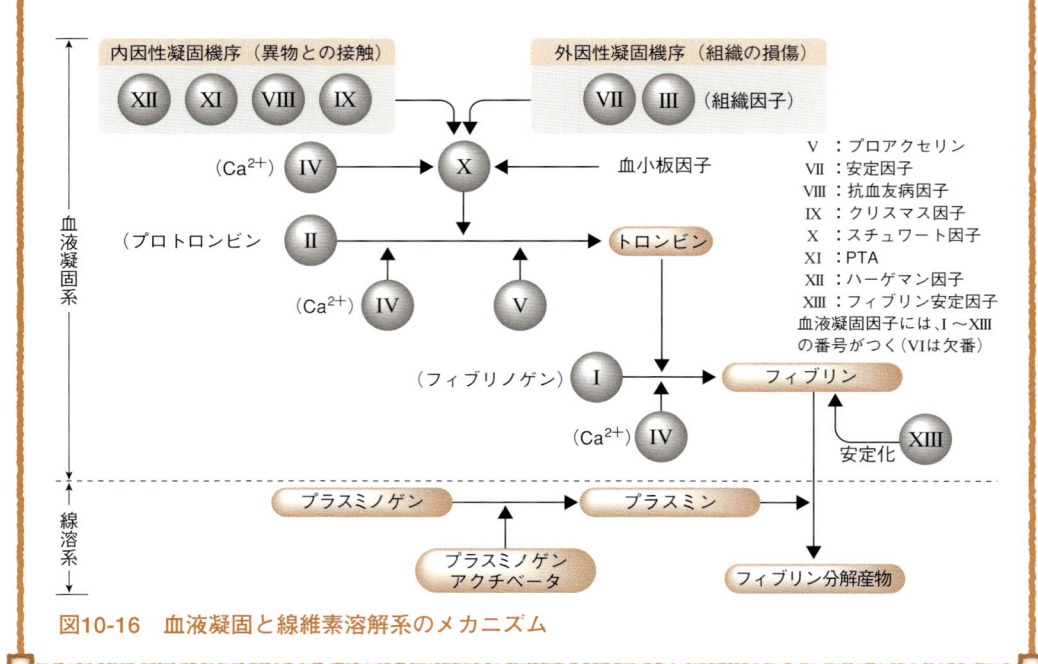

図10-16　血液凝固と線維素溶解系のメカニズム

子孫をつくる

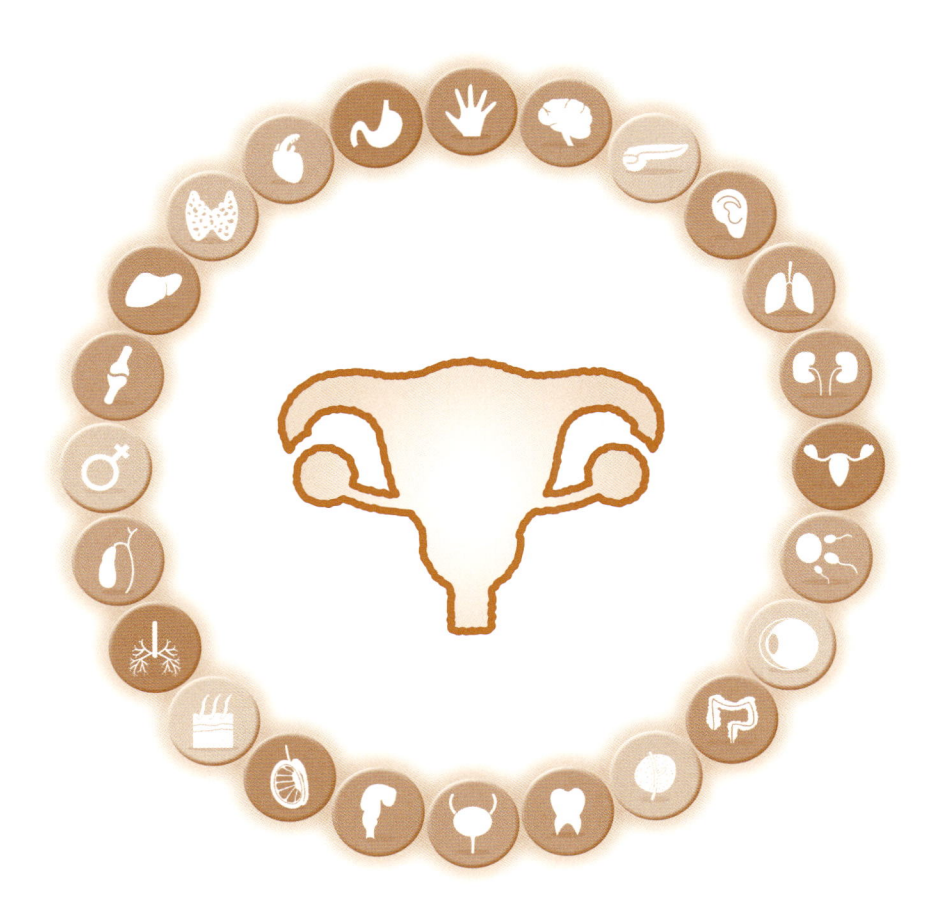

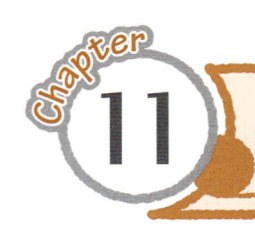

子孫をつくる

性の違いが死を生んだ

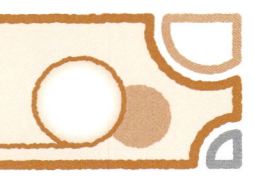
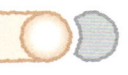

　地球が誕生して30億年もの間、世界は単細胞生物のものでした。この単細胞生物の強みは、分裂を続ければいくらでも仲間が増やせること。しかも、その仲間は自分と全く同じ、瓜ふたつの特徴をもっています。

　ところがある日、それとは全く違う方法で、子孫をつくる生物が誕生しました。多細胞生物たちは、メスとオスの違いを利用して、それぞれの遺伝子を半分ずつ持ち寄り、それを合体させて、新しい生物を作り始めたのです。

　いわゆる有性生殖の始まり、です。このことは、その後の生物に大きなメリットとデメリットをもたらしました。メリットとは、それぞれの個体が多様性をもてるようになったこと。2つの個体の特徴をさまざまに組み合わせることで、変化する環境にも適応できる個体が生まれやすくなったのです。

　ところが、それは同時に多くの面倒ももたらしました。子孫を残すにはまず、交尾の相手を探さなければなりません。運よく相手がみつかっても、メスが無事に妊娠・出産できる環境がなくてはなりませんし、子どもが生まれれば、子育てだって、しなくてはならないのです。

　もっと大きな転換は、「死」という概念が生まれたことでした。分裂によって「自己」を無限に増殖させていく単細胞生物に、死は訪れません。ところが、ヒトを含む多細胞生物の多くは、生殖によって遺伝子の半分だけを次の世代に伝え、自らは死んでいきます。私たちは「死」と引き換えに、「多様性」という未来を手に入れた、ともいえるのです。

性の違いによらない生殖を無性生殖といい、大腸菌などは、この生殖方法で仲間を増やしているのよ

それにしても、性の違いが死の始まりだなんて……

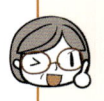

個体は死んでも遺伝子は死なないので、生命は永遠ともいえます。イギリスの動物行動学者リチャード・ドーキンスは、著書『利己的遺伝子』の中で、動物のからだはすべて、遺伝子の乗り物に過ぎない、といっています。つまり、遺伝子は古くなった個体を捨てて、次々に新しい個体に乗り換えているだけだ、ってね

そういわれると、なんだかむなしいな

遺伝にかかわるのは、生殖細胞だけ

親から子へ、その「形質」——顔や手足の形、皮膚や目の色、くせや行動など——が受け継がれる現象を、**遺伝**といいます。身体の中で遺伝にかかわるのは一部の生殖細胞だけです。体細胞とよばれるほかの細胞は、身体を構成するタンパク質はつくりますが、親の性質を子どもに伝える機能はもちません。

つまり、遺伝子は遺伝子でも、自分と同じものを複製するための遺伝子と、子孫をつくるための遺伝子は、実はちょっと違うのです。

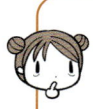 遺伝子は、細胞をつくるために必要なアミノ酸の配列情報が書かれた部分だと習いましたよね。生殖細胞の遺伝子は、これとどう違うんですか？

 体細胞の遺伝子は、ナスカさんの両親がもつ特徴を記憶して、それをアミノ酸の配列情報に変えているけれど、次の世代にまでそれを伝える機能はないの。ところが、生殖細胞の遺伝子は、ナスカさん自身の特徴を記憶して、それを子どもに受け渡すことができます。これが大きな違いね

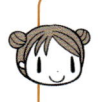 うーん、どうして生殖細胞だけそんなことができるんだろう

 それを理解するにはまず、染色体のことを知らなくちゃ

 染色体って、DNAがタンパク質に巻き付いた、ネックレスみたいな、あれのことですよね？

ヒトの染色体は合計46体

タンパク質にDNAの糸を巻き付つけ、絡みにくくしたかたまりが染色体です。生殖には、この染色体の数が大きく関係しています。

ヒトの体細胞にある染色体は46本です。このうち44本は、2つずつ対になったおそろいで、**常染色体**とよばれています。大きい順番に1、2、3と番号が付いています。残りの2本は性染色体で、大きめのX染色体と、小さめのY染色体があります。男性の体細胞ではXYの組み合わせ、女性の体細胞ではXXの組み合わせになっています（**図11-1**）。

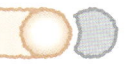

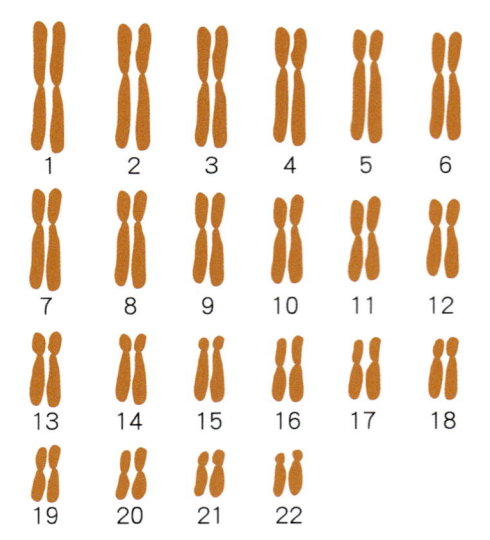

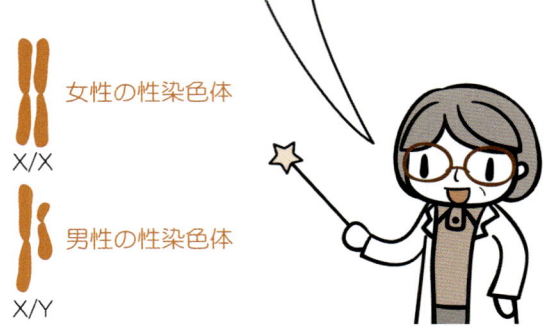

大きいものから順に番号がつけられているの。
22対（44本）の常染色体と1対（2本）の
性染色体があります。
女性の性染色体はXX、男性はXYよ

女性の性染色体
X/X

男性の性染色体
X/Y

図11-1　ヒトの染色体

　ここで、ちょっと想像してほしいことがあります。

　仮に、精子が44本＋XY、卵子が44本＋XXの染色体をもってそのまま受精したとすると、受精卵は合計88本＋XXXYの染色体をもつことになります。ところが、生まれてくる子どもの染色体を調べても、正常な場合、染色体の数は親と同じ、44本＋XYか44本＋XXです。

　これはいったい、どういうことなのでしょうか？

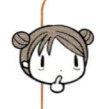

２つの細胞が合体して１つの受精卵ができるのに、染色体の数は１つの細胞分しかない。いわれてみれば、不思議ですね

これには、減数分裂が関係しているの

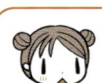

減数分裂？

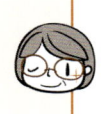

成熟した精子や卵子は、ほかの細胞の半分しか、染色体をもっていません。生殖細胞が「成熟する」ということは、核の中の染色体を半分にして、もう半分を受け入れる状態をつくることなのよ

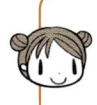

なるほど。それで精子と卵子が受精しても、染色体の数は46本のまま、なんだ

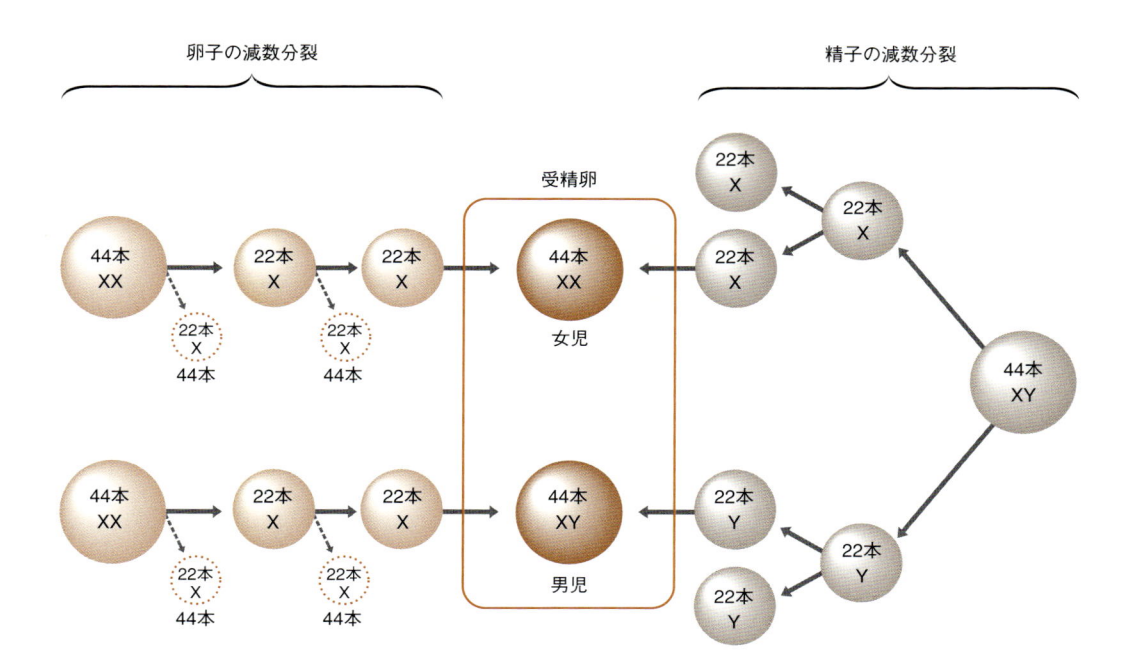

卵子の減数分裂の過程で生成される4つの細胞のうち1個だけが生き残り、成熟卵子になる

精子の減数分裂では、X染色体、Y染色体を含む精子が2個ずつ、計4個の精子が生成される

図11-2　遺伝子的性の決定

精子の染色体が性差を決める

　生まれてくる子どもの性差の決定にも、この減数分裂が関係しています。減数分裂した卵子は必ず22本＋Xの染色体をもちますが、精子の場合、22本＋Xの染色体をもつものと、22本＋Yの染色体をもつものに分かれます（**図11-2**）。

　したがって、22本＋Xの卵子と22本＋Yの精子がくっつけば男の子（44本＋XY）、22本＋Xの卵子と22本＋Xの精子がくっつけば女の子（44本＋XX）が生まれてくる、というわけです。

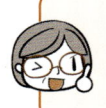

ところで、卵子と精子をつくる生殖器は何か、知っているわね

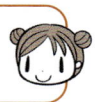

卵子は卵巣、精子は精巣ですよね

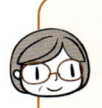

実はその2つ、もともとは同じだっていうことも、知っていたかしら？

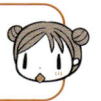

卵巣と精巣が、もとは同じ？

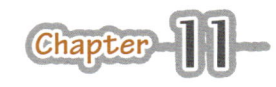
男性決定遺伝子──SRY遺伝子とは

　生殖器をつくっていく原始生殖腺は、はじめのうちは男女共通です。そのまま発生すると、髄質が退化して皮質が卵巣になり、原始生殖管のウォルフ管が退化してミュラー管が卵管や子宮、腟上部に分化していきます。つまり、原始生殖腺は放っておくと、女性の生殖器を作るようにできているのです。

　こうした女性化を防ぐのが、Y染色体です。Y染色体の短腕先端付近には、SRY遺伝子（精巣決定遺伝子）とよばれる男性決定遺伝子があり、妊娠8週目ごろから男性ホルモンのテストステロンとミュラー管抑制因子が分泌され、これらが胎児の生殖器を男性化していくのです。

　男性化が始まると、皮質は退化して髄質が精巣となり、ミュラー管が退化してウォルフ管が精巣上体、精細管、精嚢などに分化していきます。

　このように胎児のころに男女それぞれの生殖器が形成されることを第一次性徴といい、思春期になってそれ以外の部分で性差が出てくることを第二次性徴といいます。

コラム

遺伝子にも強弱がある──優性遺伝と劣性遺伝

　「目はお母さんに似て二重だけれど、耳はお父さんそっくりだ」なんて、いわれることはありませんか？　両親から受け継いだ特徴は、同じ部位に関して同時に出てくることは、めったにありません。ほとんどは、強い影響力をもつ遺伝子の性質が現れることになります。

　たとえば、お父さんの髪の色が黒で、お母さんの髪の毛が茶色がかっているとすれば、生まれてくる子どもの髪の毛は黒になる確率が高くなります。この場合、髪の色に関して、父方が優性遺伝、母方が劣性遺伝とよびます（図11-3）。

　誤解しないでほしいのですが、優性だからといってその形質が生存に有利なわけでも、劣性だからといって形質として劣っているわけではありません。意味としては「強弱」と考えるとわかりやすいでしょう。

	優　性	劣　性
毛髪	巻き毛	直毛
まぶた	二重	一重
えくぼ	できる	できない

毛髪の形状	巻き毛>波状毛>直毛
毛髪の色	黒色>赤色>淡色
まぶた	二重まぶた>一重まぶた
目の虹彩の色	黒色>茶色>青色>灰色
鼻の形	広い鼻孔>狭い鼻孔
唇の形	厚い唇>薄い唇
えくぼ	できる>できない
皮膚の色	色黒>色白
そばかす	ある>ない
味覚	苦みを感じる>苦みを感じない

※左側ほど優性

図11-3　優性遺伝と劣性遺伝

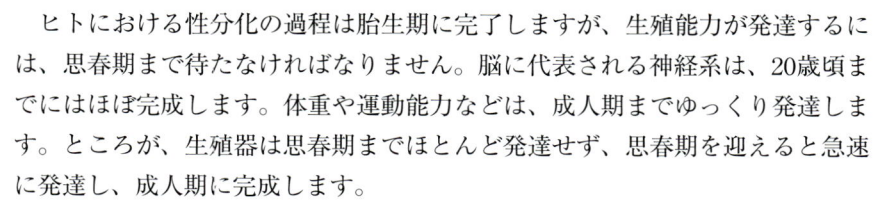

思春期に始まる生殖器の発育

　ヒトにおける性分化の過程は胎生期に完了しますが、生殖能力が発達するには、思春期まで待たなければなりません。脳に代表される神経系は、20歳頃までにはほぼ完成します。体重や運動能力などは、成人期までゆっくり発達します。ところが、生殖器は思春期までほとんど発達せず、思春期を迎えると急速に発達し、成人期に完成します。

　一般的に、女性の生殖能力（卵子を放出できる能力）がピークに達するのは20代後半。その後、女性の生殖能力は徐々に低下し、50歳前後で閉経を迎えると、排卵と月経が停止し、妊娠する能力を失います。

　これに対し、男性の生殖能力には限界がありません。思春期以降死ぬまで、男性生殖器は毎日、何百万個という精子を作り続けることができます。

　思春期になると、生殖器の発育だけでなく、第二次性徴とよばれるさまざまな身体変化も現れてきます。女性は月経が始まるほか、乳房が膨らみ、陰毛が生え、皮下脂肪が沈着して女性らしい体つきになっていきます。

　男性は、筋骨が発達してたくましくなり、ひげや陰毛の発生、声変わりなどが見られます。男性の場合、こうした変化と同時に精子形成と射精能力が完成しますが、女性の初潮に比べると、時期は必ずしも明確ではありません。

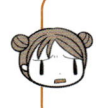
精子はいつまでも作り続けることができるけど、女性が生殖できる年齢はかぎられている。なんだかすごく不公平な気がします

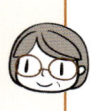
卵子のモトになる卵母細胞は、胎児の場合、700万個くらいあるといわれています。ところが、出生するころまでには200万個くらいまで減って、思春期にはさらにその半分くらいになってしまうの

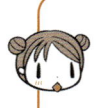
えっーっ、卵子のもとって成長とともに減っていくんですか？

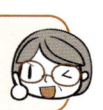
そうなの。それに、どんどんと古くなっていくし

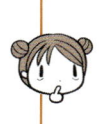
卵子はいったんつくられたら古くなるし、減っていくだけ。それじゃ、いいことないじゃないですか

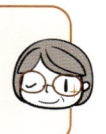
まあまあ、落ち着いて。卵子はそれだけ、貴重だってことなんだから

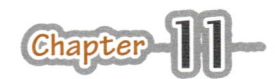

生殖機能は、いつ、どのようにして目覚めるか？

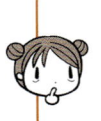 生殖機能が完成するのは思春期以降といいましたが、それが働きだすきっかけって、あるんでしょうか？

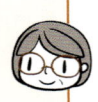 いい質問ね。実はまだ、十分には解明されていませんが、ある種の性ホルモンが関係している、といわれています

 性ホルモン？

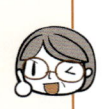 ホルモンについては『Chapter 7 調節する』で説明しましたね。性ホルモンはその一種。精子や卵子の生成から受精卵の育成まで、生殖にかかわる体内の環境作りはすべて、性ホルモンが指示しています

生殖機能の発育に関係している性ホルモンは、視床下部や下垂体、生殖器から分泌されます。さまざまな性ホルモンがどのようにして精子・卵子の成熟を促しているか、それぞれ順を追ってみて行きましょう（**図11- 4**）。

❶ 視床下部と下垂体から分泌される性ホルモン

思春期を迎え、視床下部から性腺刺激ホルモン放出ホルモン（Gn-RH）が分泌されると、男女ともに下垂体前葉から卵胞刺激ホルモン（FSH）と黄体形成ホルモン（LH）が分泌されます。この時期に多量のFSHが分泌されると、男性の精巣は精子細胞を作り始めます。また、LHは精巣の間質細胞を刺激して、テストステロンを分泌させ、これが精子の成熟や第二次性徴の発現を促します。

一方、女性の卵巣ではFSHの分泌により、卵子のもととなる卵母細胞が成熟を始めます。同時に、卵胞ホルモンであるエストロゲンが分泌され第二次性徴が発現し、子宮の粘膜が増殖して、受精卵を受け止める準備がスタートします。

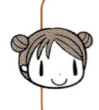 ここでの上司ホルモンは、視床下部の性腺刺激ホルモン放出ホルモンですね

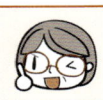 そのとおりよ

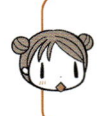 精子をつくれと命令するのも、卵子をつくれと命令するのも、同じ卵胞刺激ホルモンだ

 精子や卵子を作る性腺を刺激するホルモンと、第二次性徴を促すホルモンが別だということも、ポイントね

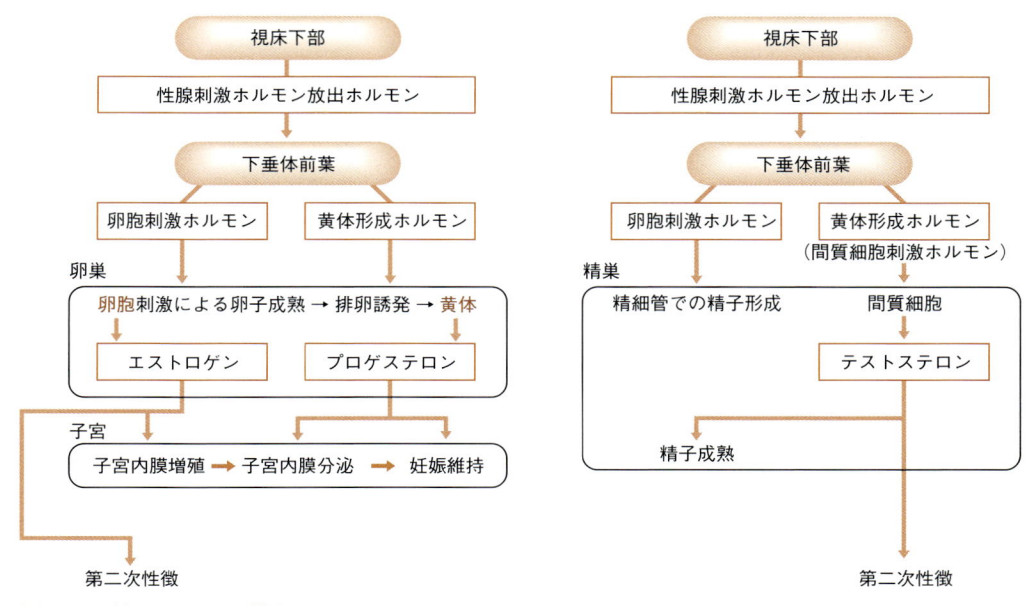

図11-4　性ホルモンの働き

❷ 排卵から着床、または月経へ

　下垂体前葉から分泌されたLHは排卵を促し、排卵の後に卵巣で形成される黄体からは、プロゲステロンが分泌されます。

　プロゲステロンは子宮内膜の増殖をさらに促進し、血流を増やすホルモンです。さらに、子宮腔内に栄養素を分泌して、発育している受精卵（胚子）が着床するのを助けます。

　受精後しばらく、黄体はプロゲステロンを分泌し続けますが、受精しない場合、黄体は白体に変わり、ホルモンを分泌しなくなります。すると、それがサインとなって、増殖した内膜も剥がれ落ちます。これがすなわち月経です。

　受精卵が無事に着床し胎盤が形成されると、分泌機能の弱くなった黄体に代わって、胎盤からプロゲステロンが分泌されるようになります。

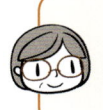
月経といえば、おもしろい指摘もあって、ここ100年くらい、女性の初潮は早まる傾向にあるんだけど、初潮を迎えた女性の体重は、まったく変わっていないの

ということはつまり、性ホルモンが働き出す時期と体重に、なんらかの関連性がある、ということでしょうか？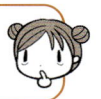

その可能性が高いわね

コラム

器官が違えば、発達のピークも違う

アメリカの解剖学者であるスキャモン（Richard Scammon）は、各器官が年齢によってどのような成長過程をたどるか、を詳しく調べています。彼は同じような成長過程をたどる器官を集め、その特徴を4つの型（一般型、神経系型、生殖器型、リンパ系型）に分類しました。それぞれの成人期を100とした場合の成長度合いを示したグラフは、「スキャモンの発育発達曲線（1930）」とよばれています（図11-5）。

スキャモンの曲線における「一般型」は、身長、体重や肝臓、腎臓などの胸腹部臓器の発育を示しています。乳幼児期までは急速に発達し、その後はいったん成長が緩やかになり、第二次性徴が出現し始める思春期になると、再び急激に発達します。

脳の重量や頭囲で計った神経系の発達は、出生直後から急激に発育し、4～5歳までには成人の80%程度（6歳で90%）にまで達します。リンパ系型は生後から12～13歳頃まで急激に成長し、一時は成人のレベルを超えますが、思春期を過ぎると落ち着いて、成人と同じレベルになります。

発育が最もゆっくりなのは生殖器系です。小学校前半まではほとんど成長せず、14歳あたりから急激に発達していきます。

生殖器系が発達すると、性腺（卵巣、精巣）から性ホルモンが分泌され、第二次性徴が発現します。性ホルモンは同時に、骨を急激に成熟させる作用もあります。したがって、第二次性徴が早いと身長が伸びるのも早くなりますが、最終身長に達する時期も早くなるため、その後はあまり身長が伸びません。

一方、第二次性徴が遅い子どもは背もなかなか伸びませんが、骨の成長が長く続くために、最終的には身長が高くなったりします。

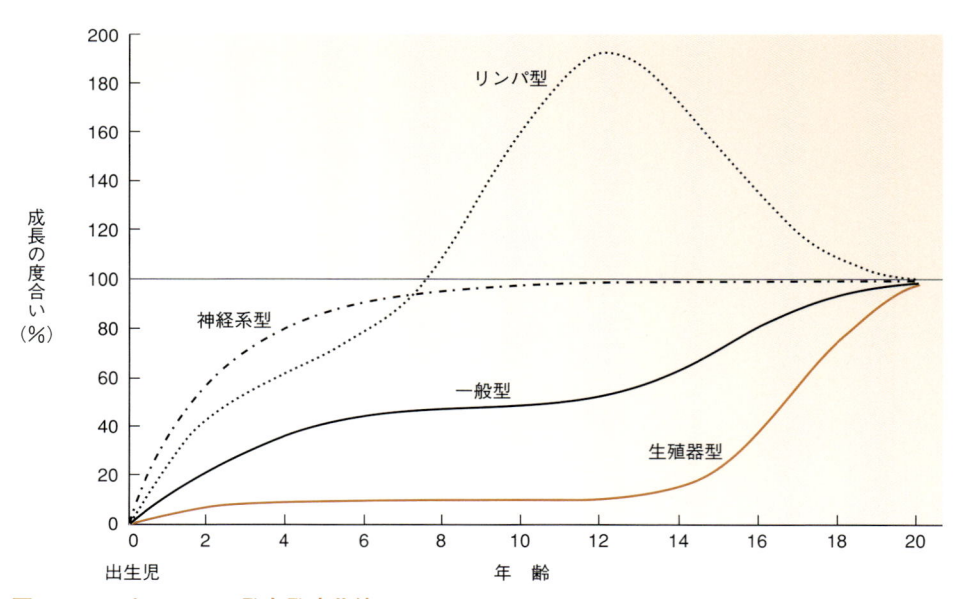

図11-5　スキャモンの発育発達曲線

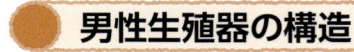 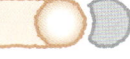

男性生殖器の構造

　男性の生殖器は、ちょうどからだの真ん中あたり、両足の付け根近くにぶら下がっています。どうしてこんな不思議な形をしているのか、と思うかも知れませんが、実はこれ、精子にとって都合のよい構造なんです（**図11-6**）。

　男性の外性器は大きく、陰嚢と陰茎に分けられます。陰茎は、女性の生殖器に精子を送り込むための器官で、内部は海綿体とよばれるスポンジ状の物質でできています。男性が性的に興奮すると、海綿体に血液が充満して勃起し、射精が可能になります。

　陰嚢は内部が2つに分かれた袋のような形をしていて、中には、精子をつくる精巣（睾丸）が入っています。ぶら下がっているのは、温度を下げるため。精子を作るのにちょうどよい温度は、だいたい32℃くらいなので、このほうが涼しくて最適な温度になります。

　また、陰嚢の表面にあるシワは、寒過ぎると収縮して精巣をからだに近づけ温めます。反対に、暑くなると伸びて表面積を大きくして、熱を逃します。

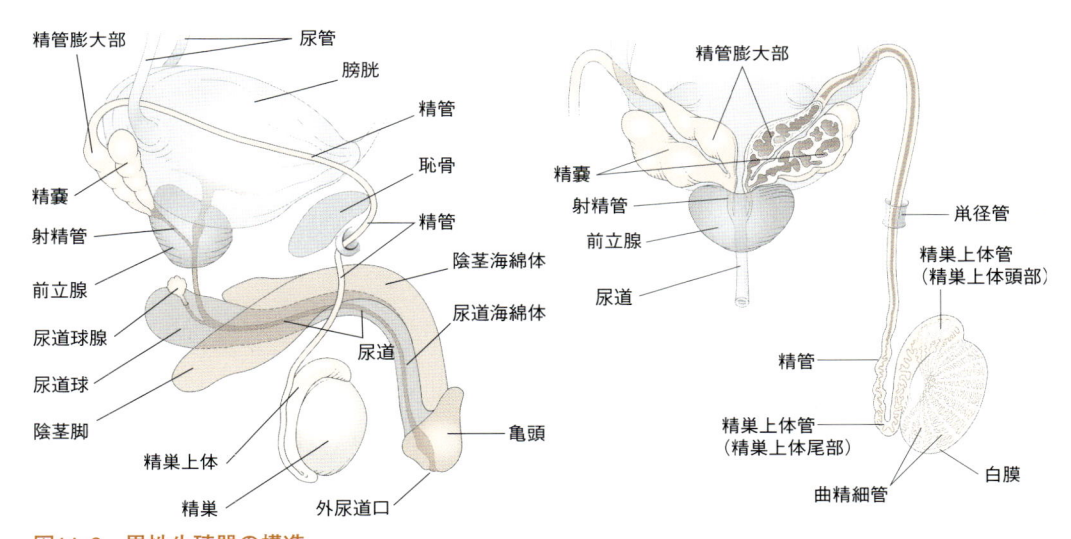

図11-6　男性生殖器の構造

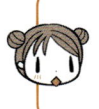 へえ。男性の生殖器って、精子のために、いろいろと工夫してあるんですね

精子にとっていちばんの敵は熱よ。成人してから風疹にかかると不妊症になるといわれるのも、発熱が原因で精子の製造ができなくなってしまうからなの。それに、放射線や抗生物質、タバコ、アルコールなども精子にはよくない、といわれています

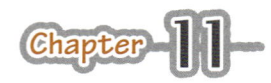

精子と精液

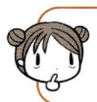 精巣でつくられた精子は、その後どうなるんですか？

 20日間もかけて、ですか？

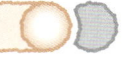 約20日間かけて、精巣から精巣上体を経て精管へと上っていきます

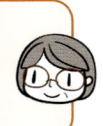 卵子に出合う旅はそう簡単じゃないの。だから、ここで十分に運動能力を鍛えておかないといけないの

精子の形はよく、おたまじゃくしにたとえられます。頭部、中部、尾部に分かれたその構造は、たしかに、おたまじゃくしそっくりです（**図11-7**）。

遺伝情報を含んだ核は、丸く膨らんだその頭部にあります。中部にはミトコンドリアが詰まっていて、精子の運動に必要なATPを作り出しています。

女性の腟内に射精された精子は、尾部にあるしっぽを振りながら、巧みに前へと進んで行きます。このとき、精嚢から分泌された精液は酸性に傾いている腟内環境を中和し、精子の運動を助けます。精子は、この精液から運動に必要な栄養素も補給しています。精子の栄養源は果糖（フルクトース）です。

1回の射精で射出される精子の数は約3億個。精子が卵子に近づくと、頭部に蓄えた酵素を放出してその膜を破り、中へと侵入しようとします。

 精子が受精できる確率は3億分の1かあ。すごい競争ですね

 理由はよくわからないんだけど、競争が緩やかだと、精子自体も、あんまり元気がないのよね。通常、精液1mLに含まれる精子は約1億個といわれていますが、これが1mLあたり4,000万個以下になると不妊の可能性が高まり、2,000万個以下のケースでは妊娠が難しいという研究結果もあります

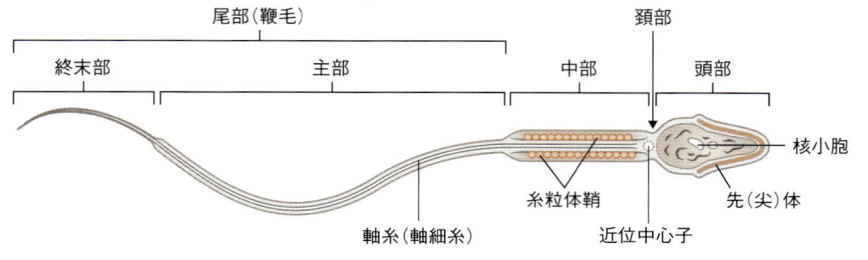

図11-7　精子の構造

女性生殖器の構造

女性の生殖器は大きく、外陰部と腟、その奥の子宮、そして子宮から左右に伸びた卵管と卵巣でできています（図11-8）。

腟は、長さ8〜10cmの薄い筋の壁でできた空洞です。分娩時には胎児の通り道にもなります。腟を奥へと進むと、子宮の入り口が見えてきます。

子宮は、大きさも形も洋梨に似た空間です。その壁は厚く、3層になっていて、内側にある子宮内膜は、受精卵を受け止めるベッドの役目をします。そのベッドは毎月新しいものに作り替えられ、古い膜は脱落して体外に排出されます（月経）。

子宮の両側にはそれぞれ、約10cmの卵管があります。末端は膨らみ、卵管采とよばれる突起がちょうど手の指を広げたような形をしています。

卵巣から排卵があると、この卵管采が波打つように卵子を吸い込みます。卵子は卵管の蠕動運動と線毛のリズミカルな動きによって子宮へと向かい、精子の到着を待ちます。

 ということは、精子と卵子が出合うのは卵管の中？

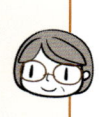 そうよ。これにはちゃんと理由もあって、卵子の寿命は排卵後わずか24時間。でも、卵子が卵管を通って子宮にたどり着くまでには3〜4日もかかるの。だから、無事に受精するためには、精子がいち早く卵管を通って、早いうちに卵子と出合わなくちゃいけないのよ

 そうか、精子はそのために運動能力を鍛えてるんだ

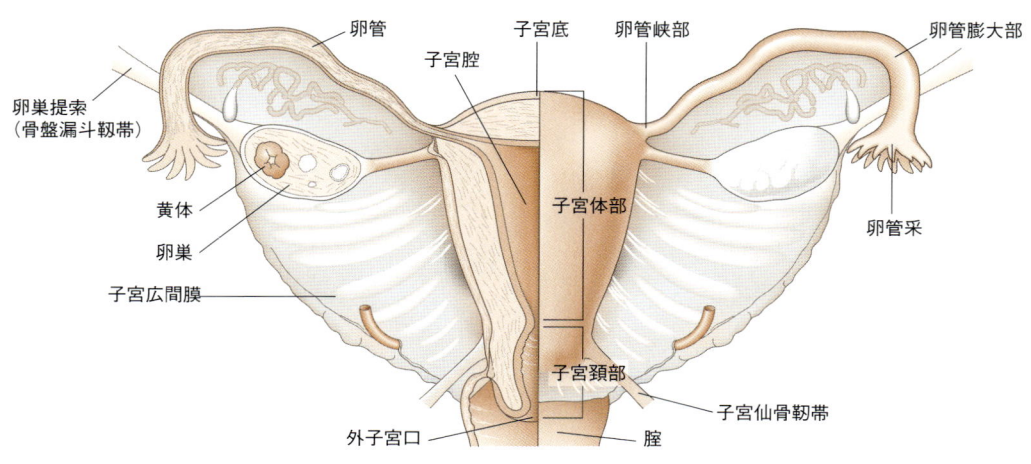

図11-8 女性生殖器の構造

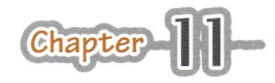

受精のメカニズム

　細く暗い腟から子宮、そして卵管へ。精子は、卵子が発する化学物質に誘われて卵子へと向かっていきます。精子が進むスピードは毎分約3mmといわれ、30分から1時間かけて卵管に達し、卵子を探し出します（**図11-9**）。

　このとき、卵管の中にはおよそ数百の精子が存在しています。群れをなした精子の大群が卵子を見つけると、その頭部が次々と破裂し、酵素を放出します。そして、その酵素が卵子の膜を破壊して通り道ができると、1個の幸運な精子が、その道を通って卵子の中へと入ります。

　この際、卵子の細胞内に引き込まれるのは遺伝情報を含む核だけで、それ以外は無情にも切り離されてしまいます。

　こうして無事、**受精**が完了すると、膜はずっと頑丈なものに変化して、ほかの精子はもう、中へ入ることはできなくなります。

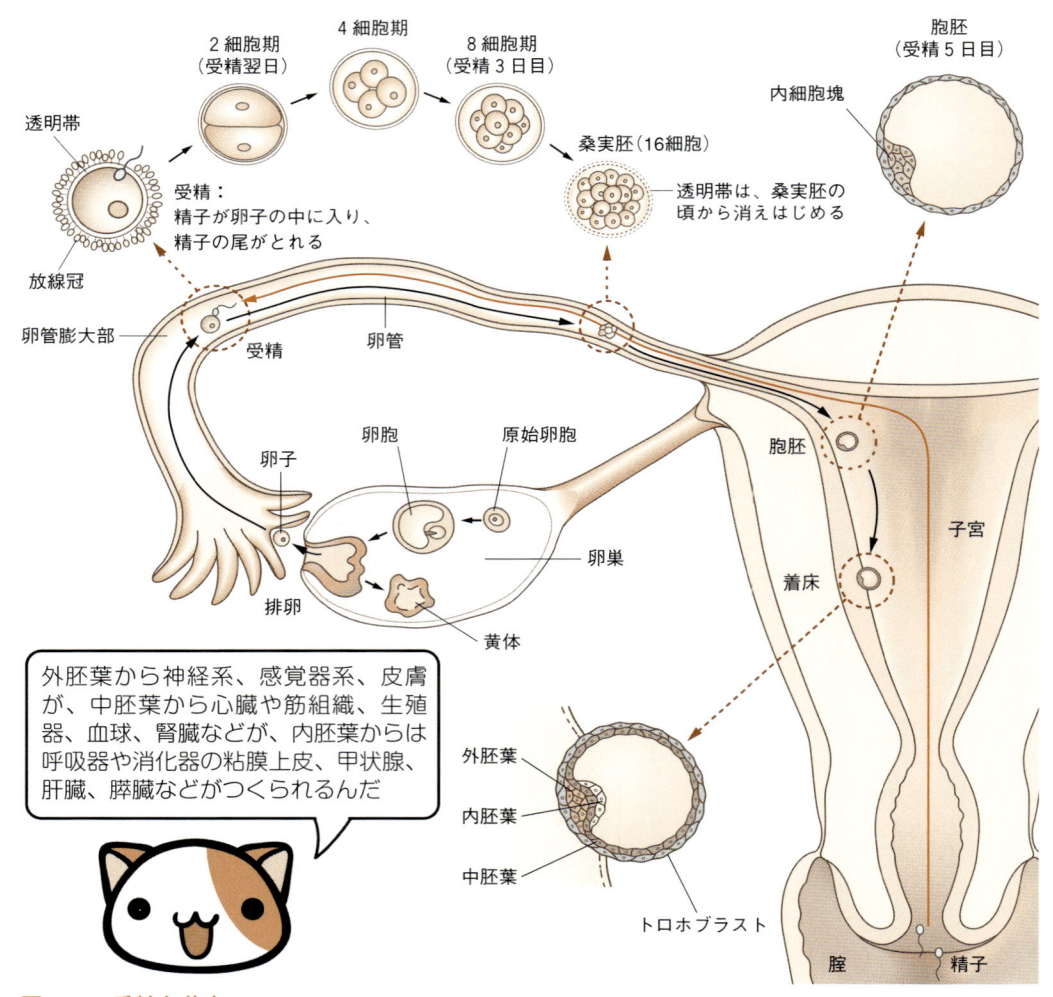

図11-9　受精と着床

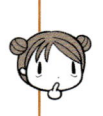

精子と卵子の出合いって、もっとロマンチックなものを想像してましたが、けっこうシビアですね

そうね。卵子は卵子ですごく厳しい選別を受けているし、精子は精子で3億分の1の競争を勝ち抜かないといけない。どんな受精卵も、荒波にもまれ、厳しい条件をクリアしたうえでできたものなのよ

卵割から発生へ

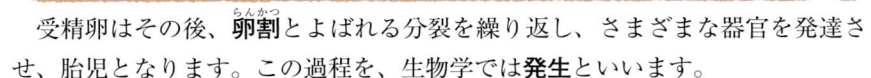

受精卵はその後、**卵割**とよばれる分裂を繰り返し、さまざまな器官を発達させ、胎児となります。この過程を、生物学では**発生**といいます。

卵割を始めた受精卵は卵管の蠕動運動などによって子宮へと運ばれます。子宮にたどり着いた受精卵は子宮内膜のベッドにもぐり、着床します。この着床をもって妊娠の成立とみなされます。そして、**胚葉**（内胚葉、中胚葉、外胚葉）と呼ばれる、臓器や器官のもととなる基礎を形づくっていきます。

この胚葉がそれぞれの組織へと分化していく過程を原基といい、赤ちゃんにとっても、とても大切な時期にあたります。原基はだいたい、妊娠3か月くらいまで。その頃ちょうど、母体と胎児をつなぐ**胎盤**も完成します。

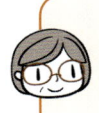

胎児はこの胎盤を通じて、母体から酸素や栄養素をもらい、ゴミを捨てています

胎盤は、酸素と栄養素しか通さないんですか？

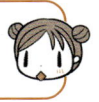

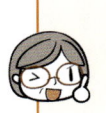

ある程度の毒物を通さない仕組みはあるけれど、完璧ではないわね。妊娠中に母親が摂取した薬などはほとんど通してしまうし、風疹のウイルスが胎盤を通過して、先天性風疹症候群が大流行したこともあります

妊娠中は食べ物、飲み物、そして健康にも十分な注意が必要なんですね

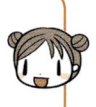

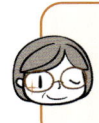

ナスカさんのお母さんもきっと、そうやって大事に赤ちゃんを守っていたはずよ

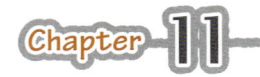

生まれる前の世界

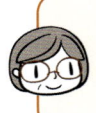 ところで、ナスカさんは生まれる前の世界について、想像したことがある？

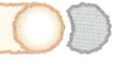 あるかなー。あったとしても、ほとんど何も覚えていません

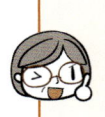 じゃあ、ちょうどいいわ。胎児になったつもりで、心の奥に眠る記憶を呼び起こしてみましょう

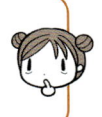 そんなことって、できるんですか？

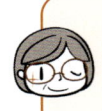 ここまで旅してきたあなたなら、きっとできるわよ。さあ、目を閉じて想像してみて。あなたはいま、母親の胎内にいるの。きっとすごく、気持ちがいいはずよ

子宮の中では、**羊水**に満たされた**羊膜腔**の中にいます（**図11-10**）。羊水の温度は、母体の体温よりちょっと高めの38℃くらいかしら。その中で、あなたは

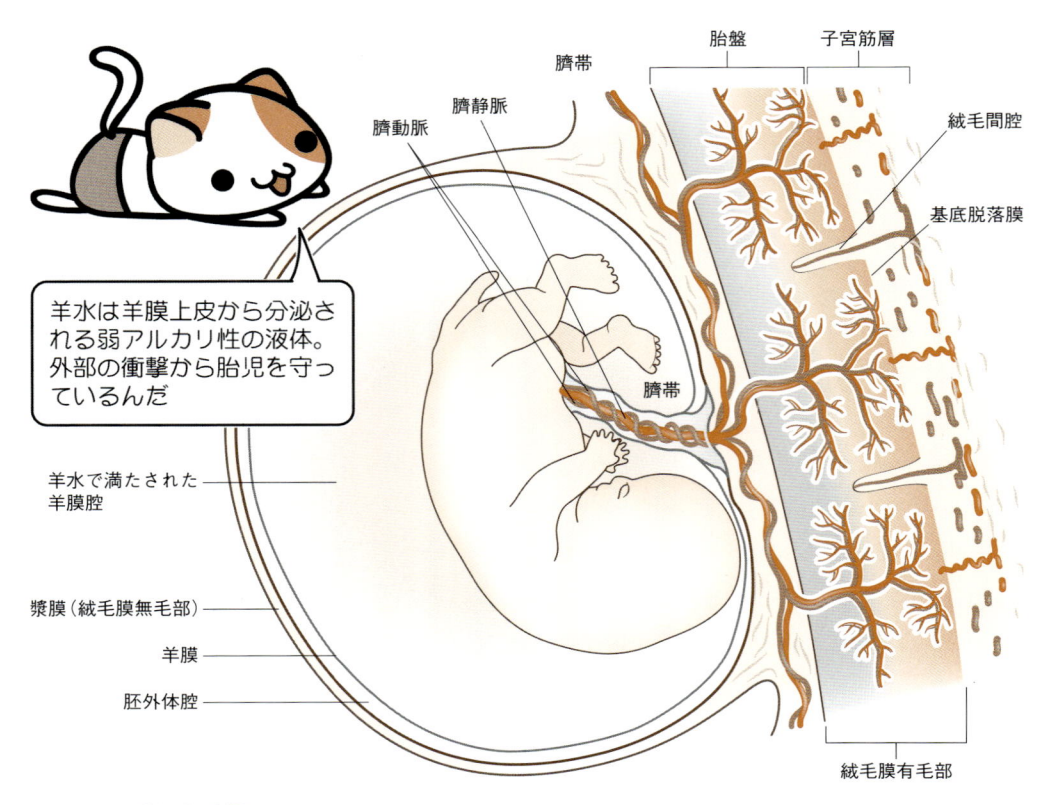

羊水は羊膜上皮から分泌される弱アルカリ性の液体。外部の衝撃から胎児を守っているんだ

臍帯

臍静脈

臍動脈

胎盤　　子宮筋層

絨毛間腔

基底脱落膜

臍帯

羊水で満たされた羊膜腔

漿膜（絨毛膜無毛部）

羊膜

胚外体腔

絨毛膜有毛部

図11-10　胎児と胎盤

気持ちよさそうに浮かんでいます。

　生きていくために必要な肺や消化器、肝臓、腎臓などの器官は、そろっています。しかし、子宮の中ではそれらを使う必要はほとんどありません。子宮内では、胎児は胎盤と臍帯を通じて母体とつながり、酸素と二酸化炭素のガス交換や栄養の摂取、老廃物の排泄などすべて、母体の血液を介して行っているからです。

　母体から栄養をもらい、大きくなったあなたは思うでしょう。「そろそろ自由に動きまわりたい」。そのための運動器や感覚器だって、ちゃんともっているのに、と。けれど、そこは子宮の中です。手足をむずむずしても、動きまわることはできません。

　母体からの血液が流れ込む胎盤は、危険な物質をせき止めてくれる関所です。おかげで、微生物などの外敵と接触する心配もありません。

　安心に満ちた子宮の世界。あなたはそこで、約40週（280日間）暮らします。

● 人生最大の危機——出生

　さあ、出生の瞬間です。母親にとっては喜ばしいこのときも、新生児にとっては最も怖い瞬間です。子宮の外へ出た瞬間から、それまで経験したこともないようなたくさんの危険にさらされ、自立した生命体としての活動を強いられるからです。

　新生児にとっての冒険は、胎盤からの血流が途絶えることから始まります。子宮にいる間、胎児の細胞はこの臍帯血を通して酸素を取り込み、二酸化炭素を排出していました。しかし、もう胎盤には頼れません。新生児は一刻も早く、自力で呼吸しなければなりません。

　「オギャー」という産声は、命の叫びです。新生児は使っていなかった肺を精一杯膨らませ、自らの肺で酸素と二酸化炭素のガス交換を行い始めます。この自発呼吸への移行は同時に、大きな血流の変化を伴います。

　いわゆる**胎児循環**からの脱却です。

 胎児循環って何ですか？

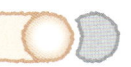 胎内にいる間は、胎盤が胎児の呼吸器、消化器、泌尿器などの働きを請け負っています。だから、胎児の循環は肺や肝臓に流れないの

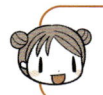 成人の血液循環とは、ずいぶん違いますね

 そうなのよ

 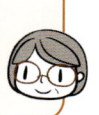

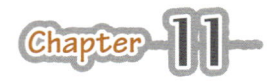

胎児循環からの脱却は、命がけ

　胎児循環の大きな特徴は、心臓から肺へと向かうはずの血液が流れないことにあります。下大静脈を通って右心房にくる酸素化された胎盤血は、**卵円孔**とよばれる心房中隔の孔を通って左心房にシャントされ、肺循環を迂回します。

　臍帯血は、母親の肝臓で解毒された安全な血液です。貯蔵する必要もないので、肝臓を通らず、静脈管を通って直接下大静脈に入ります（**図11-11**）。

　ところが、出生で胎盤からの血流が途絶えると、このような血液の流れは一変します。肺呼吸が始まると、しぼんでいた肺は一気に広がり、閉じていた肺の血管は膨らんで、そこに血液が流れ始めます。

　心臓の血液は肺へと流れるようになり、豊富な酸素を取り込んだ血液は左心房に戻ってきます。肺から左心房に血液が戻ると、左心房の内圧は高くなり、胎児循環に必要だった卵円孔はやがて、自然に閉じていきます。

　出生はまた、外敵との接触ももたらします。新生児は子宮を出て腟を通り、外界の微生物と出合うことで、必要な免疫力をつけていきます。

　ヒトが「生まれる」ということは、このような命がけの大転換を次々と遂行していく奇跡の物語なのです。

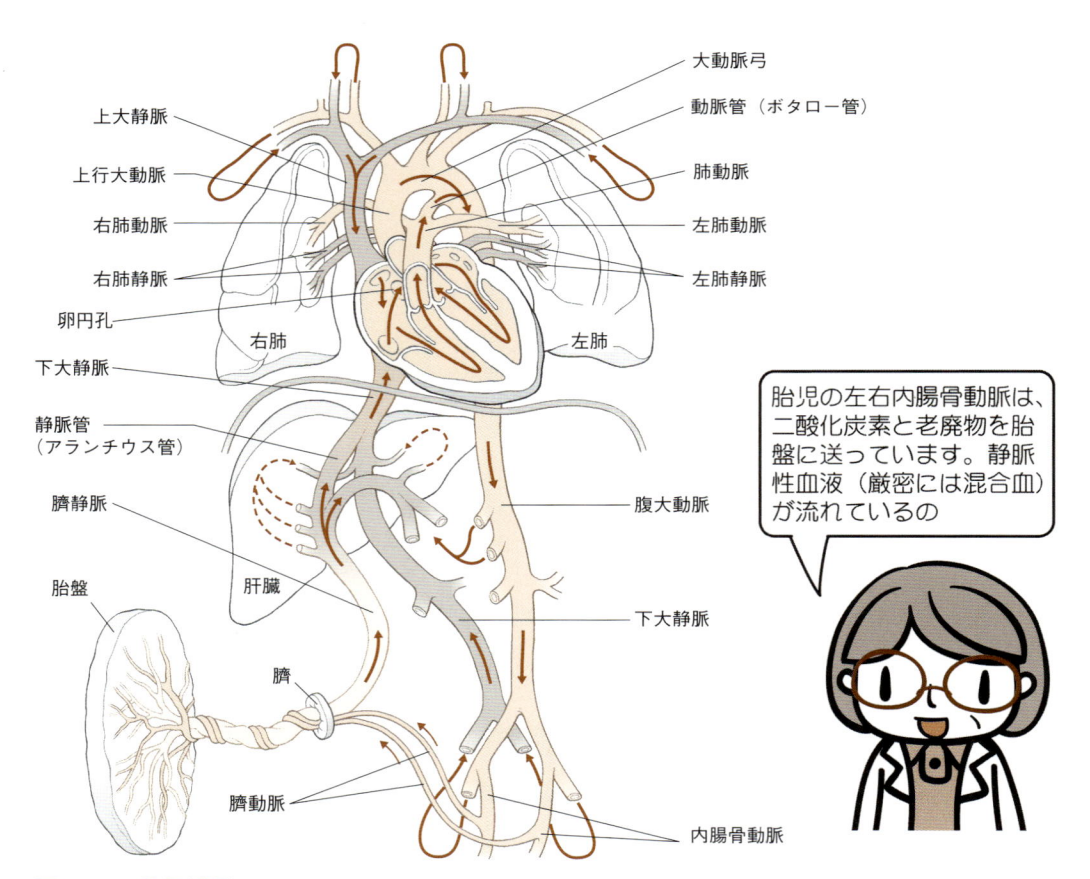

胎児の左右内腸骨動脈は、二酸化炭素と老廃物を胎盤に送っています。静脈性血液（厳密には混合血）が流れているの

図11-11　胎児循環

どう、少しはイメージできた?

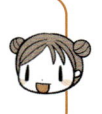
私が生まれるときにもやっぱり、こんな奇跡の連続があったんでしょうか……

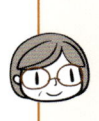
もちろんよ。これはナスカさんだけじゃなく、この本を読んでいるみんなにも、同じように起きたことなの

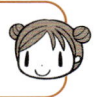
なんだか、すごく不思議な気分です

加齢と伴に起こるからだの変化と寿命

　加齢に伴う身体機能の衰えは、どんな人も避けてとおることはできません。優れた運動選手でも、筋骨格系の能力は35歳までにピークを迎え、その後は次第に衰えていきます（**図11-12**）。

　中年の初期になると、多くの場合、感覚器も衰え始めます。年を重ねると老眼になり、耳が聞こえにくくなります。最初は高い音を聞く能力が低下し、徐々に低音も聞きにくくなります。そのほか、皮下脂肪の減少と腹部脂肪の増加が起こったり、皮膚が薄くなってしわができるなどします。

　いまのところ、老化の原因ははっきりとはわかっていません。遺伝的に老化がプログラムされているという説や、さまざまなエラーが蓄積するためであるという説などがあります。

　細胞レベルの研究では、生体組織から取り出した細胞を適切な条件で培養しても、細胞分裂の回数にはかぎりがあるということがわかっています。これを、**ヘイフリック限界**といいます。

　細胞分裂の限界に関係しているのは、染色体末端のテロメアという部分です。テロメアはいわば、命の回数券のようなもの。細胞が分裂するたびにテロメアは短くなり、最終的にこれ以上分裂できない状態で、細胞は死を迎えます。

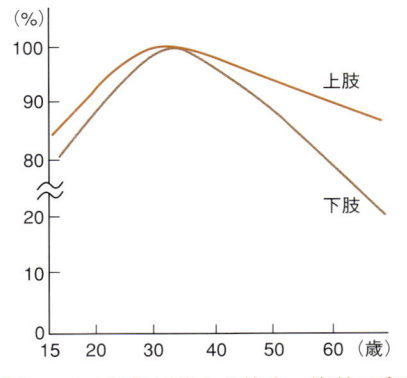
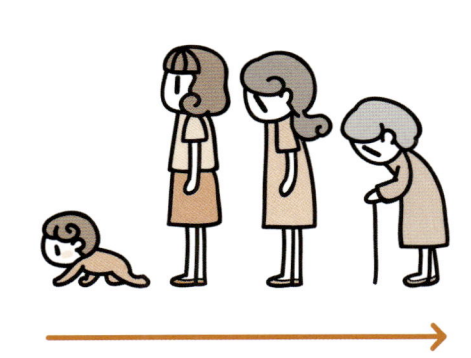

図11-12　加齢に伴なう筋力・姿勢の変化

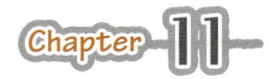

かぎりあるから人生は楽しい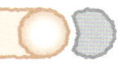

　人が生まれ、生きて、死んでいくことには、いったいどんな意味があるのでしょうか。寿命はどんな生物にもやってきます。私たちがもつ身体はしょせん、遺伝子が乗る乗り物に過ぎないのだと考えれば、人生に意味はなく、人は遺伝子を残すために生まれたのだ、と勘違いしてしまいます。

 有性生殖という大発見は私たちに死をもたらすことで、同時に生の喜びも与えてくれました

どういうことですか？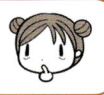

 もしも、命が永遠だったら、と考えてみて。そんな人生、退屈なだけじゃないかしら？

いわれてみれば、そうですね

 それに、命が永遠だったら、誰もそれを、大事には思わないでしょう？　人生は、かぎりあるから楽しいの

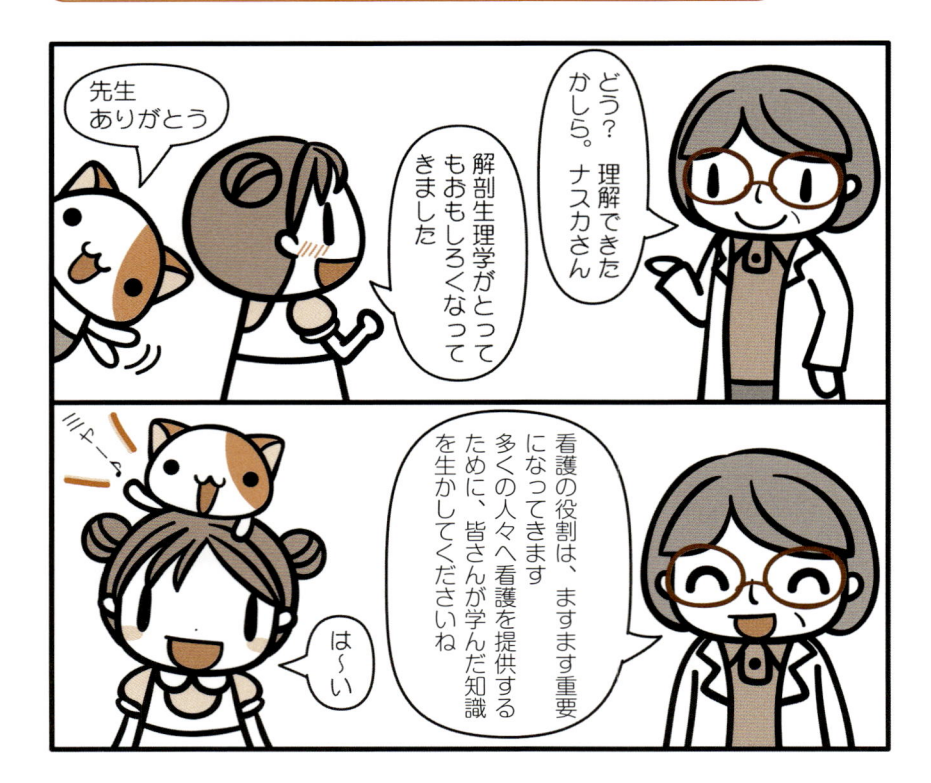

【引用・参考文献】

1）石川稔生、本田良行編、名津井悌次郎：生理学。現代看護学基礎講座３、真興交易医書出版部、1993
2）市川正道ほか訳：医科生理学展望．原書16版、丸善、1994
3）古河太郎、本田良行編：現代の生理学．金原出版、1994
4）清水勘治：人体解剖学ノート．改訂５版、金芳堂、1997
5）本郷利憲ほか編：標準生理学．第３版、医学書院、1995
6）植村慶一監訳：オックスフォード生理学．原書２版、丸善、2005
7）竹内修二：読んでわかる解剖生理学．医学教育出版、2014
7）松村讓兒：新訂版　人体解剖ビジュアル．サイオ出版、2015
8）三木明徳、井上貴央監訳：からだの構造と機能．西村書店、1998
9）Tortora, GJ, Anagnostakos, NP：Principles of Anatomy and Physiology. 5th ed., Harper & Low, 1987
10）林正健二ほか訳：人体の構造と機能．医学書院、1997
12）井上貴央監訳：カラー人体解剖学―構造と機能、ミクロからマクロまで．西村書店、2003
13）佐久間康夫監訳：カラー図解 よくわかる生理学の基礎．メディカル・サイエンス・インターナショナル、2005
14）大地陸男：生理学テキスト．第４版、文光堂、2003
15）田中越郎：イラストで学ぶ生理学．医学書院、1993
16）堺章：新訂　目でみるからだのメカニズム．医学書院、1994
17）和田勝：基礎から学ぶ生物学・細胞生物学．羊土社、2006
18）石川統ほか編：ダイナミック図説生物―総合版．東京書籍、2004
19）NHK「人体」プロジェクト：驚異の小宇宙「人体」―遺伝子・DNA．日本放送協会、1999
20）なぜ人は病気になるのか．Newton別冊、ニュートンプレス、2006
21）ここまで解明された脳と心のしくみ．Newton別冊、ニュートンプレス、2006
22）性染色体と「男と女のサイエンス」性を決めるXとY．Newton別冊、ニュートンプレス、2006
23）日経サイエンス編集部編：エイジング研究の最前線―心とからだの健康学．別冊日経サイエンス、日経サイエンス社、2004
24）木戸康博、中坊幸宏編：基礎栄養学．栄養科学シリーズNEXT、講談社、2005
25）前場良太：まんがイラストでマスター生化学―不思議の世界の物語．医歯薬出版、2004
26）堤寛：新訂版　クイックマスター病理学．サイオ出版、2015
27）斉藤紀先：休み時間の免疫学．講談社、2004

さくいん

○○○○○○○○○○○○ **き** ○○○○○○○○○○○○

◯　　　　　　　人　名　　　　　　　◯

新訂版
解剖生理をおもしろく学ぶ

執筆者	ますだあつこ 増田敦子
発行人	中村雅彦
発行所	株式会社サイオ出版 〒101-0054 東京都千代田区神田錦町 3-6 錦町スクウェアビル 7 階 TEL 03-3518-9434　FAX 03-3518-9435
カバーデザイン	株式会社メデューム
DTP	株式会社メデューム
本文イラスト	黒はむ、千田和幸、日本グラフィックス、てる工房
印刷・製本	株式会社朝陽会

2015 年 2 月 10 日　第 1 版第 1 刷発行	ISBN 978-4-907176-28-0	ⓒ Atsuko Masuda
2016 年 7 月 10 日　第 1 版第 4 刷発行	●ショメイ：シンテイバンカイボウセイリヲオモシロクマナブ	
	乱丁本、落丁本はお取り替えします。	